Manfred Krampl

Einsatzkräfte im Stress

Psychotraumatologie
Psychotherapie
Psychoanalyse

Herausgegeben von
PD Dr. phil. Rosmarie Barwinski
PD Dr. phil. Robert Bering
Prof. Dr. Gottfried Fischer
Dr. med. Elisabeth Landis
Prof. Dr. León Wurmser

Weitere Bücher in dieser Reihe:

Maria Pia Andreatta
Erschütterung des Selbst- und Weltverständnisses durch Traumata (2006).

Rosmarie Barwinski
Traumabearbeitung in psychoanalytischen Langzeitbehandlungen (2005).

Robert Bering und Luise Reddemann (Hg.)
Jahrbuch Psychotraumatologie 2007. Schnittstellen von Medizin und Psychotraumatologie (2007).

Doris Denis
Die Angst fährt immer mit ... Wie Lokführer traumatisierende Schienenunfälle bewältigen (2004).

Gottfried Fischer
Konflikt, Paradox und Widerspruch – für eine dialektische Psychoanalyse
Ausstieg aus dem Labyrinth (2005).

Gottfried Fischer und Christiane Eichenberg (Hg.)
Jahrbuch Psychotraumatologie 2005. Traumabehandlung in der tiefenpsychologischen und analytischen Psychotherapie (2005).

Monika Götz-Goerke
Psychoanalytische Therapie mit früh traumatisierten Patienten (2007).

Mats Mehrstedt
Zahnbehandlungsängste (2007).

Manfred Krampl

Einsatzkräfte im Stress

Auswirkungen von traumatischen Belastungen im Dienst

Asanger Verlag • Kröning

Der Autor:
Dr. Manfred Krampl, Jg. 1954, 1980 Übertritt in den Kriminaldienst der Polizei, ab 1996 zusätzlich zum Beruf Studium der Psychologie an der Uni Innsbruck mit Abschluss (Mag.), anschließend Doktoratsstudium und Ausbildung zum Klinischen und Gesundheitspsychologen. Seit 2005 als Psychologe beim "Psychologischen Dienst" des Bundesministerium für Inneres (Sicherheitsakademie) u.a. für die Betreuung von Bediensteten nach belastenden Ereignissen zuständig. Mitarbeiter bei der Arbeitsgruppe Notfallpsychologie an der Uni Innsbruck und beim Kriseninterventionsteam Innsbruck

Umschlaggestaltung: liveo grafikdesign, info@liveo.de, www.liveo.de
Druckorganisation: A2 die Agentur, info@dieA2.de, www.dieA2.de

Bibliographische Informationen Der Deutschen Bibliothek:
Die Deutsche Bibliothek verzeichnet diese Publikation in der Deutschen Nationalbibliographie; detaillierte bibliographische Daten sind im Internet über http://dnb.ddb.de abrufbar.

Printed in Germany
ISBN 978-3-89334-486-4

Inhalt

Vorwort

Dass Helfer, die bei Unglücksfällen eingesetzt werden, Belastungen ausgesetzt sind, die physische und psychische Folgewirkungen nach sich ziehen können, rückte in den letzten Jahren zunehmend mehr in den Fokus von wissenschaftlichen Untersuchungen. Zu den nachhaltigen psychischen Beeinträchtigungen gehört z.B. die Entwicklung einer posttraumatischen Belastungsstörung (PTBS). Im europäischen Raum begann die systematische Erforschung der Folgeerscheinungen von psychischer Traumatisierung und schwerer Stressbelastung, die weit über das von der nord-amerikanischen Gesellschaft für Psychiatrie definierte PTSD hinausreichen, mit der Gründung des Deutschen Instituts für Psychotraumatologie (DIPT) im Jahr 1991. Bald wurde auch die Verarbeitung von traumatischen Ereignissen bei Einsatzkräften wie Polizei und Feuerwehr ein Thema. Die Bundeswehr beteiligte sich an Friedenstruppen (z.B. im Kosovo, Afghanistan, Somalia), verschiedene Gruppen von Einsatzkräften leisteten Krisenintervention nach Großschadensereignissen (z.B. das Zugunglück von Eschede, der Terroranschlag vom 11. Sept. 2001 in New York, die Flutkatastrophe von 2002), die durch das DIPT unterstützt wurden. Dies erfordert vereinheitlichte Konzepte der psychologischen Hilfe für Helfer und Betroffene, die wissenschaftlichen Kriterien standhält. Hierbei steht die Diskussion um das von J. T. Mitchell (1995) entwickelte Critical Incident Stress Management (CISM) im Mittelpunkt. Das CISM hat eine weltweite Verbreitung gefunden und ist nach den Ergebnissen von Evaluationsstudien und Metaanalysen (z.B. Bäumker & Bering, 2003) zunehmend in die Kritik geraten. In Köln wurde im Rahmen des „Kölner Opferhilfemodell-Projekts" eine Alternative zum CISM entwickelt, um Opfer von Gewaltverbrechen und Unfällen psychosozial zu unterstützen und gegebenenfalls therapeutisch zu behandeln bzw. einer derartigen Behandlung zuzuführen. Die Behandlungsbedürftigkeit wird dabei über den Kölner Risikoindex (KRI) festgestellt, der für verschiedene Ereignisse bzw. Lebensumstände validiert wurde (u.a. Opfer von Gewaltverbrechen, Katastrophen, Banküberfälle, Militärtrauma, Arbeitsunfälle). Über den KRI können von den genannten

Ereignissen betroffene Personen prospektiv den verschiedenen Zielgruppen (Risikogruppe für traumainduzierte Langzeitfolgen, sog. „Wechselgruppe", Gruppe der Selbstheiler) zugeordnet werden, die jeweils unterschiedliche Interventionen benötigen (Psychoedukation, Beratung, Trauma-Akutherapie).

Das vorliegende Buch knüpft an diesen Forschungsergebnissen an. Manfred Krampl beschreibt, dass Einsatzkräfte zur Bewältigung ihrer Aufgaben eine starke Stressresistenz und damit eine besondere Form von Schutzmechanismen brauchen, d.h. nicht nur Vertrauen zu sich selbst, sondern auch zu Kollegen, Ausrüstung, Institution usw. Diese Schutzmechanismen helfen ihnen, sehr belastende Einsätze zu bestehen. Gleichzeitig stellen diese Copingmechanismen aber auch eine besondere Gefahr dar, nämlich dann wenn sie durch traumatische Ereignisse im Dienst ins Wanken geraten, was im negativsten Fall zu einem umfassenden Zweifel an der eigenen „Berufsfähigkeit" führen kann. Der Verdienst des vorliegenden Buches ist es, diesem Faktor besondere Aufmerksamkeit zu widmen. Krampl legt ein Konzept vor, dass traumatische Erlebnisse von Einsatzkräften nicht isoliert betrachtet, sondern auch die „Rolle" der Einsatzkraft mit der individuellen Entwicklung des notwendigen Schematas des „Berufsbildes" und der notwendigen „Anforderungen" berücksichtigt. Dies ist ein wertvoller Beitrag für die Weiterentwicklung der angewandten Psychotraumatologie, dem sehr zu wünschen ist, dass er europaweit wirksam wird.

Prof. Dr. Gottfried Fischer

Köln, im März 2007

1 Einleitung

Obwohl man sich schon vor rund 100 Jahren mit dem Thema „Belastungsreaktionen nach traumatischen Ereignissen" befasste, gibt es rege wissenschaftliche Forschungstätigkeit auf diesem Gebiet erst seit circa 30 Jahren.

Nach dem deutschen Psychiater Kraepelin, der 1899 verschiedene Symptome der Belastungsreaktion unter der Bezeichnung „Schreckneurose" darstellte, handelte es sich dabei *„um ein aus mannigfaltigen nervösen und psychischen Erscheinungen zusammengesetztes Krankheitsbild, welches sich in Folge von heftigen Gemütserschütterungen, plötzlichem Schreck, großer Angst ausbildet und daher nach schweren Unfällen und Verletzungen, besonders nach Feuersbrünsten, Explosionen, Entgleisungen oder Zusammenstößen auf der Eisenbahn u. dergl. beobachtet wird."* (Morschitzky, 2002, S. 88)

Im europäischen Raum wurde in den letzten 10 bis 15 Jahren – gerade nach Großkatastrophen – immer wieder thematisiert, dass Überlebende, Angehörige von Opfern, Anwesende bei der Katastrophe usw. psychologische Betreuung benötigen, um psychische Folgeschäden zu vermeiden. Dabei wurden zwei Begriffe PTSD (Posttraumatic Stress Disorder) und PTBS (Posttraumatische Belastungsstörung) vielfach in den Medien kolportiert und so in der Öffentlichkeit bekannt. Tragische Unglücksfälle, wie in Ramstein, Eschede, Lassing, Galtür, Berg Isel, Kaprun usw., haben diese Thematik immer wieder in die Medien gebracht und so scheint es heute schon fast selbstverständlich zu sein, dass Opfer von größeren Unglücksfällen eine Betreuung in Anspruch nehmen, um die Entwicklung einer Belastungsstörung hintanzuhalten. Wie schnelllebig aber unsere Welt geworden ist, zeigt sich daran, dass der Begriff PTSD (*P*ost*t*raumatic *S*tress *D*isorder) erst im Jahre 1986 in das Manual der Amerikanischen Psychiatrischen Gesellschaft (APA) – DSM III – aufgenommen wurde und im Jahre 1994 in verbesserter Form im DSM IV seine heute gültigen Diagnosekriterien erhielt. Im gleichen Jahr wurde auch im Manual der Weltgesundheitsorganisation (WHO) im ICD 10 die „Posttraumatische Belastungsstörung" (PTBS) mit ähnlichen Diagnosekriterien aufgenommen.

Im amerikanischen Raum hat die Forschungstätigkeit über derartige Belastungsreaktionen schon wesentlich früher begonnen und boomte hauptsächlich bei militärischem Personal, infolge des Korea-Krieges und von Vietnam. So wurde dort, im Gegensatz zu Europa, die Verarbeitung von traumatischen Ereignissen mit der Zeit auch bei Einsatzkräften, wie Polizei und Feuerwehr ein Thema. Begriffe, wie das „Post Shooting Trauma" (Reaktionen von Polizisten nach einem Schusswaffengebrauch), stammen erst aus den 80er Jahren des letzten Jahrhunderts. 1983 entwickelte J. F. *Mitchell* auf Grund eigener Erfahrungen bei der Feuerwehr in den USA Betreuungsmethoden für Einsatzkräfte – sogenannte CISM-Maßnahmen (CISM = *C*ritical *I*ncident *S*tress *M*anagement).

Im europäischen Raum hat man aber noch jahrelang nicht thematisiert, dass auch Helfer, die bei Unglücksfällen eingesetzt sind oder im Dienst mit dem Leid der Betroffenen konfrontiert werden, Belastungen ausgesetzt sind, welche physische und psychische Folgewirkungen nach sich ziehen können.

Es gibt mehrere Berufe, bei denen Menschen zu einem erheblichen Anteil mit dem Leid anderer zu tun haben, wie beispielsweise auch Ärzte oder Krankenhauspersonal. Insbesondere trifft dies aber auch auf die klassischen „Einsatzkräfte", wie Feuerwehren, Sanitätsdienst und Exekutivdienst, zu. Der tägliche Umgang mit dem Leid anderer Menschen, mit Kränkungen, Verletzungen, Tod, Verlusten verlangt viel Engagement und ist nur mit Professionalität und Einsatzerfahrung zu bewältigen. Trotz aller Routine wird jedoch jeder dieser Helfer im Laufe des Berufslebens auch an seine Grenzen stoßen. Die Reaktionen der Betroffenen verunsichern sie oft selbst und stoßen auch manchmal in ihrer sozialen Umgebung auf Unverständnis. Unsicherheit und Selbstzweifel sind die Folge. So geraten viele Betroffene in eine Spirale von Stress, die sie beruflich und privat beeinträchtigen.

Heute weiß man von der Wechselwirkung von Körper und Geist und dem Einfluss der Emotionen und der Persönlichkeit auf die Gesundheit. Krankheiten im Laufe des Lebens und schlussendlich die Lebenslänge eines Individuums hängen von vielen eindeutig bestimmbaren Faktoren ab: körperliche Anlagen, Organschwächen, Aufbau der Blutgefäße usw. Aber sie hängen auch, in nicht unwesentlichem Anteil, von anderen Bedingungen ab, wie der Persönlichkeit des Individuums, dem Ausmaß an seelischem Stress, den es erlebte, und den Möglichkeiten die aufgetretenen Belastungen adäquat zu verarbeiten.

Diese Einstellung spiegelt sich auch in der *„umfassenden“* Definition der Weltgesundheitsorganisation (WHO) wieder: *„Gesund ist man bei vollkommenem körperlichen und seelischen Wohlbefinden.“*

Auch Einsatzkräfte haben nach belastenden Einsätzen manchmal traumatische Reaktionen. Treten solche auf, ist es wichtig zu wissen, wie man damit umgeht und wie man diese Erfahrung verarbeiten kann, um gestärkt und nicht geschwächt in den nächsten Dienst zu gehen. All zu oft werden gerade bei Einsatzkräften diese Reaktionen noch versteckt und angebotene Hilfe nicht angenommen. Die Ablehnung von Hilfe dürfte dabei vor allem auf zwei Kriterien zurückzuführen sein:

1. Informationsdefizite über die Auswirkungen von Belastungen und über die Möglichkeiten und Angebote welche es gibt, um diese Auswirkungen zu minimieren
2. Verleugnung von Belastungsreaktionen aus Angst unprofessionell zu wirken oder dem Bild der „harten“ Einsatzkraft nicht zu genügen.

Die Folgen von nicht oder nur schlecht verarbeiteten belastenden Ereignissen werden aber vielfach unterschätzt und können im Extremfall bis zur Arbeitsunfähigkeit führen.

In Österreich wurde vom „Psychologischen Dienst“ des Bundesministerium für Inneres bereits in den Jahren 1994/95 ein „Peer-System“ mit Betreuern aus den eigenen Reihen der Exekutive für den Fall eines Schusswaffengebrauches aufgebaut. Diese „Post Shooting Betreuung“ war damals im europäischen Raum ein Vorreiter. Nicht zuletzt auf Grund der anfangs erwähnten Katastrophen wurde diese Betreuung 2001 auf eine „Betreuung nach belastenden Einsätzen“ ausgeweitet.

Beim „Österreichischen Roten Kreuz“ (ÖRK) gibt es seit dem Jahre 2000 SVE-Maßnahmen und -Betreuung (*S*tress*v*erarbeitung nach belastenden *E*insätzen), wobei es hier länderweise noch Unterschiede gibt. Seit dem Sommer 2002 gibt es aber österreichweit einheitliche Ausbildungsvorschriften für SVE-Betreuer (Peers) beim ÖRK.

Bei den Feuerwehren in Österreich gibt es noch kein einheitliches System, es sind aber auch hier – länderweise verschieden – Betreuungssysteme in Ausarbeitung und teilweise schon aktiv.

In den letzten Jahren setzte auch bezüglich der Auswirkungen von belastenden Ereignissen auf Einsatzkräfte eine rege Forschungstätigkeit ein und führte teilweise zu Ergebnissen, die Verantwortliche aufhorchen ließen. *„Das Risiko für Einsatzkräfte allgemein, im Berufsleben eine PTSD zu entwickeln, wird auf 15-20% geschätzt.“*(Mitchell et. al., 1998, S. 173)

McFarlane (1988) begann eine Langzeitstudie nach einem verheerenden Buschbrand (Ash-Wednesday) in Australien an 459 Feuerwehrleuten. 4 Monate nach dem belastenden Ereignis zeigten 32% PTSD und 29 Monate danach noch immer 21%. 1992 wurde festgestellt, dass 77% der Feuerwehrleute mit PTSD weitere seelische Störungen erlitten hatten, insbesondere Depressionen. 1994 wurde von der Forschergruppe um McFarlane festgestellt, dass es zu zahlreichen körperlichen Störungen als Folge des chronisch erhöhten Erregungsniveaus (kardiovaskuläre Symptome, neurologische Symptome, Atembeschwerden usw.) gekommen war.

Eine Untersuchung von Gersons (1989) an 37 Polizeibeamten nach einem lebensgefährdenden Schusswaffengebrauch zeigte, dass nur 8% symptomfrei waren und 46% an PTSD litten.

Eine Untersuchung von Bryant und Harvey (1996) in Australien an 751 Feuerwehrleuten zeigte eine starke Symptombelastung bei 13% der Einsatzkräfte.

Bei einer Untersuchung der Universität Hamburg (Teegen et. al., 1997) wurde festgestellt, dass 56% der Feuerwehrleute und 39% der Polizisten an belastenden Rückerinnerungen (Intrusionen) litten und 9% bzw. 5% eine chronische Posttraumatische Belastungsstörung (PTSD) ausgebildet hatten.

Bei der Untersuchung von Wagner et. al. 1998, wurden 574 Einsatzkräfte der Berufsfeuerwehr Rheinland Pfalz erfasst. Dabei stellte sich heraus, dass 18,2% die Kriterien einer PTSD erfüllen und auch über die entsprechenden psychischen Auffälligkeiten berichten. 23,9% zeigten keine psychischen Auffälligkeiten, aber charakteristische PTSD Symptome, ohne das diagnostische Vollbild der Störung zu erfüllen – sogenannte subsyndromale PTSD. Bei 27% der Einsatzkräfte waren andere psychische Auffälligkeiten erkennbar. Lediglich 24,5% der untersuchten Einsatz-kräfte wiesen keinerlei relevante psychische Auffälligkeiten auf. (vgl. Heinrichs et. al., 2001)

Diese Liste ließe sich beliebig fortsetzen und zeigt deutlich auf, dass die Auswirkungen von belastenden Ereignissen auf Einsatzkräfte vielfach unterschätzt wird.

Bei vielen dieser Untersuchungen versucht man herauszufinden, welche objektiven Ereignisse es sind, die besonders belasten und die am ehesten zu einer Belastungsstörung führen (z. Bsp. eigene Lebensbedrohung, Schusswaffengebrauch, Schadensereignisse mit Kindern usw.). Andere versuchen von der subjektiven Seite her abzuklären, ob traumatische Vorbelastungen oder geringe Berufserfahrung das Risiko für die Entwicklung einer Belastungsstörung erhöhen.

Eines haben aber alle diese Untersuchungen gemeinsam – der Kernpunkt ist die Belastungsstörung – die Entwicklung von PTSD, ihre Folgen und Bewältigungsstrategien, die helfen diese Störung adäquat zu verarbeiten.

Die Forschungsgruppe um Heinrichs, Ehlert, Wagner et. al. begann 1999 in Rheinland-Pfalz mit einer prospektiven Längsschnittuntersuchung an 43 Berufsanfängern bei Berufsfeuerwehren. Dabei zeigte sich, dass innerhalb eines Jahres physische und psychische Symptome deutlich zunahmen und im Laufe der Zeit immer mehr Probanden mit PTSD zu beobachten waren. Zuvor nahmen die Erregung (Arousal) und die Aggression zu, sowie die eigene Selbstwirksamkeit ab (vgl. Heinrichs, 2001).

Diese Untersuchung bestärkte mich in der Annahme, dass nicht nur ein plötzliches Ereignis zur Ausbildung einer Belastungsstörung führt, sondern dass der Vorgang meist viel komplexer ist und weitreichende Belastungen auch schon dann vorliegen können, wenn die eigentlichen Diagnosekriterien von PTSD nicht erfüllt sind.

Ich selbst bin Kriminalbeamter bei der Polizeidirektion Innsbruck und seit 1974 im Polizeidienst. Ich begann 1996 – als Spätberufener – mit dem Psychologiestudium an der Universität Innsbruck und schloss dieses im Jahr 2001 ab. Seit dem Jahre 2000 bin ich vom Bundesministerium für Inneres auch als „Betreuer nach belastenden Ereignissen“ bei Exekutivkräften eingesetzt und seit 2001 arbeite ich ehrenamtlich beim Kriseninterventionsteam des Roten Kreuzes in Innsbruck mit, welches auch SVE-Maßnahmen beim Sanitätsdienst anbietet und durchführt.

Die intensive Arbeit mit diesem Themenbereich und der Kontakt mit zahlreichen betroffenen Einsatzkräften veranlassten mich dazu die Hypothese zu entwickeln, dass es einen komplexen Zusammenhang zwischen Traumareaktionen, Kontrollüberzeugung, chronischem Stress, Grundannahmen und psychischen und physischen Folgeerscheinungen gibt.

Diese Hypothese war der Ausgangspunkt für diese Dissertation und beschloss ich, alle drei Einsatzorganisationen – Sanitätsdienst, Feuerwehr und Exekutive – mit einem Fragebogen (Testbatterie) zu erfassen. Das Ziel dabei ist, Zusammenhänge zwischen den genannten Kriterien zu finden und aufzuzeigen. Damit können unter Umständen auch neue Möglichkeiten und Ansätze gefunden werden, um Auswirkungen von belastenden Einsätzen auf die Einsatzkräfte zu minimieren und um die Betreuung und die Schulung der Einsatzkräfte zu optimieren.

2 Einsatzkräfte

Um der geplanten Zielstellung meiner Arbeit, nämlich der Untersuchung der Belastung bei Einsatzkräften, gerecht werden zu können, ist es vorerst notwendig festzustellen, was Einsatzkräfte überhaupt sind. Ich werde anfangs versuchen auszuarbeiten, welche Besonderheiten und Gemeinsamkeiten bei den Aufgaben der klassischen Einsatzkräfte – Feuerwehr, Sanitätsdienst und Exekutive – zu finden sind und welche Anforderungen sie im Allgemeinen zu bewältigen haben.

Anschließend gehe ich der Frage nach, welche Menschen das sind, die sich einen derartigen Beruf aussuchen. Was ist die Motivation, einen derartigen Beruf zu ergreifen, gibt es so etwas wie eine „Persönlichkeit des Helfers" oder „Persönlichkeit der Einsatzkraft" und welches Weltbild ergibt sich aus Interaktion zwischen Persönlichkeit und beruflichem Umfeld?

Die Abklärung dieser Fragen erscheint mir wesentlich, weil hier nach meiner Einschätzung einerseits Gründe zu finden sind, die Einsatzkräfte dazu befähigen, belastende Einsätze ohne schädigende Folgewirkungen zu bewältigen. Andererseits können hier Faktoren aufgezeigt werden, die bei einer Traumatisierung die Prävalenz von Belastungsstörungen erhöhen können.

2.1 Anforderungen/Belastungen für Einsatzkräfte

Einsatzkräfte – ob von Feuerwehr, Sanitätsdienst oder Exekutive – sind speziell ausgebildete Fachkräfte, welche bei einem – meist plötzlichem – Schadensereignis eingesetzt werden, um den Schaden zu minimieren, weiteren Schaden hintanzuhalten und teilweise auch zukünftigen Schaden zu vermeiden. Die Folgen des Ereignisses bzw. die Beeinflussung des Geschehens vor Ort sind dabei von den unmittelbar Beteiligten meist selbst nicht mehr bewältigbar. So sind sie auf Hilfe durch die Einsatzkräfte angewiesen und aufgrund dieser Tatsache werden sie in der Literatur als „die Helferberufe" bezeichnet.

2.1.1 Charakteristika von Einsätzen

Gleichwohl handelt es sich bei einem Einsatz meist um ein akutes *Schadensereignis* oder um die akute beträchtliche Bedrohung, dass Personen oder Sachen zu Schaden kommen könnten. Dies bedeutet aber auch bei jedem Einsatz die *Antizipation von negativen Konsequenzen* für mindestens einen der Beteiligten.

Weiters ist ein „Einsatz" meist unvorhersehbar und überraschend. Es kann bei Einsatzkräften zu langen Wartezeiten/Ruhezeiten kommen und plötzlich überschlagen sich die Ereignisse und es können gar nicht genügend Einsatzkräfte vorhanden sein, um den Bedarf abzudecken. *Unvorhersehbarkeit* und das *plötzliche Eintreten* eines Schadenereignisses ist ein wesentlicher Punkt bei den meisten Einsätzen.

Auch der Grund für den Einsatz (Brand, Unfall, kriminelles Delikt, Naturkatastrophe, ...) ist nicht vorhersehbar und die Folgen des Geschehens sowie das Ausmaß des Schadens sind von vornherein nicht beeinflussbar und kontrollierbar. Die Situation vor Ort ist – vor allem bei größeren Schadensereignissen – oft mehrdeutig und nur schwer durchschaubar. Dies bedeutet, auch *Mehrdeutigkeit und Unkontrollierbarkeit* treten bei den meisten Einsätzen auf.

Wagner et. al. (2001) erwähnt vier Charakteristika einer Situation nach Mason (1968), die von einem Individuum als stressreich erlebt werden:

- Unkontrollierbarkeit
- Unvorhersehbarkeit
- Mehrdeutigkeit und
- Antizipation von negativen Konsequenzen.

Dabei handelt es sich um generelle Merkmale von stressreichen Situationen, wobei bereits das Vorliegen eines dieser Merkmale ausreicht, um im Normalfalle Stress auszulösen.

Nach Fischer (1990) wird die Stärke und Zumutbarkeit eines Stressors allerdings auch von den folgenden kognitiven Prozessen beeinflusst:

- Erwartung schädlicher Folgen
- fehlender Glaube an die Beeinflussbarkeit des Stressors
- Unsicherheit über den Zeitpunkt seines Auftretens
- mangelndes Zutrauen in die eigenen Fähigkeiten
- Vermissen von sozialer Unterstützung und technischer Hilfe.

Aber auch zusätzliche situative Gegebenheiten können gerade im Einsatzgeschehen den erlebten Stress erhöhen, sei dies Lärm, Hitze, Hektik, Enge, Dunkelheit usw.

Dies heißt, Einsatzkräfte sind in praktisch jedem „Einsatz" in einer von vornherein „stressreichen Situation" und dies erfordert daher bei jedem Einzelnen eine gewisse „Stressresistenz", um das Stressausmaß in Grenzen zu halten. Der entstehende Stress befähigt sie auf der einen Seite., die anstehenden Aufgaben mit psychischer und physischer Höchstleistung zu bewältigen, auf der anderen Seite bedeutet dies aber auch, dass jeder Einsatz die Einsatzkraft psychisch und physisch belastet. Auch Mitchell et. al. 1998, S 9 zeigt dies auf: *„Die Auseinandersetzung mit Tod und menschlichem Leid geht an Einsatzkräften nicht spurlos vorüber. Einsätze werden von Einsatzkräften immer wieder als belastend erlebt."*

Dies darf allerdings nicht dahingehend gedeutet werden, dass Einsatzkräfte, die auch einmal Belastungen an sich wahrnehmen, nicht mehr für diese Tätigkeit geeignet sind, sondern dass Einsatzkräfte eben auch nur Menschen sind und sie durch die Häufung von Belastungen, die ihr Dienst mit sich bringt, im Besonderen Stressverarbeitungsmaßnahmen benötigen.

2.1.2 Stressfaktoren für Einsatzkräfte

Welche Ereignisse werden von den Einsatzkräften selbst als besonders belastend angesehen bzw. bei welchen situativen, kognitiven und emotionalen Aspekten ist die Belastung besonders hoch?

Die Konfrontation mit Schwerverletzten, Toten, Angehörigen, geschädigten Personen, Schuldigen usw., aber oft auch das subjektive Empfinden von erlebter Hilflosigkeit oder emotionaler Beteiligung führt zu Belastungen, nicht zuletzt auch immer wieder die Gefahr, im Einsatz selbst verletzt oder gar getötet zu werden.

Wagner et. al. (2001) zitieren Raphael (1987), nach dem erlebte Hilflosigkeit, die Anzahl Toter und Verletzter, die Unvorhersehbarkeit des Ereignisses, der Anblick und der Geruch toter Körper, Hilfeleistungen für nahestehende Personen sowie das Leid der Angehörigen als besonders belastend empfunden werden.

Hermanutz et. al. (2001) führten folgende Stressfaktoren an, denen Einsatzkräfte immer wieder im Einsatz ausgesetzt sind:

emotionale Aspekte	kognitive Aspekte	situative Aspekte
Ständige Auseinandersetzung (mit Menschen), die emotional belasten.	Ständige Auseinandersetzung (mit Menschen), die kognitiv stark beanspruchend sind.	Häufige Auseinandersetzung mit negativ besetzten Situationen (Unfälle, Konflikte, Tod, Leid, ...).
Diskrepanz zwischen den eigenen Handlungsmöglichkeiten und der vorgefundenen Situation.	Die Angst/Unsicherheit Fehler zu machen.	Es kommt oft zu überraschenden und unvorhersehbaren Spannungssituationen.
Erlebte Hilflosigkeit.	Berufliche Pflichten im Gegensatz zur tatsächlichen Erfolgskonstellation.	
Fehlende Anerkennung für den geleisteten Einsatz.	Mangelnde Anerkennung und unsachliche Kritik in der Öffentlichkeit (hohes Gefälle zwischen Berufsbild und Realität).	

Eggers (1999) geht in seinem Aufsatz auf „Belastungen im Polizeivollzugsdienst" ein. Die zitierten Untersuchungen kommen dabei immer wieder zu ähnlichen Ergebnissen:

- Schusswaffengebrauch
- Umgang mit gefährlichen Gewalttätern
- Übermittlung einer Todesnachricht
- Unfälle mit Verletzten und Toten
- Umgang mit Personen mit Selbsttötungsabsicht.

Situativ als belastend werden von den Probanden meist die „Plötzlichkeit der Einsätze" und die „ständig wechselnden Einsatzarten" erlebt.

Eine der am meist belastenden Situationen im Exekutivbereich ist der Schusswaffengebrauch. Es handelt sich dabei um eine Auseinandersetzung auf Leben und Tod. Hier ist trotz Reizüberflutung und Informationsmangel eine blitzschnelle Entscheidung notwendig. Es geht darum, in Sekundenbruchteilen Entscheidungen zu fällen, die Auswirkungen auf ganz wesentliche Aspekte des Lebens haben:

- um das physische Überleben
- um das aktive Verletzen oder Töten eines anderen
- um die berufliche Existenz.

Meist geht alles so schnell, dass es erst nach dem Ereignis möglich ist zu reflektieren, was passiert ist und wie man persönlich reagiert hat. So kann man eventuelle Folgen auch erst danach abschätzen. Hermanutz et. al., 2001, S. 155, schreibt dazu: *„Manchmal geht alles so schnell, dass man nicht einmal mehr Zeit hat ein Gespür für die unmittelbare Gefahr zu entwikkeln, weshalb in diesen Momenten auch keine Angst auftritt."*

Zusätzlich steht für jeden Beamten bei jedem derartigen Einsatz die berufliche Existenz auf dem Spiel: *„Wer unrechtmäßig oder auch nur fahrlässig oder unter Missachtung der Eigensicherung von der Schusswaffe Gebrauch macht, muss mit disziplinar- und strafrechtlicher Verfolgung rechnen."* (Hermanutz et. al., 2001, S. 154)

In Hamburg wurde eine Fragebogenerhebung bei 5 Bandwehren und 5 Polizeirevieren durchgeführt, wobei 198 Feuerwehrleute, 138 Polizisten und 17 Polizistinnen Angaben zu Art und Häufigkeit hochbelastender Einsätze, traumabezogener Symptome und Bewältigungsstrategien machten. (Teegen et. al., 1997) Feuerwehrleute hatten durchschnittlich 30, Polizisten 22 traumatische Einsätze erlebt, die sie mit Toten oder Schwerverletzten, eigener Lebensgefahr oder eigener Verletzung konfrontierten.

Eggers (1999) nennt in einem Artikel über Belastungen im Polizeivollzugsdienst die folgenden Faktoren, die von den Betroffenen am meisten genannt wurden:

- Unbekanntheit oder Seltenheit der Situation
- Informationsdefizite
- Überforderungsgefühle
- Hilflosigkeitsgefühle
- die eigene Gefährdung.

Martina Steinbauer (2002) kam in ihrer Diplomarbeit über den „Stress im Polizeiberuf" bei der Befragung zu den fünf stärksten Belastungssituationen zu folgender Reihenfolge:

- Unglücke mit Kindern
- Unglück eines Kollegen
- Überbringen einer Todesnachricht
- durch den Beruf bedingte private Probleme
- eigener Schusswaffengebrauch.

Aber auch besonders lang andauernde Einsätze, übermäßiges Medieninteresse oder besonders bedeutsame Vorfälle, wie Großschadensereignisse, werden von Einsatzkräften als besonders belastend empfunden.

In einer Studie von Sennekamp und Martin (2001) beim Polizeipräsidium Karlsruhe gaben zwei Drittel der Beamten an, im Dienst *„extreme Situationen erlebt zu haben, die sie noch heute belasten.“*

Der tägliche Umgang mit dem Leid anderer kann auch zur Belastung für die Bewältigung des eigenen Lebens führen, wie Dorst (1998, S. 233) anführt: *„Dies bedingt unter Umständen eine tägliche Überdosis an menschlichem Elend und Leid, negativen Emotionen und psychischen Energien, die toxisch sein können. Ein Leben aus zweiter Hand, also durch Anteilnahme an fremden Schicksalen, lässt die Gestaltungskräfte des eigenen Lebens verkümmern.“*

Gerade diese immer wieder erlebten Extrembelastungssituationen und die dabei geleistete physischen und psychischen Höchstleistungen erwecken bei den Einsatzkräften das Bedürfnis nach besonderer Anerkennung. Sehr oft wird dem in der Öffentlichkeit und den Medien nicht nachgekommen, sondern im Gegenteil, oft unsachliche Kritik – gerade nach dem negativen Ausgang eines Einsatzes – geäußert. Dies belastet Einsatzkräfte immer wieder stark.

Ein Ergebnis der Untersuchung von Teegen (1997, S. 590) über „Hochbelastende Erfahrungen im Berufsalltag von Polizei und Feuerwehr“ in Hamburg war:

56% der Feuerwehrleute und 86% der PolizistInnen gaben an, dass sie sich „etwas“ bis „sehr stark“ durch mangelnde Anerkennung/Diskreditierung ihrer Person/Berufsrolle durch die Öffentlichkeit und die Medien belastet fühlen. PolizistInnen machten erwartungsgemäß hochsignifikant häufiger Angaben zu diesem Aspekt.

Zusätzliche Belastungen wie Betriebsinternas – Arbeitsklima und Arbeitsbedingungen (z. Bsp. Schichtdienst, Zeitdruck, Mobbing usw.) – können die Vulnerabilität für die Ausbildung von Belastungsstörungen erhöhen (vgl. Gasch, 1998).

Nach den Ergebnissen der Untersuchung von Wolf und Korunka (1990) über Belastung und Beanspruchung der österreichischen Exekutive ist die subjektiv erlebte Belastung bei den Beamten hinsichtlich „Betriebsklima“ und „Organisation und Dienstgeber“ hoch.

Bezüglich der Arbeitssituation ergab diese Untersuchung, dass die Bereiche Wechsel/Schichtdienst, Nachtdienst, Zeitdruck und bürokratischer Aufwand besonders stark belastend sind.

Beeinträchtigungen wurden oft als gesundheitliche Gefährdung erlebt – Magenbeschwerden und temporäre bis chronische Schlafstörungen, Kreislaufstörungen, innere Unruhe, Erschöpfungszustände und lang anhaltende Müdigkeit wurden dabei genannt.

Zudem wird der Wechsel/Schichtdienst als sozial benachteiligend erlebt, da das soziale Leben mit der Familie und den Freunden nicht „*synchron*" verläuft.

Bei der angesprochenen Untersuchung, bei der 581 Beamte mittels Fragebogen befragt und amtsärztlich untersucht wurden, stellte sich heraus, dass der Gesundheitszustand sich nicht wesentlich vom Durchschnitt der österreichischen Gesamtbevölkerung unterscheidet – „*Es finden sich jedoch im Bereich der subjektiven Belastungseinschätzungen und der subjektiven Beschwerden relativ hohe Werte in allen Wachkörpern, woraus man auf ein hohes subjektives Stresserleben schließen kann.*" (Wolf et. al., 1990, S. 273)

2.1.3 Schutzfaktoren für Einsatzkräfte

Nun sind aber Einsatzkräfte trotz all dieser Stressoren und Belastungen im Allgemeinen auch noch nach langer Dienstzeit einsatzfähig und haben subjektiv meist nicht das Gefühl beeinträchtigt zu sein. Dies ist auf unterschiedliche Faktoren zurückzuführen:

- *das Berufsbild* – jede Einsatzkraft weiß, dass sie belastende Ereignisse zu bewältigen hat und dafür ausgebildet und trainiert wurde. Sie trainiert nicht nur immer wieder Extremsituationen in vivo, sondern sie spielt auch geistig immer wieder einmal Extremsituationen (worst-case-Szenarien) durch.
- *eigene Kontroll- und Kompetenzerwartung* – aus den Erfahrungen der bewältigten Einsätze wird die Überzeugung gewonnen, mit belastenden Situationen gut umgehen zu können und es bildet sich ein Vertrauen zu den eigenen Fähigkeiten, den eingesetzten Hilfsmitteln, zu den Kollegen und der gesamten Einsatzstruktur.

- *Rationalisierung* – die Berufserfahrung erleichtert es der Einsatzkraft, auch emotional bewegende Erlebnisse mit betroffenen Personen (Schwerverletzte, Tote, Weinende, ...) aus einer gewissen „professionellen Distanz" zu sehen und damit die eigene Anteilnahme so in Grenzen zu halten, dass es nicht zu einem „Mitleiden" kommt.
- *Einsatzerfahrung* – positive Erfahrungen und erfolgreiche Bewältigungsstrategien geben die notwendige Sicherheit, um mit einer anfordernden Situation adäquat umgehen zu können. Diverse Untersuchungen (Jones, 1985; McFarlane 1995) haben gezeigt, dass geringe Berufserfahrung ein Risikofaktor für die Entwicklung von Belastungsstörungen ist.
- *Schulung/Briefing* – Training und Schulung sind die Grundlagen für die Einsatzkräfte, um in der Einsatzsituation zu bestehen. Gerade in sehr stressreichen Situationen wird oft nicht agiert, sondern nur mehr reagiert. Hier sind Automatismen, die im Training angeeignet wurden, besonders wichtig, um die Situation zu bestehen. Eine Vorbereitung auf mögliche extreme Einsatzsituationen und Belastungsreaktionen hilft den Einsatzkräften im Extremfall, weil die Unvorhersehbarkeit der Situation oder der Reaktion damit hintangehalten wird. Teegen (1997) und (1999) zeigt Erkenntnisse diverser Untersuchungen auf, nach denen realitätsgerechte Vorbereitung auf Extrembelastungen, Förderung vertrauensvoller Zusammenarbeit mit einem Partner/Team, sowie klare Aufgabenstellung und Einsatzleitung, Nachbereitung im Team, Aufklärung über mögliche physiopsychologische Reaktionen und Schulung über emotionalkognitive Kompetenzen im Umgang mit Angst, Hilflosigkeit und Schuld eine gute Bewältigung von berufsbedingten Extrembelastungen begünstigt.

2.2 Persönlichkeit der Einsatzkräfte

Oft wird die Frage gestellt, welche Personen sind das nun, die sich derartigen Belastungen aussetzen und was ist die Motivation, eine solche Tätigkeit auszuführen? Natürlich kann man nicht davon ausgehen, dass es „die Persönlichkeit" des Helfers oder der Einsatzkraft gibt, aber man kann davon ausgehen, dass gewisse Dispositionen bei diesen Berufsgruppen gehäufter auftreten und zusammentreffen. Dazu wurden nicht nur diverse Untersuchungen in den letzten Jahren durchgeführt, sondern es gibt auch bestimmte Anforderungsprofile für die Aufnahme zu den diversen Einsatzorganisationen, so dass es schon bei der Einstellung zu einem Ausleseprozess kommt.

Bei Untersuchungen zur Persönlichkeit der Einsatzkräfte und Befragungen zur Motivation für die Tätigkeit werden folgende Punkte immer wieder genannt (vgl. Bierhoff, 1994, Heinrichs et. al., 2001, Herkner, 1991, Hücker, 1997, Fischer 1982, Fischer 1990, u.a.:

- hohe Stresstoleranz – hohe Belastbarkeit
- das Bedürfnis gebraucht zu werden
- Zielorientiertheit
- geleitet durch innere Motivation (sinnvolle Tätigkeit)
- Bestimmungsorientiertheit
- Kontrollorientiertheit
- Handlungsorientiertheit
- Ordnungsliebe
- Bedürfnis nach Stimulation/Anregung
- risikofreudig/-bereit
- sehr engagiert
- kann schwer nein sagen
- Familienorientiertheit
- schnell gelangweilt.

Eine Längsschnittuntersuchung bei 43 Berufsanfängern bei acht verschiedenen Berufsfeuerwehren in Deutschland durch Heinrichs et. al. (2001) zeigte, dass die Berufsanfänger verglichen mit den Normstichproben der eingesetzten Fragebögen

1. ihre eigenen Fähigkeiten höher einschätzen und weniger daran glauben, dass das Schicksal oder andere Menschen ihr Leben beeinflussen
2. weniger ängstlich sind
3. weniger passive Copingstrategien einsetzen
4. im Allgemeinen weniger ärgerlich sind
5. ihren Ärger weniger nach innen richten und vermehrt kontrollieren
6. nicht chronisch gestresst sind
7. nicht im Besonderen Maße durch körperliche oder psychische Beschwerden beeinträchtigt werden.

Fischer (1982) die in ihrer Dissertation Persönlichkeitsmerkmale von „Polizeischülern" mit „Nichtpolizeischülern" verglich, kam zu folgendem Ergebnis.

- Bei Polizeischülern war das Selbstkonzept (Selbstkontrolle, Rücksichtnahme, gesellschaftlich korrektes Verhalten) besser ausgeprägt.
- Es gab einen signifikanten Unterschied bei der neurotischen Syptombildung – Polizeischüler waren somit widerstandsfähiger gegen über der Ausbildung von neurotischen Verhaltensweisen.
- Es gab einen signifikanten Unterschied bei „Depressionsresistenz" – Optimismus, Begeisterungsfähigkeit und Impulsivität waren bei Polizeischülern deutlich höher.
- Es gab einen signifikanten Unterschied bei der Disposition zur Schizoidie. Polizeischüler hatten deutlich weniger Neigung zu schizoidem Verhalten unter Belastung.
- Es gab einen signifikanten Unterschied bei der vegetativen Stabilität. Polizeischüler neigen deutlich weniger zur Somatisierung unter Stress.
- Es gab einen signifikanten Unterschied bei Direktivität – Polizeischüler sind deutlich weniger direktiv als Nichtpolizeischüler (übrigens der größte Unterschied in dieser Untersuchung).
- Polizeischüler haben eine wesentlich stärker ausgeprägte Extraversion.
- Sie verfügen über ein stärker ausgeprägtes Verantwortungsbewusstsein.
- Sie zeigen eine höher ausgeprägte Sensibilität als die gleichaltrigen jungen Männer mit anderer Berufswahl.

Bei Reduktionsverfahren bezüglich Eigenschaftsbezeichnungen in der Psychologie konnten fünf Faktoren – die „Big Five" – gefunden werden (vgl. Asendorpf, 1996):

- Neurotizismus – Nervosität, Ängstlichkeit, Erregbarkeit
- Extraversion – Geselligkeit vs. Schüchternheit, Impulsivität
- Liebenswürdigkeit/Verträglichkeit – Wärme, Hilfsbereitschaft, Toleranz
- Gewissenhaftigkeit – Ordentlichkeit, Beharrlichkeit, Zuverlässigkeit
- Kultur/Offenheit/Intellekt – Bildung, Kreativität, Gefühl für Kunst.

Bei Einsatzkräften dürften davon die Faktoren Extraversion, Liebenswürdigkeit/Verträglichkeit und Gewissenhaftigkeit die größte Rolle spielen.

Bei der psychologischen Forschung zur Motivation von Hilfsverhalten kommt man auch durchgehend immer wieder zum Konstrukt „Verantwortung". Es beschreibt die Bereitschaft, für das Wohlergehen anderer Verantwortung zu übernehmen. Weitere Motive sind Sinnerleben, kulturelle und soziale Lernerfahrung, Selbsterkenntnis, Alternative zur gewohnten Lebensführung und schlussendlich auch Anerkennung (vgl. Bronner, 2000).

Auch Bedürfnisse spielen bei der Wahl Einsatzkraft zu werden eine nicht unwesentliche Rolle: So kann man auch die Bedürfnisse hinterfragen, die hinter der Hilfsbereitschaft stehen: Ordnungsstreben, Streben nach Anerkennung, Leistungsstreben, Beachtungsstreben, Suche nach außergewöhnlichen Erlebnissen, Streben nach Kontrolle usw.

Bierhoff (1994) zitiert empirische Ergebnisse, die aufzeigen, dass *„Empathie und expressive Orientierung einerseits und internale Kontrollüberzeugung, Glaube an eine gerechte Welt und instrumentelle Orientierung andererseits bedeutsame Korrelate der sozialen Verantwortung sind. Daher lässt sich annehmen, dass soziale Verantwortung sowohl positive Orientierung auf andere, als auch Handlungsbereitschaft beinhaltet."*

Eine besondere Rolle im Berufsbild der „Helferberufe" kommt der „sozialen Kompetenz" zu (vgl. Hücker, 1997), einer Fähigkeit, die den Umgang mit den betroffenen Menschen wesentlich erleichtert. Bausteine dazu sind Empathie, Kommunikationsfähigkeit, ein positives Menschenbild ohne Intoleranz und Vorurteile, Gerechtigkeitssinn und ein effizientes Konflikt- und Stressmanagement. Insbesondere vier Aspekte sind dabei nach Hücker (1997) wesentlich:

- *Empathie* – sich in den anderen hineindenken können, den anderen mit seiner Gefühlswelt verstehen und ihm dies zu spiegeln
- *Perspektivenwechsel* – die Handlung oder Denkweise des anderen aus dessen Perspektive sehen zu können
- *Rationalisierung* – die eigenen Emotionen rational sehen, sich beherrschen können und die Fähigkeit besitzen, Feindbilder und Vorurteile abzubauen und positiv umzuformen
- *soziale Toleranz* – die Fähigkeit zuhören zu können und auch Widersprüchliches (auch gegen das eigene Denkmodell) zu ertragen.

Diese Denkweise beeinflusst natürlich das Handeln und damit den Umgang mit den betroffenen Menschen. Bei professionellen Helferberufen wird das altruistische Verhalten zu einer Rollenverpflichtung und damit zu einer routinemäßigen Handlung.

Notwendig dazu ist soziale Kompetenz, die sich nach Asendorpf (1996, S. 153) aus zwei recht unterschiedlichen Komponenten zusammensetzt. Einerseits Durchsetzungsfähigkeit – eigene Interessen gegenüber anderen wahren, und andererseits Beziehungsfähigkeit – positive Beziehungen mit anderen eingehen und aufrechterhalten. *„Sozial kompetent ist, wer beide Fähigkeiten hat und so in der Lage ist, zwischen seinen eigenen Interessen und den Interessen anderer ein balanciertes Verhältnis herzustellen."*

Margraf et. al. (1999) zitiert Zimmer (1978), wonach es beim Begriff der sozialen Kompetenz nicht nur auf das Funktionieren des Individuums, sondern ebenso auf die situativen Anforderungen in den Problemsituationen ankommt, welche es zu bewältigen gilt.

Bierhoff (1994) zeigt in seiner Untersuchung über soziale Verantwortung und die altruistische Persönlichkeit auf, dass es einen engen Zusammenhang zwischen sozialer Verantwortung und prosozialem Verhalten gibt. „Soziale Verantwortung" hat also konkrete Verhaltenskonsequenzen.

Für Prosozialität (Hilfsbereitschaft und Hilfeleistung) sprechen nach Bilsky (1981) folgende fünf Faktoren:

- Toleranz
- Interventionskompetenz
- Diagnostische Kompetenz
- Mitleid
- Soziale Verantwortung.

Ein weiterer Hauptaspekt für die Tätigkeit in einem Helferberuf bzw. als Einsatzkraft dürfte auch die Suche nach Anerkennung, nach Selbstbestätigung sein. Die Herausforderung auch in Extremsituationen an Grenzbereiche zu gehen, diese zu bestehen und dadurch bei sich selbst und anderen Anerkennung zu finden. *„Jede altruistische Handlung kann bei Vorliegen einer entsprechenden Einstellung durch Selbstlob oder Stolz belohnt werden."* (Herkner, 1991, S. 426)

Dorst (1989, S. 234) geht davon aus, dass die Motivation für einen Helferberuf oft auch Narzissmus ist: *„Der immer hilfreiche Helfer sucht durch eine perfektionistische Persona nach Anerkennung und Bestätigung. Außerhalb der Helferrolle findet er keinen Zugang zum Selbst, solche Menschen, allein mit sich, erleben sich häufig als leer, verlassen, zurückgewiesen und nicht ganz wirklich."*

Wuketis (1997) schreibt, dass Hilfsbereitschaft – schlussendlich – aus Egoismus entsteht, weil sie sich für den „Helfer“ auszahlt. Hilfsbereitschaft hat seine Wurzel nach ihm im Egoismus. Unter diesem Aspekt „kann“ man auch die Empathie sehen. Bei mitfühlender Beobachtung eines Opfers entstehen auch in einem selbst negative Gefühle. *„Empathie weckt also nicht nur den Wunsch, dem Opfer zu helfen, sondern auch – und vor allem – den Wunsch, die eigenen negativen Gefühle zu reduzieren.“* (Herkner, 1991, S. 432)

Einer der wesentlichen Punkte in der Persönlichkeit der Helfer ist die Kontrollorientiertheit. Der typische Helfer ist überzeugt, die Kontrolle über sich und die Situation jederzeit aufrecht erhalten zu können. Im Widerspruch dazu steht das sich Einlassen auf einen Beruf, eine Institution, eine von starren Normen umgrenzten Ordnung. Damit wird die Autonomie – sich in Freiheit zu entscheiden, welche Handlungen man ausführen, welchen Erlebnissen und Erfahrungen man sich aussetzen will – stark eingeschränkt, wenn nicht verhindert. Erklärt werden kann dies wiederum mit dem starken Drang nach Ordnung, den der typische Helfer hat. Mit Ordnung ist die Kontrolle garantiert.

Fischer (1990) kommt in der Diskussion über Kontrolle versus Kontrollverlust zu dem Schluss, dass auf die Erhöhung von Kontrolle abzielende Interventionen offenbar eine vielversprechende Strategie zur Verbesserung der Lebensqualität in verschiedensten Kontexten darstellt, wobei sowohl die Umwelt als auch die Person selbst als Ansatzpunkt geeignet scheint. *„Spezifisch gilt ein „Handlungsbereich“ als um so besser kontrollierbar, je vielfältiger die, von jeweils verwirklichten Zielen aus, bestehenden Möglichkeiten der Handlungsfortsetzung und je wirksamer die jeweiligen Anschlusshandlungsmöglichkeiten bezüglich des Erreichens weiterer Ziele sind. Wahlfreiheit und Beeinflussbarkeit („Wirksamkeit“) sind also auch hier zentrale Elemente der Definition von „Kontrolle“.“* (Fischer, 1991, S. 249)

Es gibt verschiedene Untersuchungen mit Tieren, die belegen, dass sich die Möglichkeit der Kontrolle über die Situation positiv auswirkt und sie eine Abschwächung der Stressfolgen bewirkt. Es gibt aber auch derartige Untersuchungen mit Menschen, wobei man je eine Person in zwei benachbarten Räumen brachte und beide unangenehmen, lauten Geräuschen aussetzte. Bei derjenigen Person, die einen Knopf drücken konnte und die dadurch glaubte, den Lärm verringern zu können, erhöhte sich der

Blutdruck weniger. Bei einer anderen Variante dieses Versuchs ging es den Probanden mit Knopf, obwohl sie diesen gar nicht betätigten, genauso gut wie jenen, die ihn tatsächlich drückten. Es ist also nicht die Ausübung von Kontrolle entscheidend, vielmehr ist es hauptsächlich der Glaube, sie zu haben. (vgl. Sapolsky, 1994)

Zusammengefasst kann man daher zur Person der „typischen" Einsatzkraft folgende Persönlichkeitsaspekte anführen:

- Hohe internale Kompetenz- und Kontrollüberzeugung
- Hohe Belastbarkeit – Stresstoleranz
- Soziale Kompetenz
- Ordnungsliebe
- Starkes Bedürfnis nach Anerkennung
- Soziales Verantwortungsgefühl.

2.3 Grundeinstellungen von Einsatzkräften

Einsatzkräfte entwickeln die Überzeugung, dass sie die Kompetenz und die Belastbarkeit haben, um mit den Anforderungen im Einsatz umgehen zu können. Diese Überzeugung wirkt sich im Einsatz positiv aus und wird durch positive Erfahrungen im Dienst verstärkt und abgesichert. Das heißt, die Selbstsicherheit im Einsatz steigt mit zunehmender positiver Erfahrung. Die Gefahr dabei ist, dass die Anforderungen an sich selbst dabei auch unrealistisch werden können. *„Ein Mensch der überhöhte Vorstellungen von sich hat, wird auch seine Kräfte und Fähigkeiten magisch überhöht einschätzen."* (Henseler, 1990, S. 82).

Für Einsatzkräfte ist es aber besonders notwendig ein Vertrauen zu sich, den Kollegen, der Organisation und der Umwelt zu haben, das durchaus ein wenig „illusionär" sein kann und oft sein muss. Gerade um auch in besonders gefährlichen Situationen bestehen zu können, ist ein derartiges Vertrauen unumgänglich und muss sich als kognitive Grundannahme manifestieren.

- „Vertrauen auf das eigene Können, die Ausbildung und die Erfahrung"
- „Vertrauen auf die eigene Belastbarkeit"
- „Vertrauen auf die Kollegen und das Team"

- „Vertrauen auf die Organisationsstruktur im Einsatz"
- „Vertrauen auf die Gerechtigkeit der Welt – (bei normalem Verhalten passiert einem auch nichts)"
- „Vertrauen auf andere Menschen – (die Menschen sind im Allgemeinen hilfsbereit und gut)".

Diese Vertrauensgrundsätze bzw. Bewertungen erlauben es den Einsatzkräften die täglichen Anforderungen im Dienst zu bewältigen und sind relativ stabil. Sie sind ein Schutzfaktor für die Bewältigung der anstehenden Aufgaben und werden daher bei geringeren Störungen aufrechterhalten. Man darf diese Art von Vertrauen nicht mit naivem Optimismus vergleichen, bei dem man bestehende Risiken übersieht und sich selbst für unüberwindlich und unverwundbar hält. Vielmehr begründen sich hier die optimistischen Situationserwartungen auf der Überzeugung, dass es Handlungen gibt, welche den Ausgang positiv beeinflussen (Konsequenzerwartung) und auf der Gewissheit, dass man selbst fähig ist, diese Handlungen auszuführen (Kompetenz- und Selbstwirksamkeitserwartung). Eine derartig hohe Selbstwirksamkeitserwartung erleichtert – wie empirische Studien zeigten – den Umgang mit Stress, das Ertragen von Schmerzen, die Entwöhnung von Abhängigkeiten, den Umgang mit chronischen Leiden usw. (vgl. Kaluza, 1996)

Es gibt nachweisliche Zusammenhänge zwischen Persönlichkeitsmerkmalen und Bewertungen/Einstellungen. „Positive Zusammenhänge finden sich mit dem Streben nach einer gerechten Welt und mit internalen Kontrollüberzeugungen. Personen, die mehr soziale Verantwortung empfinden, tendieren dazu, eher an eine gerechte Welt zu glauben und eher anzunehmen, Kontrolle ausüben zu können." (Bierhoff, 1994, S. 222)

Janoff-Bulmann betont in ihrer Arbeit „Shattered Assumptions" (1992) die Bedeutung von positiven Grundannahmen *„Grundillusionen"* für den Umgang mit der Umwelt. Eine Erschütterung des Selbst- und Weltverständnisses durch einschneidende Ereignisse – die eigene Lebensbedrohung o.ä. – führt zu einer Verringerung dieser Vertrauensgrundsätze und im Extremfall zum einem Verlust – zur „Desillusionierung". Dies bedeutet dann auch gleichzeitig Kompetenz- und Kontrollverlust für den Betroffenen. (vgl. Fischer et. al., 1999)

Krampen (1991, S. 13) geht von einem handlungstheoretischen Partialmodell der Persönlichkeit aus:
Handlungen und Handlungsintentionen werden dabei zurückgeführt auf:

1. *Situations-Ereignis-Erwartungen* als subjektive Erwartungen einer Person darüber, dass ein bestimmtes Ereignis in einer gegebenen Handlungs- oder Lebenssituation auftritt oder verhindert wird, ohne dass die Person selbst aktiv wird und handelt;
2. *Kompetenzerwartungen (Situations-Handlungs-Erwartungen)* als subjektive Erwartungen darüber, dass in der gegebenen Situation der Person Handlungsalternativen – zumindest aber eine Handlungsmöglichkeit – zur Verfügung stehen;
3. *Kontingenzerwartungen (Handlungs-Ereignis-Erwartungen)* als subjektive Erwartungen darüber, dass auf eine Handlung bestimmte Ergebnisse folgen oder nicht folgen;
4. *Instrumentalitätserwartungen (Ergebnis- und Ereignis-Folge-Erwartungen)* als subjektive Erwartungen darüber, dass bestimmten Ergebnissen oder Ereignissen bestimmte Konsequenzen folgen;
5. *die subjektiven Bewertungen (Valenzen) der Handlungsergebnisse und Ereignisse;*
6. *die subjektiven Bewertungen (Valenzen) der Folgen.*

Diesem Modell von Krampen entsprechen die Termini:

1. Vertrauen
2. Selbstkonzept der eigenen Fähigkeiten
3. Kontrollüberzeugungen
4. Konzeptualisierungsniveau
5. subjektive Wertorientierungen und Lebensziele.

Eine Einsatzkraft *muss* bei der Ausfahrt zu einem Einsatz überzeugt davon sein, dass sie den bevorstehenden Einsatz auf Grund ihrer Fähigkeiten, Erfahrungen, ihrer Ausrüstung, der Unterstützung anderer Einsatzkräfte usw. erfolgreich bewältigen wird. Bei einer massiven Erschütterung dieser Vertrauensgrundsätze durch Vorkommnisse bei einem Einsatz kommt es in der Folge zu extremen Belastungen und der Schutzfaktor wird hier kontraproduktiv. Nach Sonneck (2000) ist die „Betroffenheit der Helfer", wie er es bezeichnet, nicht zu unterschätzen. Die ständige Beschäftigung mit Menschen in Krisen und in extremen Situation sowie der Umgang mit sozial auffälligen Personen bringt die Helfer auch immer wieder mit der eigenen Krisenanfälligkeit in Kontakt, mit der eigenen Einstellung zu Verletzung, Tod und Sterblichkeit. Weiters wird das Vertrauen zur Umwelt und zu den Menschen im Allgemeinen auf die Probe gestellt.

Bei idiographisch ausgerichteten Persönlichkeitstheorien (Stern, Allport ua.) wird davon ausgegangen, dass die Persönlichkeit einer Person sich dynamisch mit der jeweiligen Anpassung an die Umwelt entwickelt. Das bedeutet, es gibt einen ständigen Austausch zwischen der Person und den auf sie einströmenden Umwelteinflüssen. Diese Bewältigungsprozesse (Lebensanforderungen) haben Einfluss auf die persönliche Entwicklung und damit auch auf die Persönlichkeit. So können gerade belastende Ereignisse, die sich stark einprägen und welche oft wiedererlebt werden, Auswirkungen haben. Diese können dann – je nach Bewertung der Folgen – sowohl positiv, als auch negativ sein. Gerade bei Einsatzkräften, die tagtäglich mit belastenden Ereignissen konfrontiert werden, hat der Glaube an die Sinnhaftigkeit ihrer Tätigkeit eine besondere Bedeutung. Dieser lässt sie die Belastungen leichter ertragen. *„Das, woran wir selber glauben, bildet gewissermaßen die Basis unseres zwischenmenschlichen Handelns, wird zum selbstgeschaffenen „holding environment" der Seele. Es prägt damit auch unseren eigenen Modus sowohl im Umgang mit extremen Situationen der äußeren Realität wie auch unsere innere imaginierte Beziehung zu solchen Situationen."* (Butollo, 2002, S. 60)

Herman (1993, S. 77) beschreibt die Wirkung von traumatischen Ereignissen auf die Grundannahmen und Werte des Betroffenen: *„Sie untergraben das Wertesystem, das der menschlichen Erfahrung Sinn verleiht. Sie unterminieren das Vertrauen des Opfers in eine natürliche oder göttliche Ordnung und stoßen es in eine existentielle Krise."*

„Ein Trauma bedeutet immer eine Schädigung und Verletzung, eine Erschütterung der psychischen Organisation eines Menschen, einen Verlust der Flexibilität in der Wahrnehmung von Werten, einen Verlust von Möglichkeiten auf dem Hintergrund der Wirklichkeit." (Wirtz et. al., 1995, S. 116)

Catlin und Epstein (1992, S. 191) verweisen auf eine Untersuchung (1991) mit Vietnamveteranen, die bestätigte, das traumatische Ereignisse und Folgen davon – wie PTSD – eine Auswirkung auf das Wertesystem des Individuums haben: *„The three groups consisted of a combat group with symptoms of PTSD, a combat group without symptoms of PTSD and a non-*

combat group. Although beliefs in the benignity of the world, the meaningfulness of the world, the desirability of relating to others and self-worth were less favorable in all groups following than preceding service in Vietnam, the magnitude of the change was far greater for the PTSD group than for the other two groups. Moreover, wheras exhibited marked recovery in the favorability of ther basic beliefs several months after discharge, the favorability of the basic beliefs of the PTSD group continued to decline until the last period rated, wich, for most, was more than 15 years after their combat experience. Although there was a decline in the favorability of all of the basic beliefs, some of the basic beliefs changed more than others in a manner consonant with specific experiences in combat, such as amount a physical danger, conditions auf uncertainty, and poor leadership. The results were consistent with the hypotheses that PTSD is caused by an invalidation of basic beliefs about the self and the world, and that basic beliefs are influences by emotionally significant experiences."

Aus diesen Beispielen zeigt sich, dass es für eine Einsatzkraft wesentlich ist, klare und unerschütterte Vertrauensgrundsätze in sich selbst, in andere und in die Umwelt zu haben, um die anstehenden Aufgaben bestmöglichst erfüllen zu können. Geraten diese Vertrauensgrundsätze ins Wanken, kommt es zu massiven Problemen bei den alltäglichen Anforderungen, denen sich die Einsatzkraft immer wieder gegenübergestellt sieht.

3 Stress

Wie bereits erwähnt, haben Einsatzkräfte in ihrer Tätigkeit immer wieder mit Situationen zu tun, die *unvorhersehbar, unkontrollierbar* und *mehrdeutig* sind. Zusätzlich ist praktisch jede Einsatzsituation mit *negativen* Konsequenzen für irgend einen der Beteiligten verbunden. All dies sind Merkmale für eine Situation, welche von einem Individuum als „stressreich" empfunden wird. Dies bedeutet, dass Einsatzkräfte neben ihrem alltäglichen Stress, dem auch jeder andere im Beruf und Alltag ausgesetzt ist, bei ihrer Tätigkeit zusätzlichen starken „Einsatzstress" erleben. Ich werde nun im Folgenden näher darauf eingehen, was Stress überhaupt ist, wie er sich in verschiedenen Bereichen auswirkt und welche Arten von Stress es gibt.

3.1 Definition von Stress

Nach Selye (1981) ist *Stress die unspezifische Reaktion des Organismus auf eine jegliche Art von Anforderung auf das Individuum.*

Alltägliche Belastungen, Anstrengungen und Ärgernisse mit verschiedenen Ursachen können Stress auslösen: *„Stress ist Teil unserer menschlichen Alltagserfahrung, aber er ist dabei mit vielfältigen, recht unterschiedlichen Problemen verbunden, wie operative Eingriffen, Verbrennungen, emotionaler Erregung, geistiger oder körperlicher Anstrengung, Ermüdung, Schmerz, Furcht, Anforderungen an die Konzentration, demütigender Frustration, Blutverlust, Vergiftung durch Drogen oder Umweltschadstoffe oder auch mit einem unerwarteten Erfolg, der eine Änderung des individuellen Lebensstils erforderlich macht. Stress findet sich beim Geschäftsmann, der unter ständigem Druck steht; beim Athleten, der um den Sieg in einem Rennen kämpft; beim Fluglotsen, der ständig für Hunderte von Menschenleben verantwortlich ist; beim Ehemann, der hilflos dem langsamen, qualvollen Sterben seiner Frau an Krebs zusehen muss; bei einem Rennpferd, seinem Jockey und dem Zuschauer, der auf sie gesetzt hat. Obwohl alle diese Individuen mit ganz unterschiedlichen Problemen konfrontiert sind, reagieren sie, wie die medizinische Forschung nachgewiesen hat, mit einem stereotypen Muster biochemischer, funktioneller und struktureller Veränderungen, die grundsätzlich mit der Bewältigung jeder erhöhten Anforderung an die Lebensqualität verbunden sind, insbesondere mit der Anpassung an die Situation."* (Selye, 1981, S. 169)

Nach Selye ist die Stressreaktion also eine Reaktion des Organismus auf eine belastende Situation und diese hat sich im Verlauf der Entwicklungsgeschichte des Menschen nur wenig verändert. *„Durch die Stressreaktion wird der Organismus entweder auf Gegenwehr/Kampf eingestellt oder auf Flucht vor dem als bedrohlich eingestuften Stressor. Dies machte sicher nicht nur vor 10.000 Jahren Sinn, sondern auch oft heute. Wo liegt nun aber das Problem heute? Heute wird es von vielen nicht unbedingt als angemessene Reaktion auf Stress angesehen, mit dem Stressor zu kämpfen oder vor ihm zu flüchten."* (Hoffeld, 2001, S. 3)

Gerade bei Einsatzkräften wird dieser Gegensatz immer wieder deutlich. Die Einsatzkraft *muss* sich Situationen stellen, die Normalbürger vermeiden. Sie *darf* in gefährlichen Situationen nicht flüchten, sondern *muss* auch in der Gefahr bestehen. Dabei kann sie sich aber – dies betrifft insbesondere die Exekutive – auch einem Aggressor gegenüber nicht unbedingt zum Kampf stellen, sondern muss sich gemäß den externen und internen Gesetzen, Verordnungen und Regeln verhalten und versuchen, nach den gegebenen Möglichkeiten und den bestehenden Vorschriften, den Konflikt möglichst gewaltlos zu bereinigen.

Welche inneren Spannungen dabei bei der einzelnen Einsatzkraft entstehen, wird vielfach unterschätzt. Man denke hier zum Beispiel an eine geschlossene Polizeieinheit, die einer gewaltbereiten Menge von Demonstranten gegenüber steht, welche sie mit Steinen und Molotowcocktails bewirft. Diese Einheit darf ohne Befehl weder zurückweichen, noch die Demonstranten angreifen und zerstreuen.

Nach Zimbardo (1995, S. 575) ist Stress *„... ein Muster spezifischer und unspezifischer Reaktionen eines Organismus auf Reizereignisse, die sein Gleichgewicht stören und seine Fähigkeit zur Bewältigung strapazieren oder überfordern. Diese Reizereignisse umfassen eine ganze Bandbreite externer und interner Bedingungen, die allesamt als Stressoren bezeichnet werden. Ein Stressor ist eine Reizereignis, das vom Organismus eine adaptive Reaktion verlangt."*

Einsatzkräfte müssen sich derartigen *Stressoren* stellen und immer wieder damit fertig werden. Dies führt zu großer subjektiver Zufriedenheit, wenn eine schwierige Situation gut gemeistert wurde und hilft als Erfahrung für zukünftige schwierige Einsätze. Die Reaktion im Organismus des einzelnen auf fortwährende stressreiche Herausforderungen wird aber meist unterschätzt. Gerade dann, wenn durch zu wenig angemessene Stressbewältigungsmaßnahmen der hohe Aktivierungsgrad nicht reduziert wird, kann dies auf Dauer zu psychischen und physiologischen Schäden führen.

An dieser Stelle muss aber auch erwähnt werden, dass Stress nicht nur negativ gesehen werden darf. Er ist eine natürlich entstandene und nützliche Anpassungsreaktion des Organismus auf Umweltanforderungen und damit grundsätzlich nützlich und gut, weil er auch dazu führt, dass sich in einer anfordernden Situation die Leistungsfähigkeit des Individuums erhöht, die Konzentration verbessert, die Wahrnehmung gezielt auf die Anforderungen abgestimmt wird usw. Dies bedeutet, Stress ist sehr wohl notwendig, um den Anforderungen in einer belastenden Situation gerecht werden zu können. Das Problem heute sind die Häufigkeit der stressreichen Situationen und die oft fehlenden Möglichkeiten, die im Organismus durch Hormonausschüttungen entstandene Aktivierung abzubauen.

3.2 Bedeutung der Bewertungsprozesse

Bevor ich jetzt näher auf die Reaktionen des Organismus auf eine stressreiche Situation eingehe, möchte ich noch einen zweiten – *entscheidenden* – Aspekt aufzeigen – das ist die *Bewertung der Situation.*

Wie erwähnt sind im Normalfalle gewisse Situationsmerkmale ein Anzeichen dafür, dass ein Individuum diese Situation als „stressreich“ erlebt. Dies hängt aber *immer* mit der subjektiven Bewertung des Individuums zusammen und ist abhängig vom subjektiven Erleben der Situation. Es braucht ganz bestimmte *„Stressoren“*, die das einzelne Individuum wahrnimmt, um die Situation als „stressreich“ einzuschätzen. Auch kann sich der gleiche Stressor beim gleichen Individuum an unterschiedlichen Tagen anders auswirken.

Dies erklärt auch, warum es zu individuellen Unterschieden bei der gleichen Situation kommt. Nicht jeder ist zu jeder Zeit gleich belastungsfähig und nicht jeder bewertet dieselben Stressoren gleich.

Bezüglich dieser Bewertungsprozesse kann sich die Fähigkeit der Menschen zu denken, zu reflektieren, auch fatal auswirken. Psychische Vorgänge wie Grübeln über mögliche negative Auswirkungen von Handlungen oder

Unterlassungen, ängstliche Erwartungen an Situationen, mögliche zukünftige Folgen usw. können den Stress verstärken. *„Und manchmal werden wir Menschen auch durch Dinge belastet, die für Zebras und Löwen einfach keinen Sinn ergeben würden. Es ist kein allgemeines Merkmal von Säugetieren, sich vor Hypotheken oder dem Finanzamt, der Notwendigkeit eine Rede zu halten, einem Vorstellungsgespräch oder der Unentrinnbarkeit des Todes zu ängstigen. Unser menschliches Erleben ist voll von psychischen Stressoren, die weit entfernt sind von der physischen Welt, von Hunger, Verletzungen, Blutverlust oder extremen Temperaturen.“* (Sapolsky, 1994, S. 25)
Bei den Stressoren unterscheidet Zimbardo (1995):

- *physische* – äußere Bedrohung, innere Gefahr (Krankheit), Feuer, Tod, Verletzungen, Lärm, extreme Temperaturen usw.
- *psychische* – kognitive Bewertungen, negatives Grübeln, aversive Gedanken, Unsicherheit, Angst, Wut, Entscheidungsdruck, Zeitdruck, Ermüdung, Überforderung, Überraschung usw.
- *soziale* – Streitigkeiten, Gruppenzwänge, autoritäre Führungsstile, Partnerschaftsprobleme, Kontaktschwierigkeiten usw.

Zusätzlich kann man bei jedem einzelnen dieser Stressoren nochmals verschiedene Dimensionen unterscheiden:

- Intensität
- Häufigkeit
- Dauer
- Vorhersagbarkeit.

Nach Scherer (2001) kommt den Bewertungsprozessen eine *zentrale Rolle* bei der Auslösung emotionaler Prozesse zu. Dabei spielen die *subjektive Relevanz* des Ereignisses, die möglichen Konsequenzen oder Implikationen, die eigenen Bewältigungsmöglichkeiten und die normative Bedeutsamkeit für das Selbstkonzept eine bedeutende Rolle. *„Natürlich werden die Erlebnisse von den Menschen unterschiedlich verarbeitet: was der eine noch (u.U. unbewusst) als erlebnisreiche Herausforderung bewertet, erlebt der andere schon schockierend oder schwer belastend. Das Erleben und die Reaktionen sind also individuell unterschiedlich.“* (Kraft, 2002, S. 3)

Nach dem *„transaktionalen Stressmodell“* von Lazarus und Launier (1981) unterliegen Stressoren einer doppelten Bewertung durch den Betroffenen. In der primären Bewertung schätzt er vorerst die Bedrohlichkeit und die Beschwerlichkeit der Situation ein. In der sekundären Bewertung werden dann die Möglichkeiten zur Bewältigung dieser Situation eingeschätzt. *„In psychologischer Sicht setzt Stress die Feststellung voraus, dass die Transaktion ein Risiko (Bedrohung), Schädigung/Verlust oder eine Gelegenheit beinhaltet, die Probleme zu überwinden und sich weiter zu entwickeln (Heraus-forderung), indem mehr als die normalen Fähigkeiten aktiviert werden. Wenn eine Anforderung die Fähigkeiten übersteigt, fühlt sich das Individuum sozusagen überwältigt (Trauma) und besiegt. Der Schweregrad hängt dabei davon ab, was auf dem Spiel stand (Wertungsdisposition). Die Folge könnten Erschöpfung, Zusammenbruch, Regression oder Dekompensation sein (um einige der Begriffe der klinischen Psychologie zu gebrauchen).“* (Lazarus/Launier, 1981, S. 226)

Die *primäre Bewertung* bezieht sich auf die Situation – den Stressor. Wird dieser mit einer negativen Gefühlstönung belegt und als Schädigung/Verlust oder Bedrohung gesehen, so kommt es zur sekundären Bewertung.

Die *sekundäre Bewertung* bezieht sich auf die individuellen Bewältigungsmöglichkeiten und Fähigkeiten auch Copingstrategien oder Copingressourcen genannt. Welche persönlichen Möglichkeiten hat der/die Betroffene, um der Situation zu begegnen und auf welche Hilfen von außen (soziale Ressourcen) kann man zurückgreifen.

Diese Bewertung beeinflusst dann wiederum die Bedeutsamkeit der primären Bewertung und kann diese verstärken oder abschwächen. *„Der entscheidende Punkt ist jedoch, dass sekundäre Bewertung sowohl für die Gestaltung der Bewältigungsmaßnahmen der unter psychologischem Stress stehenden Person bedeutsam ist, als auch für die Ausformung der primären Bewertungsprozesse selbst.“* (Lazarus/Launier, 1981, S. 238)

Asendorpf (1996) geht davon aus, dass bei der ersten Bewertung auch die Kriterien Neuheit (bekannt/unbekannt) und Valenz (positiv/negativ) eine Rolle spielen. Dadurch wird eine Orientierung des Verhaltens zur Entscheidung, Annäherung oder Vermeidung, möglich. Bei Einsatzkräften ist dies oft nicht durchführbar. Sie *müssen* sich im Rahmen ihrer Dienstpflicht auch in Situationen begeben, die sie als „Normalbürger“ vermeiden würden.

Die Bewertung einer Situation als bedrohlich hat auch mit dem „Informationsgehalt“ der Situation zu tun. *„Das Reizvolumen wächst mit der Komplexität und Neuartigkeit der Situation, ist um so größer, je stärker ihre*

„kollativen" Merkmale (Anzahl und Heterogenität der Elemente, Unregelmäßigkeit der Anordnung, Unregelmäßigkeit der Form, Unstimmigkeiten und Unvereinbarkeit zwischen den Elementen) ausgeprägt sind und sich über die Zeit hinweg verändern." (Fischer, 1991, S. 248)

Wenn der Stressor also als eine spannende Herausforderung gesehen wird und man glaubt, die Situation durch besondere Anstrengung ganz gut bewältigen zu können, kann die Reaktion auf die Situation eine Art freudige Erregung sein. Wird er jedoch als eine Bedrohung aufgefasst und hat man Zweifel an den Bewältigungsmöglichkeiten, so steigen negative emotionale Reaktionen, wie Reizbarkeit, Wut, Ängstlichkeit, Mutlosigkeit usw. Meist wird der Stress auf die zweite Art erlebt und wird daher als unangenehm – verbunden mit negativen Emotionen und Anstrengungen – empfunden. (vgl. Zimbardo, 1995)

Die kognitive Bewertung des Stressors hängt also einerseits ab von

- der Person → Gesundheit, Konstitution, Persönlichkeit, Temperament, Selbstkonzept, Selbstwert usw.

  und andererseits von

- den vorhandenen Ressourcen Æ Fertigkeiten, Bewältigungsstile, materielle Möglichkeiten, professionelle Unterstützung, soziale Unterstützung usw. (vgl. Zimbardo, 1995).

Es zeigt sich somit, dass sowohl das Bewerten der Situation als auch der eigenen Bewältigungsmöglichkeiten die Stärke der Stressreaktion beeinflussen.

„Kognitive Bewertung kann einfach als der mentale Vorgang verstanden werden, jedes Ereignis in eine von einer Reihe von Bewertungskategorien einzuordnen, die sich entweder auf die Bedeutung des Ereignisses für das Wohlbefinden der Person beziehen (primäre Bewertung) oder auf die verfügbaren Bewältigungsfähigkeiten und – möglichkeiten (sekundäre Bewertung)." (Lazarus/Launier, 1981, S. 233)

Wie im Folgenden gezeigt wird, führt die organische Stressreaktion zu bedeutenden Auswirkungen auf den Organismus. Die Ursache dieser Stressreaktion liegt aber im vorangegangenen Bewertungsprozess des Individuums. *„Die enge Verbindung der kognitiven Bewertung mit dem Grad der Erregung des autonomen Nervensystems ist in Untersuchungen gezeigt worden, in denen die Bewertung systematisch variiert wurde."* (Zimbardo, 1995, S. 589)

„Die Tendenz, Situationen zu bewerten oder zu interpretieren, ist tief im Menschen verankert. Neuere Untersuchungen von Smith und Everly (1992) haben gezeigt, dass hauptsächlich der Interpretationsvorgang verantwortlich ist für die Entstehung von berufsbedingtem Stress und Krankheit. (Mitchell et. al., 1998, S. 37)

Hier zeigt sich auch die Bedeutung der Einstellungen, die Einsatzkräfte zu ihrer Tätigkeit haben. Gehen Einsatzkräfte vertrauensvoll, mit positiver Erwartung, in den nächsten Einsatz und sehen sie diesen als eine bewältigbare Herausforderung an oder befürchten sie Situationen zu erleben, wo sie versagen bzw. in denen sie selbst gefährdet werden könnten. Die Bedeutung der in Pkt. 2.2. erwähnten – manchmal „illusionären" – Vertrauensgrundsätze von Einsatzkräften wird hier besonders deutlich.

Hermanutz et. al. (2001, S. 217) definiert Stressentstehung, unter Einbeziehung der Bewertungsprozesse, gemäß der modernen Stressforschung, so: *„wenn zwischen den an eine Person gestellten Anforderungen (Situation) undden Möglichkeiten dieser Person, den Anforderungen zu entsprechen (Persönlichkeitsmerkmale – verfügbare Handlungsmöglichkeiten) ein (als unangenehm empfundenes) Ungleichgewicht entsteht."*

Tritt diese kognitive Diskrepanz ein, so erfolgt eine Reaktion des Organismus, die bewusst nicht mehr beeinflussbar ist und physische und psychische Auswirkungen hat.

3.3 Reaktion des Organismus bei Stress

Selye (1981) beschreibt die Entdeckung von drei objektiven Stressindikatoren durch Ärzte bereits in der Mitte des 19. Jahrhunderts, Swan (1823), Curling (1842) und Billroth (1867). Sie stellten fest, dass Patienten nach schweren Verletzungen, Verbrennungen, großen Operationen mit Komplikationen u. ä. folgende Anzeichen aufwiesen:

- „Vergrößerung der Nebennierenrinde
- „Schrumpfung des thymikolymphatischen Gewebes
- „akute Magen-, Darmgeschwüre.

Trotzdem stellte erst in der Mitte des 20. Jahrhunderts Selye selbst fest, dass diese körperlichen Folgen „Anzeichen körperlicher Schädigung bei

Belastung“ waren. Wie kann es dazu kommen, dass Stress zu derartigen Schädigungen führt?

Wenn es durch die Bewertung einer Situation dazu kommt, dass sie als gefährlich, bedrohlich, stressreich usw. eingeschätzt wird, kommt es im Gehirn zu Hormonausschüttungen, die dazu dienen, den Organismus auf eine Höchstleistung zu aktivieren, um den Anforderungen gerecht zu werden.

In Notfallsituationen, wie z. B. Blutverlust, Unterkühlung, Sauerstoffmangel, Verbrennung, extreme körperliche Belastung usw., sowie bei starken psychischen (emotionalen) Belastungen kommt es im Organismus zu einer starken Ausschüttung von Adrenalin und Noradrenalin aus dem NNM (Nebennierenmark). Unter emotionalem Stress kann es dabei zu Ausschüttungen von Adrenalin kommen, die kurzzeitig um mehr als das 10fache über der Ruheausschüttung liegen. Die Ausschüttungen von NNM-Hormonen werden durch den Hypothalamus und das limbische System gesteuert. Daraus wird ersichtlich, dass sich dauernd wiederholende Stresssituationen, wie sie im modernen Leben in der westlichen Welt und gerade bei Einsatzkräften an der Tagesordnung sind, zu einem langfristig erhöhten Adrenalinspiegel im Blut führen können. Dieser kann in der Folge das Entstehen verschiedener Krankheiten begünstigen (vgl. Birbaumer et. al., 1996).

Morschitzky, 2002, S. 177, beschreibt dazu: *„Das sympathische System ist ein aktivierendes System, das Energie freisetzt (abbaut) und den Körper auf Handlungen und kurzfristige Höchstleistungen vorbereitet (ausgelöst durch die Hormone Adrenalin, Noradrenalin, Kortisol). Stress, Aufregung und Angst (besonders Panikattacken) führen zu einer Adrenalinausschüttung mit massiver Körpersymptomatik (Herzrasen, Schwitzen, Atembeschleunigung, Muskelanspannung u.a.). Bei chronischem Stress kann der Adrenalinspiegel bis zum 10-fachen erhöht sein.“*

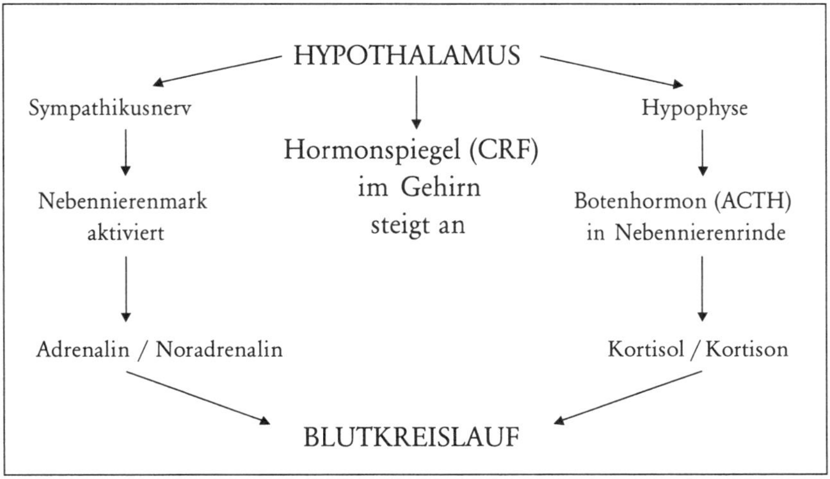

Abb. 1: Hormonausschüttung

Dieser Anpassungsprozess des Organismus dient dem Individuum dazu, kurzfristig besondere Belastungen auszuhalten. Dies diente schon in der Urzeit dem Menschen, um in einer Gefahrensituation kämpfen oder flüchten zu können und dient auch heute noch z. Bsp. Einsatzkräften bei der Bewältigung von starken physischen und psychischen Belastungen in der Einsatzsituation. Die Widerstandskraft des einzelnen in einer anfordernden Situation wird dabei massiv gestärkt.

Stress ist *immer* mit einer hormonellen Aktivierung des Organismus verbunden. Das „Allgemeine Adaption Syndrom“ nach Selye beschreibt diese „Adreno-Kortikale Aktivation“ des Körpers als einen komplexen Anpassungsmechanismus des Körpers auf eine anfordernde Situation, in der die Widerstandsfähigkeit des Körpers kurzfristig stark erhöht wird. (vgl. Meier-Welser, 1980)

Dieser vegetative Dreitakt des Stresssyndroms nach Selye – Alarmreaktion, Stadium des Widerstandes, Stadium der Erschöpfung – wiederholt sich bei mehreren Stressreizen hintereinander und kann bei „Dauerstress“ zu einem auf Dauer *überhöhten* Widerstand gegen die Umwelt führen, welcher, auf lange Zeit gesehen, nicht ohne Auswirkungen bleibt. Dies darum, weil der Hormonspiegel im Körper fortwährend erhöht ist und dies zu schädigenden Folgewirkungen führt.

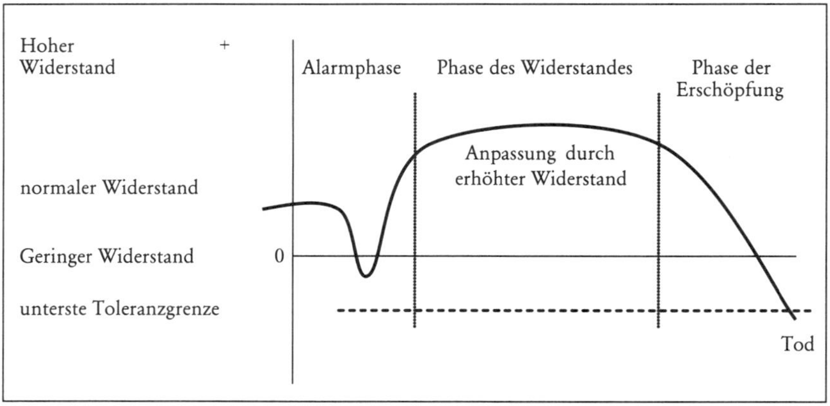

Abb. 2: Der Ablauf des allgemeinen Adaptionssyndroms nach Selye (1981, S. 167)

Die organische Reaktion auf eine als „stressreich" empfundene Situation ist sehr komplex. Mitchell (1998) beschreibt drei Achsen über welche die physiologische Stressreaktion abläuft:

- neurale Achse – über den Hypothalamus zum autonomen Nervensystem (Sympathikus und Parasympathikus) und zum neuromuskulären Nervensystem.
- neuroendrokrine Achse – über das sympathisch neurale System zum Nebennierenmark, wobei dort die Hormone Adrenalin und Noradrenalin ausgeschüttet werden.
- endokrine Achse – über die vordere Hypophyse zur Nebennierenrinde, wobei dort Hormone wie Kortisol und Aldosteron ausgeschüttet werden, aber auch die Dosierung der Sexualhormone Testosteron und Östrogen verändert werden.

Aus der modernen Gehirnforschung (vgl. Birbaumer et. al. 1996, Selye, 1981, Meier-Welser, 1980, Van der Kolk et. al., 2000, u.a.) weiß man heute, dass die ersten Wahrnehmungsreize einer stressreichen Situation über die Amygdala und den Hypothalamus die Ausschüttung eines Überträgerhormons bewirken. Dieses Hormon wird corticotropic hormone-releasing factor *(CRF)* genannt und bewirkt einerseits eine Aktivierung des sympathischen Nervensystems mit Ausschüttung von Adrenalin, Noradrenalin u. a. Hormonen im Nebennierenmark. Im Nebennierenmark kommt es zu Prozessen, welche Mechanismen anregen, die für das Erfüllen verschiedener Anpassungsanforderungen wichtig sind. So wird z. Bsp. in der stressreichen Situation der Puls beschleunigt, der Blutdruck erhöht, die Blutzirkulation in der Muskulatur verbessert, die Blutgerinnungsfaktoren erhöht usw.

Andererseits wird durch das CRF über die Hypophyse das Botenhormon *ACTH* (adrenocortikotropes Hormon) freigesetzt, welches auf die Nebennierenrinde wirkt und dort die Ausschüttung von Glucocorticoiden, insbesondere Kortisol, bewirkt. Dadurch wird eine Glukoneogenese ausgelöst, was Anpassungsreaktionen auf die Situation ermöglicht. So können dann adaptive Stoffwechselreaktionen reguliert und Immunreaktionen in der anfordernden Situation unterdrückt werden. Damit wird der Organismus unterstützt auch mit potentiellen Pathogenen in der Situation fertig zu werden (syntoxische Reaktion). Körperfunktionen, die in der Situation „unnotwendig" sind, werden ausgeschaltet, weil die gesamte Energie für die Bewältigung der Situation benötigt wird.

Morschitzky (2002, S. 187) beschreibt dies so: *„Alles, was im Moment nicht lebensnotwendig ist, wird ausgeschaltet. Zur Mobilisierung vorhandener Reserven wird für den kurzen Zeitraum der Alarmreaktion alles gehemmt, was einem längerfristigen Energieaufbau dient:*

- *„Hemmung des Appetits*
- *„Hemmung der Magen-, Darmtätigkeit*
- *„Hemmung der sexuellen Reaktionsfähigkeit*
- *„Hemmung der Immunabwehr des Körpers, d.h. die Widerstandskraft gegen Krankheitskeime, Infekte nimmt ab, was auch auf Hochleistungssportler zutrifft."*

Diese massive Hormonausschüttung in der Stresssituation ist eine adaptive Reaktion des Körpers und hat natürlich einen Sinn. In der belastenden Situation ist nur die Bewältigung dieser Situation wichtig. Wahrnehmung, Handeln und Denken ist jetzt auf das Geschehen fokussiert. Die körperliche Leistungsfähigkeit wird kurzfristig auf „Höchstleistung" gebracht.

3.3.1 Hormonauswirkungen

Kurz zusammengefasst werden hier die Auswirkungen der bekanntesten Hormone vorgestellt (vgl. Morschitzky, 2002, Birbaumer et. al. 1996), welche in einer starken Stresssituation ausgeschüttet werden. Damit wird gleichzeitig aber auch klar, welche schädlichen Auswirkungen lang andauernder Stress auf den Körper haben kann, da diese adaptive Reaktion des Körpers für eine kurzfristige Reaktion auf ein plötzliches Ereignis gedacht ist. Lang andauernder oder chronischer Stress führt dazu, dass der Hormonspiegel auch auf Dauer erhöht ist und die dadurch bedingten organischen Reaktionen und Stoffwechselvorgänge lange andauern.

Adrenalin
- „Erhöhung von Schlagkraft, -rate und -volumen des Herzens und damit Steigerung des systolischen Blutdrucks (Druck auf die Gefäßwände),
- „verstärkte Durchblutung der Skelettmuskulatur als Vorbereitung auf Bewegung durch Blutumverteilung (Blutabzug von Magen, Darm und Haut),
- „verstärkte Atmung, um mehr Sauerstoff als Verbrennungsenergie zu haben,
- „Mobilisierung gespeicherter Energiereserven (Zucker, Fette), um mehr Brennstoffe für bevorstehende Muskeltätigkeit bereitzustellen,
- „Erhöhung des Energieumsatzes um ca. 30%,
- „verstärkte Wärmeproduktion und Temperaturerhöhung als Folge des erhöhten Energieumsatzes,
- „zentral erregende Wirkung: erhöhte Erregung, Aufmerksamkeit und Konzentration durch Stimulierung der Formatio reticularis im Hirnstamm und damit auch der Großhirnrinde und des limbischen Systems, ...

Noradrenalin
- „Erhöhung des diastolischen Blutdrucks durch Anspannung der glatten Muskulatur in den kleinen Arterien (Arteriolen),
- „Erweiterung der Bronchien (Luftröhrenverzweigungen in der Lunge),
- „Förderung der Atemtiefe,

- „Freisetzung von Blutfetten,
- „Hemmung der Magen-, Darmtätigkeit, um Energie zu sparen, ...*Glukokortikoide* (Kortisol, u.a.)
- „Freisetzung von Zucker (Glukose) für benötige Energie (Glukoneogenese),
- „Beschleunigung des Stoffwechsels zur Energiegewinnung,
- „kurzzeitige Hemmung von Immunreaktionen,
- „Stärkung des Kreislaufes,
- „Einschränkung der Wahrnehmungsfähigkeit durch Bildung von Endorphinen (Hunger, Schmerz, Kälte, ...), ...

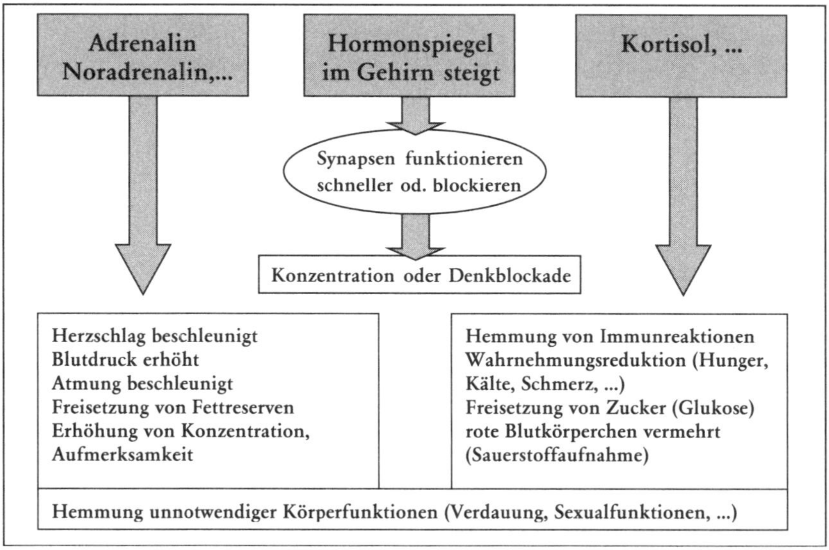

Abb. 3: Hormonauswirkungen

Neben den hier erwähnten Hormonen kommt es zusätzlich zur Ausschüttung von weiteren Hormonen, die in der Folge psychische und physiologische Reaktionen hervorrufen. Beispielhaft erwähnt sind hier Katecholamine, Testosteron, Serotonin, Wachstumshormon und vor allem auch die endogenen Opioide. Die letztgenannten führen in einer starken Stressreaktion zu einer Analgesie, die es ermöglicht, Schmerzen, Kälte usw. in der beanspruchenden Situation auszuhalten. (vgl. Van der Kolk, 2000; Birbaumer et. al., 1996; Morschitzky, 2002 und Sapolsky, 1998)

Diese bedeutsamen Veränderungen im Organismus sind – wie bereits erwähnt – in einer kurzfristigen, plötzlich eintretenden Stresssituation hilfreich, um diese bewältigen zu können. Sie bereiten den Körper auf eine Höchstleistung (Kampf/Flucht) vor. Ist die Dauer dieser Veränderungen aber sehr lang oder ist die Intensität der Hormonausschüttung zu hoch, kann dies natürlich gravierende Folgen haben. Die Folgen sind also abhängig von der Intensität und der Dauer der Hormonausschüttung. Aus diesem Grunde unterscheidet man auch verschiedene Stressarten.

3.4 Stressarten

Man unterscheidet prinzipiell die folgenden Stressarten. (vgl. Mitchell et.al. (1998), Nitsch (1981), Sapolsky (1998) u.a.), wobei es natürlich aber auch kulturelle und ethnische Unterschiede bei der Interpretation, was als eine „normale Belastung" gilt bzw. was als eine „besonders stressreiche Situation" angesehen wird, gibt.

- *„Normaler oder Alltagsstress* – tägliche normale Belastungen (Arbeit, Freizeit, Verkehr, Familie, ...)
- *„Kumulativer Stress* – starke Zusatzbelastungen zum normalen Alltagsstress (Familie, Gesundheit, Beruf, ...) mehrere Stressfaktoren wirken zusammen
- *„Chronischer oder Dauerstress* – starke Belastung oder mehrere Belastungen über einen längeren Zeitraum
- *„Traumatischer Stress* – intensiver Stress auf Grund von Situationen, welche die Grundannahmen bzw. das Grundvertrauen erschüttern und massiv bedrohen.

Die Art, die Dauer, die Intensität und auch die Häufigkeit von Stresssituationen haben einen Einfluss auf die psychischen und physischen Reaktionen des Organismus und können sich, wie noch aufgezeigt werden wird, in unterschiedlichen Bereichen auswirken.

3.5 Sonderfall Traumatischer Stress

Für Einsatzkräfte hat diese Art von Stress eine ganz besondere Bedeutung, weil sie, bedingt durch ihre Tätigkeit, immer wieder in objektiv traumatische Situationen kommen. Je nach dem, wie die Bewertung der Situation durch die Einsatzkraft ausfällt und wie sie zum Zeitpunkt der Belastung physisch und psychisch belastungsfähig ist, kann es dazu führen, dass diese Situation auch *subjektiv* die Bedingungen für traumatischen Stress erfüllt. Der traumatische Stress ist, von seiner Intensität her, von ganz besonderer Bedeutung, weil es in der Folge zu starken Reaktionen kommen kann.

Die *objektiven* Kriterien für ein traumatisches Ereignis sind nach dem *DSM IV*, dem Manual der „Amerikanischen Psychiatrischen Gesellschaft“, so definiert: *„... ein Ereignis, mit dem eine Person konfrontiert wird, das den tatsächlichen oder drohenden Tod oder eine ernsthafte Verletzung oder Gefahr für die körperlichen Unversehrtheit der eigenen Person oder anderer Personen beinhaltet.“*

Nach dem *ICD 10*, dem Manual der WHO, ist die Definition für ein traumatisches Ereignis weiter gefasst und nicht nur auf körperliche Schäden reduziert: *„... ein belastendes Ereignis oder eine Situation außergewöhnlicher Bedrohung oder katastrophenartigen Ausmaßes (kurz- oder langanhaltend), die bei fast jedem eine tiefe Verstörung hervorrufen würde.“*

Einsatzkräfte haben immer wieder mit Situationen zu tun, welche diese objektiven Trauma – Kriterien erfüllen. Verkehrs- oder Arbeitsunfälle, plötzliche Todesfälle, Brände, Suizide, kriminelle Delikte, Naturkatastrophen usw. sind objektiv – von der Situation her – dazu geeignet, traumatischen Stress auszulösen.

Voraussetzung für traumatischen Stress ist aber neben diesem objektiven Kriterium – der Situation – auch noch ein *subjektives Kriterium* – das Empfinden/Erleben der betroffenen Person:

Nach dem *DSM IV*, dem Manual der „Amerikanischen Psychiatrischen Gesellschaft“, ist dies so definiert: *„... die Person muss in der Situation intensive Furcht, Hilflosigkeit oder Entsetzen empfinden.“*

Im *ICD 10*, dem Manual der WHO, ist die Definition wieder weiter gefasst und wird dort von einem *„überwältigenden traumatischen Ereignis“* gesprochen. Hier wird begrifflich die Überwältigung – das Erkennen einer sehr großen Diskrepanz zwischen Situationsanforderungen und eigenen Bewältigungsmöglichkeiten bzw. Erwartungshaltungen – genannt.

Erst wenn auch die subjektiven Voraussetzungen erfüllt sind, kann es zu traumatischem Stress kommen. Dies zeigt auch deutlich auf, wie individuell unterschiedlich, Reaktionen auf belastende Situationen ausfallen können. *„Das entscheidende Element, das ein Geschehnis traumatisch macht, bleibt aber die persönliche Einschätzung der Opfer bezüglich dessen, wie hilflos und bedroht sie sich fühlten. Daher ist, obwohl ein real stattgehabtes außergewöhnliches Geschehnis der PTBS im Wesentlichen zugrunde liegt, die Bedeutung, die das Opfer dem Geschehen zuschreibt, ebenso wichtig, wie das Trauma selbst." (Van der Kolk et. al, 2000, S. 30)*

Damit kann man festhalten: Trauma *muss* sowohl *objektiv* wie auch *subjektiv* definiert werden. Ein Trauma ist daher keine Qualität, die einem Ereignis alleine, noch einem Erlebnis als solchem, zugeschrieben werden kann. Entscheidend vielmehr ist die Relation von Ereignis und erlebendem Subjekt. (vgl. Fischer et. al., 1999)

Es kommt also bei einem traumatischen Ereignis immer zu zwei akuten, immensen Bedrohungen

a) einer Bedrohung des Seins (körperliche Unversehrtheit, Leben, ...) für einen der Beteiligten.
b) einer massiven Bedrohung des Selbst (Verlusterlebnisse bezüglich des Selbst- und Weltbildes).

Oft sind auf diese Bedrohungen die bisher angewandten Copingstrategien und Bewältigungsmechanismen nicht anwendbar oder zumindest nicht mehr ausreichend. So gerät das betroffene Individuum in einen Zustand, der es überfordert. Dies geschieht gerade in einer Situation, in der *es darauf ankommt*, wo es oft um *Leben oder Tod* geht. Bei Einsatzkräften wirkt erschwerend, dass es dabei zusätzlich zu einer Diskrepanz zur Erwartungshaltung der Umwelt, als auch zu den Anforderung an sich selbst, kommt.

„Führt aber weder Coping noch Abwehr zu einer Kontrolle der biologisch und/oder psychosozial bedrohlichen Problemsituation, so gerät das psychophysische Individuum aus dem Bereich der Stressbelastung in eine potentiell traumatische Erfahrungssituation hinein. Die regulativen Schemata versagen. In einer extrem bedeutsamen Situation kommt es so zu einer systematischen Diskrepanz zwischen bedrohlichen Situationsfaktoren und individuellen Bewältigungsmöglichkeiten." (Fischer et. al., 1999, S. 79)

Hier wird deutlich, dass die Diskrepanz zwischen der Erwartungshaltung, mit den eigenen Ressourcen die Situation bewältigen zu können, und dem tatsächlichen Erleben in der traumatischen Situation immens ist. Traumatische Situationen sind solche, auf die meist keine subjektiv angemessene Reaktion möglich ist. Fischer et. al., (1999, S. 79) spricht hier von einer *„Paradoxie der traumatischen Situation" und fragt: „Wie verarbeitet das betroffene Individuum oder die soziale Gruppe eine Situationserfahrung, die ihre subjektive Verarbeitungskapazität oder vielleicht die von uns allen massiv überschreitet?"*

Das traumatische Erleben kann daher auch nicht sofort und vollständig in die vorhanden Schemata eingeordnet werden und es braucht daher eine längerfristige und komplexe kognitive Überarbeitung des Ereignisses. Gelingt eine Neuorientierung dabei nicht, können sich in der Folge verschiedene Störungsbilder entwickeln. *„Grundsätzlich lässt sich Trauma als ein Ereignis beschreiben, das die Bewältigungskapazitäten eines Individuums in seinem spezifischen Organismus-Umwelt-Feld annähernd oder sogar völlig überwältigt. Ist diese Überwältigung auf Dauer, das heißt, gelingt es dem Individuum nicht, auf einem neuen, die traumatische Erfahrung integrierenden Niveau zu einem funktionalen Gleichgewicht zu gelangen, entwickelt sich eine posttraumatische Störung. Das dann erreichte Gleichgewicht ist dysfunktional und instabil."* (Butollo, 2002, S. 87)

Für Einsatzkräfte kommt es dabei oft zusätzlich auf Grund der Diskrepanz zwischen erlebter Hilflosigkeit bzw. emotionaler Überwältigung und hoher Kontrollerwartung bzw. zu hoher Erwartungshaltung an die eigenen Fähigkeiten zu einer besonders massiven Bedrohung des eigenen Selbstbildes.

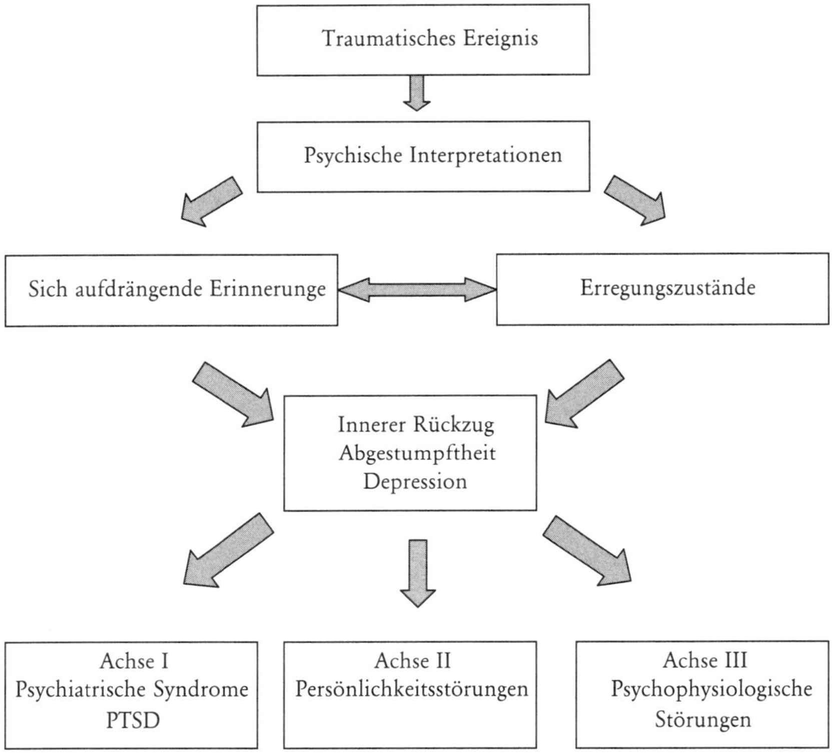

Abb. 4: Modell zu posttraumatischen Belastungen nach Mitchell et. al. (1998)

3.5.1 Sekundäre Traumatisierung

Einen Sonderfall bildet die sogenannte sekundäre Traumatisierung. Diese spielt gerade bei Einsatzkräften eine wesentliche Rolle. Der Begriff „sekundäre" Traumatisierung wird in der Literatur unterschiedlich genannt und kann man dabei von zwei wesentlich unterschiedlichen Arten ausgehen:

1. *nach der Art der Beteiligung* – wenn das Individuum nicht unmittelbar Opfer des Traumageschehens ist, sondern durch die Konfrontation mit dem Primäropfer in die traumatische Situation kommt.
2. *nach der Vorerfahrung* – wenn das Individuum bereits eine Traumatisierung erlitten hat und nun abermals in eine Situation kommt, die der ersten Traumasituation ähnelt.

Von der erstgenannten Art, die mit der Bezeichnung „sekundäre Traumatisierung“ meist gemeint wird, sind Einsatzkräfte recht oft betroffen. Untersuchungen in Hamburg (Teegen et. al., 1997) und in Rheinland-Pfalz (Heinrichs et. al., 1999-2001) zeigen, dass Einsatzkräfte, wie Feuerwehr, Rettungsdienst und Polizei regelmäßig primärem und sekundärem traumatischem Stress ausgesetzt sind. *„Im Gegensatz zur primären traumatischen Belastungsstörung, die direkt mit der Konfrontation von traumatischem Stress als Opfer assoziiert ist, wird sekundärer traumatischer Stress als eine Belastung definiert, die durch das Wissen über ein traumatisches Ereignis ausgelöst wird, das einer anderen Person widerfährt oder widerfahren ist, eine Belastung, die durch das Helfen oder den Versuch, einer traumatisierten oder leidenden Person zu helfen, entsteht. Professionelle Helfer wie Einsatzkräfte der Feuerwehr, der Polizei und des Rettungsdienstes sind regelmäßig im Verlauf ihrer Berufstätigkeit sowohl primärem als auch sekundärem traumatischem Stress ausgesetzt.“* (Wagner et. al., 2001, S. 202)

Aber auch die zweite Form, die sogenannte „Retraumatisierung“ oder auch „Polytraumatisierung“ kann durch die Besonderheiten der Einsatzsituationen Einsatzkräfte vermehrt betreffen. So kann ein Exekutivbeamter, der in einen Schusswaffengebrauch verwickelt war, wieder in die Situation kommen, ein Feuerwehrmann, der beim Einsatz im brennenden Haus eingeschlossen wird, kann diese Situation wieder erleben und ein Sanitäter, der bei einem Unfall in die Lage kam, nicht helfen zu können (Bsp. brennendes Auto), kann genau wieder in eine derartige Situation geraten. Wenn die Ersterfahrung schon traumatische Reaktionen oder gar eine Belastungsstörung ausgelöst hat, kann dies durch die Zweiterfahrung noch verstärkt werden. Die Auswirkungen auf das betroffene Individuum wird durch die verschiedenen traumatischen Umstände bzw. Ereignisse vervielfältigt. (vgl. Fischer et. al., 1999)

3.5.2 Reaktionen während der traumatischen Situation

Wie bereits mehrfach erwähnt sind *objektiv* traumatische Situationen relativ einfach zu definieren. Es handelt sich meist um Situationen, bei denen es um Leben und Tod geht oder die gar katastrophale Auswirkungen haben. Das sind Situationen, die normalerweise Angst, Entsetzen oder Hilflosigkeit auslösen und die bei fast jedem eine tiefe Verstörung hervorrufen würden. *Subjektiv* gesehen ist dies nicht mehr ganz so einfach festzusetzen und von Person zu Person sehr verschieden. Die eigentlichen Auslöser für die traumatischen Reaktionen, auch „peritraumatische Reaktionen“ genannt, sind individuell sehr unterschiedlich und gerade bei Einsatzkräften oft relative Kleinigkeiten. Natürlich werden diese Reaktionen – gerade bei katastrophalen Ausmaßen, wie beispielsweise einem Großunfall oder beim Erleben einer unmittelbaren Todesgefahr – auch alleine durch das Wahrnehmen des eigentlichen Geschehens ausgelöst. Aus vielen Gesprächen, die ich in meiner Tätigkeit als „Betreuer nach belastenden Ereignissen“ und als „Peer“ geführt habe, weiß ich aber, dass der Auslöser für die Reaktionen oft relativ kleine Wahrnehmungen im Geschehen sind, bei denen es zu Identifikationen mit den unmittelbar Betroffenen kommt und welche die, für Einsatzkräfte als Schutzmechanismen notwendigen, Rationalisierungen zusammenbrechen lassen. Als Beispiel führe ich hier an: der Anblick eines Eherings auf der Hand eines Verstorbenen, das Handy eines toten Mädchens läutet und am Display steht „Oma“ usw. Derartige Wahrnehmung können die notwendige „professionelle Distanz“ zusammenbrechen lassen und führen dann zu traumatischen Stressreaktionen.

Oft ist es aber auch die Erkenntnis – in der Situation überfordert oder hilflos zu sein – das Diskrepanzerleben zwischen der Erwartungshaltung an sich selbst und dem tatsächlichen Geschehen. Mardi Horowitz (1979) spricht in diesem Zusammenhang von einer „Informationsüberlastung.“ Fischer et. al. (1999) sprechen vom „zentralen traumatischen Situationsthema“ und von einem zweiten wichtigen Moment der „traumatischen Information“, das *Unerwartbare* der Erfahrung. Der verfügbare schematische Wissensbestand des Individuums ist für die Kategorisierung und Verarbeitung dieser Information nicht vorbereitet.

Beim Erleben von traumatischem Stress kommt es beim Betroffenen zu „peritraumatischen Reaktionen“, die in ihrer Intensität sehr unterschiedlich sein können. Es kann dabei auch nur eine Reaktion alleine oder mehrere zusammen auftreten.

Nach dem *ICD 10*, dem Manual der WHO, kann man von drei Reaktionen ausgehen, welche in der traumatischen Situation erfolgen können:

1. *Überwältigung* – das traumatische Ereignis muss das betroffene Individuum subjektiv überwältigen. Das heißt es kommt zu dem bereits erwähnten Diskrepanzerleben zwischen den objektiven Situationsmerk-

malen und den persönlichen Bewältigungsmöglichkeiten und Erwartungshaltungen. Meist ist dieser Moment verbunden mit dem körperlichen Erleben einer starken Schreckreaktion, wobei die Betroffenen die übermäßige Hormonausschüttung auch körperlich fühlen. Es kann dabei zu starker oder übermäßiger Erregung kommen, zu Hektik, planlosem Handeln, aber auch zur kurzzeitigen Erstarrung und im Extremfall zu einem dissoziativem Stupor.
2. *Fokussierung/Einengung* – es kommt in der Situation zu Wahrnehmungs- und/oder Bewusstseinseinengungen, in der bestimmte Aspekte ganz deutlich wahrgenommen werden, andere – darunter auch wesentliche – ausgeblendet sind. Es kommt dabei zu Phänomenen, wie eine verzerrte Zeitwahrnehmung, Tunnelblick, stark verstärkter oder verminderter Wahrnehmung von Sinnesreizen bis hin zu dissoziativen Amnesien über Teile des Geschehens und im Extremfall über das ganze Geschehen.
3. *Emotionale Taubheit* – in der Situation kommt es auch oft zu einer emotionalen Betäubung, der momentanen Unfähigkeit Gefühle zu empfinden, was eine krasse Diskrepanz zur Situation darstellt. Betroffene Individuen fühlen sich wie in Watte gepackt und sind nicht in der Lage emotionale Reaktionen zu zeigen.

Im *DSM IV*, dem Manual der Amerikanischen Psychiatrischen Gesellschaft, sind folgende unmittelbare Reaktionen auf das traumatische Ereignis genannt:
a) *Erleben von intensiver Furcht, Hilflosigkeit oder Entsetzen* – dies kann gleichgesetzt werden mit der Überwältigung, die im ICD 10 genannt wird und die von starker Erregung bis zur Erstarrung reichen kann.
b) *Dissoziative Symptome* – diese, schon von Janet (1919) erwähnten, Phänomene bezeichnen eine Aufspaltung bzw. Abspaltung des Erlebens, wobei es zu Bewusstseins- und Wahrnehmungsveränderungen kommt.
c) *emotionale Taubheit* – dieses bereits erwähnte Gefühl in Watte gepackt zu sein, keine emotionalen Reaktionen zeigen zu können. In der Umgangssprache wird dieser Zustand auch oft als „Schockzustand" bezeichnet.
d) *Wahrnehmungsbeeinträchtigungen* – das bewusste Wahrnehmen der Umwelt ist beeinträchtigt. Es kommt zu Verzerrungen in der Wahrnehmung – die Zeit kann einem sehr lang oder sehr kurz vorkommen,

Geräusche können übermäßig oder gar nicht wahrgenommen werden, Gerüche können übermäßig intensiv sein, es kann zu einer Fokussierung der Sehwahrnehmung kommen, wobei Teilbereiche sehr deutlich wahrgenommen werden, andere nur schemenhaft oder gar nicht (Tunnelblick). Andere Reize, wie Hitze, Kälte, Schmerz usw. können ausgeblendet sein und werden nicht wahrgenommen usw.

e) *Derealisationserleben* – das Wahrnehmen der Situation wird als „nicht real“ empfunden. Betroffene berichten oft, von dem Gefühl in einen „Film“ versetzt zu sein oder das Geschehen wie in einem „Traum“ zu erleben.

f) *Depersonalisationserlebnisse* – die betroffenen Individuen erleben die Situation dabei in einer „Ich-Spaltung“. Das „erlebende Ich“ und das „beobachtende Ich“ trennen sich dabei und die Betroffenen haben das Gefühl, dass sie sich in der Situation selbst zusehen – sie praktisch über der Situation schweben oder neben ihr stehen.

g) *dissoziative Amnesie* – dabei kommt es zu dem Phänomen, dass die Betroffenen Teilaspekte des Geschehens oder im Extremfall das gesamte Geschehen, aus ihrer bewussten Wahrnehmung ausblenden und sich dann daran nicht mehr erinnern können. So kann bei Verbrechensopfern die Erinnerung an das Aussehen der Täter fehlen, bei Einsatzkräften die Erinnerung an die Anfahrt zum Einsatzort usw.

„Eine unausweichliche Gefahrensituation löst manchmal nicht nur Angst und Wut aus, sondern paradoxerweise auch eine distanzierte Ruhe, mit der Angst, Wut und Schmerz verschwinden. Die Ereignisse dringen zwar weiter ins Bewusstsein, aber scheinbar losgelöst von ihrer üblichen Bedeutung. Die Wahrnehmung ist möglicherweise eingeschränkt oder verzerrt, das Schmerzempfinden kann teilweise verloren gehen, bestimmte Sinneseindrücke werden nicht mehr registriert. Das Zeitgefühl kann verändert sein, oft wird das Ereignis wie in Zeitlupe erlebt, und die Erfahrung scheint für den Betroffenen in keinem Zusammenhang mit der gewöhnlichen Realität zu stehen. Vielleicht kommt es dem Opfer so vor, als wäre es von dem Ereignis gar nicht selbst betroffen, als stünde es außerhalb des Körpers und schaute nur zu, als wäre die Erfahrung ein schlechter Traum, aus dem es bald erwacht. Die Wahrnehmungsveränderungen gehen mit Gleichgültigkeit, emotionaler Distanz und völliger Passivität einher, das Opfer gibt jede Initiative und Kampfbereitschaft auf.“ (Herman, 1993, S. 66)

Gerade Dissoziationen können bei Betroffenen nach der traumatischen Situation zu zusätzlichen Belastungen führen, wenn ihnen nicht bewusst ist, dass es sich dabei um normale Reaktionen eines Menschen in einer außergewöhnlich belastenden Situation handelt. Dies zeigt auch auf, wie bedeutungsvoll Informationen über das Stresserleben in der Ausbildung (im Vorfeld) sind.

Nach Hermanutz (2001) wurde von Polizisten in Extremsituationen bei einer amerikanischen Untersuchung (Artwohl & Christensen, 1997) von folgenden Verzerrungen und Ausfällen berichtet:

- „Verringerte Akustik
- „Tunnelwahrnehmung
- „Auto-Pilot (Automatisches Reagieren)
- „Klare Detailwahrnehmung
- „Zeitlupe
- „Amnesien für Teile des Ereignisses
- „Amnesien für Teile der eigenen Handlungen
- „Intrusive Gedanken (plötzliche unpassende Gedanken)
- „Erinnerungsverzerrungen (nachweislich falsche Erinnerungen)
- „Intensive Akustik (Töne werden lauter als normal wahrgenommen)
- „Zeit-Schnelldurchlauf"
- „zeitweilige Lähmung (für einen Moment wie gelähmt sein).

Sind derartige „peritraumatische Reaktionen" vorhanden, kann man davon ausgehen, dass die betreffende Person traumatischen Stress erlebt hat, was aber *nicht* gleichzeitig bedeutet, dass sich dadurch eine Belastungsstörung entwickeln muss. Oft geht dies auch mit relativ geringer Folgesymptomatik einher und das Geschehen wird nach relativ kurzer Zeit in die eigenen Schemata integriert und aufgearbeitet. Eine Aufarbeitung und Integration ist aber nötig, weil jedes Erleben von traumatischem Stress Grundannahmen und damit auch das eigene Selbst- und Weltbild erschüttert.

3.5.3 Erschütterung des Selbst- und Weltbildes

Eine der kognitiven Grundproblematiken, die sich für die Betroffenen nach dem traumatischen Ereignis stellt, ist die Integration des Geschehenen in ihr eigenes Weltbild. Das Vorgefallene ist eine intensive Grenzerfahrung, welche die eigenen Grundannahmen so erschüttert, dass das Vertrauen in die Umwelt zerbrochen ist. Dieses Vertrauen muss man sich mühevoll wieder aufbauen und dabei das Geschehene mitintegrieren. Dies ist ein Prozess, der längere Zeit in Anspruch nehmen kann.

Wir alle brauchen im Umgang mit unserer Umwelt Illusionen, um angstfrei durch das Leben gehen zu können. So haben wir, wie Ronnie Janoff-Bullman in ihrer Arbeit „Shattered Assumptions" (1992) eindrucksvoll darstellte, zum Beispiel die „illusionäre" Überzeugung, dass der Tod noch relativ fern ist und dass wir beispielsweise die nächste Stadtfahrt mit dem Auto überleben werden. Normalerweise ist dies auch der Fall und ist diese Überzeugung eine Grundvoraussetzung, um uns bei der Autofahrt auch relativ sicher zu fühlen. Durch ein gegenteiliges Erlebnis mit einer Erfahrung von Todesnähe werden wir dann in einer Weise „desillusioniert", die man als übermäßig und damit als „dysfunktional" bezeichnen kann. Ein gewisses Maß an derartigen Illusionen scheinen wir zur Bewältigung unseres Alltagslebens zu benötigen. Traumatische Erfahrungen können diese Annahmen zerstören und diese müssen dann neu aufgebaut werden. (vgl. Fischer et. al., 1999)

Dieser Aspekt ist auch der Grund dafür, dass nach einem katastrophalen Geschehen sofort nach Schuldigen gesucht wird. Durch Schuldige wird das Geschehen *„erklärbar"* und *„kontrollierbar"*. So können wir unsere Illusion von einer sicheren Umwelt aufrechterhalten.

Gerade Einsatzkräfte bewältigen belastende Einsätze immer wieder, ohne dabei traumatischen Stress zu entwickeln. Dies ist auf der einen Seite auf ihre Persönlichkeit (Stressresistenz, Kontrollorientiertheit, ... vgl. Pkt. 2.2.) und auf der anderen Seite auf ihr Selbst- und Weltbild (vgl. Pkt. 2.3.), das sich im Zusammenhang mit ihrer Tätigkeit als Einsatzkraft gebildet hat, zurückzuführen. Die Einsatzkraft weiß, auf welche Situationen sie sich einlässt und sie vertraut im Zusammenhang mit ihrer Ausbildung, ihrer Erfahrung, ihren Teamkollegen, der Ausrüstung usw. darauf, die schwierige Situation zu meistern. Weiters ist sie auch meist davon überzeugt, dass ihr Einsatz sinnhaft und hilfreich ist.

Wenn dann aber bei einem Einsatz, der die objektiven Kriterien für traumatischen Stress erfüllt, auf Grund der besonderen Umstände, die Einsatzkraft in die Situation kommt subjektiv „Hilflosigkeit" oder „emotionale Überwältigung" zu empfinden, führt dies nicht nur zu traumatischem Stress, sondern kann es in Verbindung mit den nicht erfüllbaren Anforderungen an das „Ideal-Ich" zu einer zusätzlichen starken Stressbelastung durch einen Zusammenbruch des Selbstbildes kommen. Die eigenen Erwartungshaltungen an sich konnten in einer besonders bedeutsamen und wichtigen Situation nicht erfüllt werden.

So kann das vorhandene Schemata zusammenbrechen. Butollo (2002, S. 13) schreibt: *„...die bisher gültige Sichtweise von sich, der Welt, den anderen und dem Zueinander des Ganzen ist gesprengt, die Gesetze ihres Funktionierens scheinen ungültig, außer Kraft gesetzt worden zu sein. Der Mensch bricht psychisch zusammen und damit Teile seines Wahrnehmens, Denkens, Fühlens, Handelns, sowie sein Bild von sich selbst. Der Zusammenbruch ist manchmal weitreichender, als es das tatsächliche Ereignis selbst verursacht – der Verlust des Gefühls der Sicherheit und der Kompetenzüberzeugung bewirkt gleichsam eine zweite, der physischen folgenden Traumatisierung."*

In der Psychologie dominieren die „transaktionellen" Konzeptionen der Mensch/Umwelt Beziehungen. Darunter wird allgemein verstanden, dass Person und Umwelt nicht voneinander trennbare Komponenten sind, sondern permanent miteinander in wechselseitiger Beziehung stehen. Die Person kann nicht ohne ihre Umwelt und diese nicht ohne die Person gedacht werden. Wichtig dabei ist die Person-Umwelt-Kongruenz, wobei es darum geht, zwei Komponenten in Übereinstimmung zu bringen. Die Kontrollierbarkeit der Umwelt und die motivationale Bedeutsamkeit der Umwelt. Fuhrer (1990) spricht in Anlehnung an Barker (1968) von einer *„Synomorphie"* – das standardisierte (erlernte, geplante) Verhaltensmuster muss mit der Umwelt (dem physischen und sozialen Milieu) abgestimmt sein. Genau dies funktioniert nach extremen Einsatzsituationen oft nicht und bringt für die Einsatzkräfte das Problem mit sich, im Zuge der folgenden Akkomodation und Assimilation wieder ein *„ökopsychologisches Gleichgewicht"* herstellen zu müssen.

Das allgemeine Bild der Einsatzkraft als Helfer und Retter wird meist assoziiert mit Kraft, Allwissen, physischer, psychischer Stärke und Kontrolliertheit. Dies assoziiert beim Opfer Hoffnung auf Hilfe, Rettung und gibt ein Gefühl der Sicherheit. Bei der Einsatzkraft selbst kann es in einer Extremsituation gerade durch dieses Bild, zu einem rollenbedingten Stress kommen, der bei zu hohen Erwartungen und Ansprüchen an sich selbst zu Hilflosigkeit und Schuldgefühlen führt. Dies hat starke Selbstzweifel und Unsicherheiten in den folgenden Einsatzsituationen zur Folge, weil das ursprüngliche Selbstbild nicht aufrechterhalten werden kann. Der Zweifel an gewissen Grundannahmen, der Vertrauensverlust an sich selbst, an andere und die Umwelt führt zu einer starken Verunsicherung. Die Betroffenen müssen für sich eine neue Struktur finden, mit der sie wieder – mit neuer Sicherheit – in den Alltag gehen können. Die Werte und Einstellungen müssen sozusagen neu justiert werden. Wenn einer Einsatzkraft durch traumatische Erfahrungen bewusst wird, dass ein Unglück jederzeit, an jedem Ort, jeden einzelnen treffen kann und man dem Geschehen manchmal auch hilflos gegenüberstehen kann, lässt einen dies am Sinn, an der Effektivität und an der Wertigkeit der Tätigkeit zweifeln.

Wirtz et. al. (1995, S. 10) formulieren das so: *„Wenn wir durch Grenzsituationen existentieller Not erschüttert werden, sind wir herausgefordert, nach dem Sinnmuster und den Wandlungsmöglichkeiten unseres Lebens zu suchen. Solange wir uns fraglos mit dem Ganzen verbunden wissen, unbekümmert >zwischen Sinnenglück und Seelenfrieden< (Schiller), bedrängen uns keine grundsätzlichen existentiellen Zweifel nach Fragen um Sinn, Zweck und Ziel unseres Lebens und täglichen Bemühens. Wenn wir aber aus unserer Seinsgeborgenheit herausfallen und die Grenzen und vielfältigen Entfremdungen schmerzlich spüren, dann beginnt die Suche nach dem inneren Kompass, um im Labyrinth der Werte eine neue Orientierung zu finden.“*

Bei einem Traumageschehen wird das betroffene Individuum von einem überwältigenden Ereignis hilflos gemacht. Handelt es sich dabei um eine Naturgewalt, spricht man von einer Katastrophe. Geht das Ereignis von Menschen aus, spricht man von Unfällen oder Gewalttaten. Derartige Ereignisse schalten das soziale Netz aus, das dem Menschen gewöhnlich das Gefühl von Kontrolle, Zugehörigkeit zu einem Beziehungssystem und Sinn gibt. (vgl. Herman, 1993)

Fischer et. al. (1999) haben in ihre Definition von einer traumatischen Erfahrung den Aspekt der Erschütterung des Selbst- und Weltbildes eingebaut und formulieren dies so: *„Ein vitales Diskrepanzerlebnis zwischen bedrohlichen Situationsfaktoren und den individuellen Bewältigungsmöglichkeiten, das mit Gefühlen von Hilflosigkeit und schutzloser Preisgabe einhergeht und so eine dauerhafte Erschütterung von Selbst- und Weltverständnis bewirkt.“*

Um dieses Welt- und Selbstbild neu zu justieren, um wieder Vertrauen zu sich selbst und zur Umwelt zu bekommen, muss das Geschehene in vorhandenen Schemata integriert werden und so ein neues Welt- und Selbstbild aufgebaut werden, dass wieder einigermaßen Sicherheit gibt. Dies benötigt Zeit und hat zur Folge, dass nach dem Erleben einer traumatischen Situation Reaktionen auftreten, welche die Betroffenen unterschiedlich lange belasten.

3.5.4 Reaktionen nach dem traumatischen Erleben

Neben den Reaktionen während des traumatischen Ereignisses kommt es mit zeitlichem Abstand (Stunden bis Monate) zu dieser traumatischen Situation meist zu einem *Trias* von Symptomen bzw. Reaktionen in mehr oder minder starker Ausprägung bei den Betroffenen. Durch das Übermaß an Eindrücken beim traumatischen Erleben, die den vorhandenen eigenen Schematas widersprechen, führt dies zu einem Zustand anhaltender Erregung und zu wiederkehrenden Belastungszuständen. Es kommt zu zwanghaftem Wiedererleben und zu Vermeidungsreaktionen. Dies hält so lange an, bis die kognitiven Konflikte bereinigt sind und die Informationen, die sich aus dem Erlebten ergeben haben, in die neuen Schematas eingearbeitet sind.

Der Psychoanalytiker Mardi Horowitz (1986) spricht von einem biphasischen Charakter der traumatischen Reaktion. Dabei handelt es sich um einen wiederkehrenden Wechsel von Wiedererleben und Vermeiden bis die traumatische Erfahrung in den schematischen Wissensbestand der Persönlichkeit integriert ist. Dies geht einher mit einer starken Stressbelastung und führt dadurch zu übermäßigen Erregungszuständen.

Es sind, wie genannt drei Symptombereiche, die nach einer traumatischen Erfahrung auftreten können. Auch hier gilt wieder, dass jeder einzelne auftreten kann und dies in unterschiedlicher Ausprägung und Stärke, aber keiner davon auftreten muss. Abhängig ist dies wiederum vom individuellen Bewältigungsstil des Betroffenen.

3.5.4.1 Wiedererleben

Das Wiedererleben des traumatischen Ereignisses kann auf mehrere Arten erfolgen und von ungewollten Gedanken und Erinnerungen bis zu intensiven „Flashbacks" gehen, bei denen man sich in die traumatische Situation zurückversetzt fühlt. Derartige Intrusionen sind die häufigsten Reaktionen nach einem traumatischen Ereignis. (vgl. Van der Kolk, 2000)

Im *DSM IV,* dem Manual der Amerikanischen Psychiatrischen Gesellschaft, sind folgende Arten des Wiedererlebens angeführt:

a) wiederkehrende eindringliche und belastende Erinnerungen
b) wiederkehrende belastende Träume
c) Handeln und Fühlen, als ob das traumatische Ereignis wiederkehrt (Flashbacks)
d) intensive psychische Belastung bei der Konfrontation mit Hinweisreizen
e) physische Reaktionen bei der Konfrontation mit Hinweisreizen.

Ehlers (1999) hat bei ihren Untersuchungen festgestellt, dass das intrusive Wiedererleben vornehmlich in Form sensorischer Eindrücke geschieht, und seltener in Form von Gedanken. Dabei werden die sensorischen Eindrücke erlebt, als würden sie gerade im gegenwärtigen Moment geschehen, und nicht als Erinnerung an eine vergangene Erfahrung. Mit diesen Eindrücken sind dann auch die Gefühle und die körperlicher Reaktionen verbunden, die während des Traumas auftraten. *„Der traumatische Augenblick wird abnormal im Gedächtnis gespeichert und gelangt dann spontan ins Bewusstsein, im Wachzustand als plötzliche Rückblende und im Schlaf als angsterfüllter Alptraum. Selbst kleine, scheinbar bedeutungslose Gegenstände können Erinnerungen wecken, in denen das ursprüngliche Ereignis oft extrem lebensecht und mit aller emotionalen Gewalt wiederkehrt. Deshalb fühlt sich das Opfer manchmal selbst in schützender Umgebung in Gefahr, denn überall kann es auf etwas stoßen, was es an das Trauma erinnert."* (Herman, 1993, S. 58)

Dieses ständige ungewollte Wiedererleben führt natürlich dazu, dass die Affekte und Emotionen wieder stark im Vordergrund stehen und es wird dann, um dies zu reduzieren, praktisch als Schutzmechanismus des Organismus, die Strategie des Vermeidens eingesetzt.

3.5.4.2 Vermeidung

Die kognitive Vermeidung ist eine Strategie des Organismus, um mit der übermäßigen Belastung durch die ungewollte immer wiederkehrende Erinnerung fertig zu werden. Es ist der Versuch ein Gleichgewicht herzustellen. Dies kann aber erst gelingen, wenn das Trauma in die eigenen Schemata eingearbeitet wurde. Dies wird durch Vermeidungsstrategien aber erschwert.

„Da weder die intrusiven noch die konstruktiven Symptome eine Integration des traumatischen Ereignisses erlauben, kann man das alternierende Auftreten dieser beiden Extremzustände als Versuch verstehen, ein befriedigendes Gleichgewicht zu finden. Doch gerade das innere Gleichgewicht fehlt den Traumatisierten. Sie sind gefangen zwischen zwei Extremen: zwischen Gedächtnisverlust oder Wiedererleben des Traumas; zwischen der Sintflut intensiver, überwältigender Gefühle und der Dürre absoluter Gefühllosigkeit; zwischen gereizter, impulsiver Aktion und totaler Blockade jeglichen Handelns." (Herman, 1993, S. 72)

Ehlers (1999, S. 20-21) merkt an, dass Betroffene versuchen, entweder gar nicht an das Ereignis zu denken und sich ständig mit anderen Dingen zu beschäftigen, oder an das Ereignis ohne emotionale Beteiligung zu denken und dabei die emotional belastendsten Aspekte auszulassen. Dies erschwert die kognitive Verarbeitung des Geschehens.

„Da Reize und Situationen, die an das Trauma erinnern, oft passende Hinweisreize zum Abruf schwer verfügbarer Informationen sind, verhindert die Vermeidung dieser Reize auch eine tiefere Verarbeitung (Elaboration) des Trauma-Gedächtnisses und die Integration in seinen Kontext."

Im DSM IV, dem Manual der Amerikanischen Psychiatrischen Gesellschaft, sind folgende Arten des Vermeidens angeführt:

a) bewusstes Vermeiden von Gedanken, Gefühlen oder Gesprächen, die mit dem Trauma in Verbindung stehen
b) bewusstes Vermeiden von Aktivitäten, Orten oder Menschen, die Erinnerungen an das Trauma wachrufen
c) Unfähigkeit sich an einen wichtigen Aspekt des Traumas zu erinnern
d) deutlich vermindertes Interesse oder verminderte Teilnahme an wichtigen Aktivitäten

e) Gefühl der Losgelöstheit oder Entfremdung von anderen
f) eingeschränkte Bandbreite des Affekts (emotionale Taubheit)
g) eingeschränkte Zukunftsperspektiven.

Diese Reaktionen zwischen ungewolltem Wiedererleben und dem Versuch solche Reaktionen zu vermeiden, führt zu einer hohen Stressbelastung und damit zu starker Erregung.

3.5.4.3 Erregung

Diese auftretende Erregung ist vielfach verbunden mit den ungewollt auftretenden Intrusionen und führt auch dazu, dass die Betroffenen die „alltäglichen" Stressbelastungen überbewerten und somit weniger belastungsfähig sind. Es fällt den Betroffenen schwer, sich zu konzentrieren und effizient zu arbeiten. Sie führt zu Nervosität, Ängstlichkeit, Schlafstörungen usw. und beeinträchtigt die Lebensqualität beträchtlich.

Im DSM IV, dem Manual der Amerikanischen Psychiatrischen Gesellschaft, sind folgende Arten der Erregung (Arousal) nach traumatischen Ereignissen angeführt:

a) Schwierigkeiten ein- oder durchzuschlafen
b) Reizbarkeit oder Wutausbrüche
c) Konzentrationsschwierigkeiten
d) übermäßige Wachsamkeit (Hypervigilanz)
e) übertriebene Schreckreaktion.

Herman (1993, S. 56) formuliert dies so: *„Nach einer traumatischen Erfahrung scheint sich das Selbstschutzsystem des Menschen in einem ständigen Alarmzustand zu befinden, als konnte die Gefahr jeden Augenblick wiederkehren. Der physiologische Erregungszustand hält unvermindert an. In übererregtem Zustand, dem ersten fundamentalen Symptom einer posttraumatischen Störung, erschrickt der Traumatisierte leicht, reagiert überschießend auf geringfügigen Ärger und schläft schlecht."*

3.5.5 Belastungsstörungen

Erst wenn *objektiv* die Kriterien eines traumatischen Ereignisses vorliegen *und* es durch das *subjektive* Erleben zu „peritraumatischen Reaktionen" kommt *und* nach dem Ereignis die genannten Reaktionen in bestimmter

Häufigkeit *und* auf eine bestimmte Dauer auftreten, spricht man im klinischen Sinne von einer Belastungsstörung. Dabei gelten nicht nur die hier in dieser Arbeit genannten *klassischen* „akuten" und „posttraumatischen" Belastungsstörungen als Folgen von traumatischen Erlebnissen, sondern kann es auch zu einer Vielzahl von anderen psychischen Störungen, wie Anpassungsstörungen, Angststörungen, Depressionen, Persönlichkeitsstörungen usw. kommen, auf die wegen der Komplexität der Materie in dieser Arbeit aber nicht näher eingegangen wird.

Um eine derartige Belastungsstörung festzustellen, werden hauptsächlich zwei klinische Manuals verwendet – das ICD-10 (Internationale Klassifikation psychischer Störungen) der Weltgesundheitsorganisation, hauptsächlich gebräuchlich in Europa, und das DSM IV (Diagnostisch Statistisches Manual) der nordamerikanischen psychiatrischen Gesellschaft, hauptsächlich gebräuchlich im englischsprachigen Raum. Darin unterscheiden sich die diagnostischen Kriterien geringfügig, aber in einigen Punkten auch entscheidend.

Untersuchungen bei der Normalbevölkerung (Stadt) zeigten auf, dass zwischen 7 und 9% der Bevölkerung gefährdet sind, im Laufe ihres Lebens eine traumatische Belastungsstörung zu entwickeln. (vgl. Van der Kolk, 2000)

Untersuchungen, die in den letzten Jahren bei Einsatzkräften (Feuerwehr, Rettung, Polizei) durchgeführt wurden (vgl. McFarlane (1988), Gersons (1989), Bryant und Harvey (1996), Teegen et. al. (1997), Wagner et. al. (1998), Sennekamp (2001) u.a.), führten je nach Art des belastenden Ereignisses, der Intensität und der Dauer der Belastung, sowie der Art der Einsatzkräfte zu dem Ergebnis, dass zwischen 8 und 40% der Einsatzkräfte eine Belastungsstörung entwickeln. Mitchell, 1998, spricht von einer Gefahr für Einsatzkräfte im Ausmaße von 15 - 20%.

3.5.5.1 Vulnerabilität

Nach dem derzeitigen wissenschaftlichen Untersuchungsstand gibt es offenbar Faktoren (Moderatoren), welche die Ausbildung einer Belastungsstörung begünstigen.

Neben dem eigentlichen Stressor, dem Mediator für traumatisches Erleben, welcher aus einem objektiven Ereignis mit Bedrohung der körperlichen Unversehrtheit für sich selbst oder andere (Bedrohung des Seins) und einem subjektiven Erleben mit intensiver Furcht, Entsetzen oder

Hilflosigkeit (Bedrohung des Selbst) besteht, spielen aber auch noch Moderatoren (Zusatzfaktoren) eine bedeutende Rolle dafür, ob sich durch das traumatische Erleben eine Belastungsstörung ausbildet oder nicht.

Fischer et. al. (1999) geht von einem Verlaufsmodell der psychischen Traumatisierung aus, wonach nicht nur die Traumasituation, die individuellen Copingstrategien und Situationserfahrungen, die man sich während seines Lebens angeeignet hat, eine Rolle spielen, sondern auch die Häufung von traumatischen Ereignissen oder Umständen. So führen Polytraumatisierungen zum Aufreißen alter Wunden, was die gegenwärtige traumatische Situation verstärken kann. Dies kann gerade bei Einsatzkräften, die durch ihre Tätigkeit immer wieder mit traumatischen Situationen konfrontiert werden, fatal sein, wenn sie durch andere traumatische Erfahrungen vorbelastet sind.

Zur Steigerung der Vulnerabilität zur Entwicklung einer Belastungsstörung konnten bei verschiedenen Untersuchungen auch folgende unterstützende Faktoren gefunden werden: (vgl. Foy et. al., 1995)

- „negative Lebensereignisse in den letzten drei Monaten
- „Störungen im Bereich der sozialen Beziehungen und
- „Einschätzung der Ursachen der Belastungen (Bewertung).

Bessel van der Kolk (2000) nennt seinerseits zusätzliche Risikofaktoren zur Ausbildung einer Belastungsstörung:

- „Soziale Faktoren – Probleme im Dienst (Spannungen, Mobbing, Außenseiter, ...), Probleme privat (Sorgen, Krankheit, Scheidung, ...), Probleme gesellschaftlich/politisch (Anerkennung, Legitimation, ...)
- „Persönliche Faktoren – Selbstbild (Kontrollanspruch, Selbstwert, Verantwortungsgefühl, ...), Fremdbild (Vertrauen in andere, Fehlertoleranz, Unterstützungserwartung, ...), Berufsbild (geringe Wertschätzung, Sinnzweifel, unrealistische Vorstellungen über Anforderungen und eigene Fähigkeiten und Belastbarkeiten, ...)
- „Dienstliche Faktoren – Ausbildung (unrealistisches Training, wenig Schulung über Belastungsreaktionen, schlechte Teamarbeit, ...), Führung (keine klare Zuständigkeiten, wenig klare und offene Kommunikation, wenig Vertrauen in Führung, ...), Ausrüstung (nicht geeignete Ausrüstung, kein Vertrauen in Ausrüstung, ungenügende Versorgung, ...)

- „Einsatzfaktoren – unmittelbare Einsatzbedingungen (extreme Bedrohung, Hilflosigkeit, Unvorhersehbarkeit, Identifikation mit Opfer, ...), mittelbare Einsatzbedingungen (Verletzung von Kollegen, Stressreaktion von anderen Helfern, wenig Information, Erschöpfung, ...), Umweltbedingungen (ungewohnte Witterung, Enge, Dunkelheit, Schutzkleidung, ...), Vorerfahrung (negative Erlebnisse, persönliches Versagen, bereits erlebtes Trauma, ...)
- „Faktoren nach der Extrembelastung – unmittelbar wirkende Faktoren (keine Möglichkeit zur Aufarbeitung, Schuldgefühle, Abwertung, keine Nachbereitung, ...) mittelbar wirkende Faktoren (wenig physische Regeneration, geringes Verständnis anderer für die Belastung, Suspendierung, Verlust des Arbeitsplatzes, ...)

Solche individuelle Faktoren, die auch immer von der Bewertung des Einzelnen abhängen, können den Verlauf einer Pathologisierung nach traumatischen Ereignissen beeinflussen.

Es gibt offenbar aber auch Prädiktoren, welche die Vorhersage für das mögliche Auftreten einer Belastungsstörung erleichtern.

Bei einer Längsschnittstudie von Heinrichs et. al. (2001) bei Berufsfeuerwehrleuten zeigte sich, dass das Wahrnehmen von niederer Selbstwirksamkeit und auftretende höhere Aggressivität ein wichtiger Prädiktor für die Entstehung einer posttraumatischen Belastungsstörung darstellt.

Weiters wurde in verschiedenen Untersuchungen (vgl. Shalev, 2000, Bronisch 1997, Van der Kolk, 2000, Fischer et. al., 1999) festgestellt, dass das Auftreten von dissoziativen Reaktionen während des traumatischen Ereignisses ein wichtiger Prädiktor für die Wahrscheinlichkeit der Entwicklung einer Belastungsstörung ist.

3.5.5.2 Akute Belastungsreaktion

Die akute Belastungsreaktion oder Belastungsstörung beschreibt die zeitlich begrenzten Folgen bzw. Reaktionen auf ein traumatisches Ereignis. Nach Mitchell et. al. (1998) ist die Bezeichnung „Reaktion“ der WHO dabei *zielführender*, da sie im Gegensatz zur „Störung“ eine zunächst normale Reaktion auf ein außergewöhnliches Ereignis kennzeichnet.

Nach dem ICD-10 (Internationale Klassifikation psychischer Störungen) der WHO wird die Reaktion auf ein psychisches Trauma so beschrieben:

Akute Belastungsreaktion (ABR) unter F 43.0:

Eine vorübergehende Störung von beträchtlichem Schweregrad, die sich bei einem psychisch nicht manifest gestörten Menschen als Reaktion auf eine außergewöhnliche körperliche und/oder seelische Belastung entwickelt und im Allgemeinen innerhalb von Stunden oder Tagen abklingt. Das auslösende Ereignis kann ein überwältigendes traumatisches Erlebnis mit einer ernsthaften Bedrohung für die Sicherheit oder körperliche Unversehrtheit des Betroffenen oder einer geliebten Person (Personen) sein (z. B. Naturkatastrophen, Unfall, Kriegskampf, Verbrechen, Vergewaltigung) oder eine ungewöhnlich plötzliche und bedrohliche Veränderung der sozialen Stellung und/oder des Beziehungsnetzes des Individuums, wie etwas Verluste durch mehrere Todesfälle, ein Hausbrand oder Ähnliches. Das Risiko, diese Störung zu entwickeln, ist bei gleichzeitiger körperlicher Erschöpfung, oder wenn organische Beeinträchtigungen z. B. bei Älteren vorliegen, erhöht. Die individuelle Vulnerabilität und die zur Verfügung stehenden Bewältigungsmechanismen (Coping-Strategien) spielen beim Auftreten und beim Schweregrad der akuten Belastungsreaktion eine Rolle. Dies wird daran deutlich, dass nicht alle Personen, die eine außergewöhnliche Belastung erleben, auch eine Störung entwickeln. Die Symptome sind sehr verschieden, doch typischerweise beginnen sie mit einer Art „Betäubung", einer gewissen Bewusstseinseinengung und eingeschränkter Aufmerksamkeit, einer Unfähigkeit, Reize zu verarbeiten, und Desorientiertheit. Diesem Zustand kann eine weiteres Sichzurückziehen aus der Umweltsituation folgen (bis hin zum dissoziativen Stupor, siehe F 44.2) oder aber ein Unruhezustand und Überaktivität wie Fluchtreaktion oder Fugue. Meist treten vegetative Zeichen panischer Angst wie Tachykardie, Schwitzen und Erröten auf. Die Symptome erscheinen im Allgemeinen innerhalb von Minuten nach dem belastenden Ereignis und gehen innerhalb von zwei oder drei Tagen, oft innerhalb von Stunden, zurück. Es kann eine teilweise oder vollständige Amnesie (siehe F 44.0) für diese Episode vorliegen.

Diagnostische Leitlinien:

Es muss ein unmittelbarer und klarer zeitlicher Zusammenhang zwischen einer ungewöhnlichen Belastungssituation und dem Beginn der Symptome vorliegen; der zeitliche Abstand beträgt im Allgemeinen nicht mehr als wenige Minuten, wenn die Symptome nicht sofort einsetzen. Zusätzlich zeigt sich

1. ein gemischtes und gewöhnlich wechselndes Bild; nach dem anfänglichen Zustand von „Betäubung" werden Depression, Angst, Ärger, Verzweiflung, Überaktivität und Rückzug beobachtet. Kein Symptom ist längere Zeit vorherrschend.
2. Eine rasche Remission, längstens innerhalb von wenigen Stunden, wenn eine Entfernung aus der belastenden Umgebung möglich ist. In den Fällen, in denen die Belastung weiter besteht, oder in denen sie naturgemäß nicht reversibel ist, beginnen die Symptome in der Regel nach 24 bis 48 Stunden abzuklingen und sind gewöhnlich nach drei Tagen nur mehr minimal vorhanden.

Diese Diagnose soll nicht zur Beschreibung einer plötzlichen Verschlechterung der Symptomatik von bereits bestehenden Symptomen verwendet werden, welche die Kriterien anderer psychiatrischer Störungen erfüllen, außer solcher aus dem Kapitel F 60 (Persönlichkeitsstörungen). eine Vorgeschichte mit früheren psychiatrischen Erkrankungen spricht jedoch nicht gegen diese Diagnose.

Im Gegensatz dazu wird im *DSM IV,* dem Manual der Amerikanische Psychiatrischen Gesellschaft, von einer akuten Belastungsstörung (Acute Stress Disorder) gesprochen. Einer der wesentlichen Unterschiede ist auch, dass hier eine Mindestdauer des Auftretens von zwei Tagen gefordert ist und eine bestimmte Häufung von Dissoziationen, sowie das Auftreten aller drei Folgesymptome (Wiedererleben, Vermeiden, Erregung) erforderlich sind, um diese Störung zu diagnostizieren.

Akute Belastungsstörung (ASD) unter 308.3:

A) Die Person wurde mit einem traumatischen Ereignis konfrontiert, bei dem die beiden folgenden Kriterien erfüllt waren:
   1. Die Person erlebte, beobachtete oder war mit einem oder mehreren Ereignissen konfrontiert, die den tatsächlichen oder drohenden Tod oder eine ernsthafte Verletzung oder Gefahr für die körperlichen Unversehrtheit der eigenen Person oder anderer Personen beinhalteten.
   2. Die Reaktion der Person umfasste intensive Furcht, Hilflosigkeit oder Entsetzen.

B) Entweder während oder nach dem extrem belastenden Ereignis zeigt die Person mindestens drei der folgenden dissoziativen Symptome:
   1. Subjektives Gefühl von emotionaler Taubheit, von Losgelöstheit oder Fehlen emotionaler Reaktionsfähigkeit,
   2. Beeinträchtigung der bewussten Wahrnehmung der Umwelt (z. B. „wie betäubt sein"),
   3. Derealisationserleben,
   4. Depersonalisationserleben,
   5. dissoziative Amnesie (z. B. Unfähigkeit sich an einen wichtigen Aspekt des Traumas zu erinnern).

C) Das traumatische Ereignis wird ständig auf mindestens eine der folgenden Arten wiedererlebt: wiederkehrende Bilder, Gedanken, Träume, Illusionen, Flashback-Episoden oder das Gefühl, das Trauma wiederzuerleben oder starkes Leiden bei Reizen, die an das Trauma erinnern.

D) Deutliche Vermeidung von Reizen, die an das Trauma erinnern (z. B. Gedanken, Gefühle, Gespräche, Aktivitäten, Orte oder Personen).

E) Deutliche Symptome von Angst oder erhöhtem Arousal (z. B. Schlafstörungen, Reizbarkeit, Konzentrationsschwierigkeiten, Hypervigilanz, übertriebene Schreckreaktionen, motorische Unruhe)

F) Die Störung verursacht in klinisch bedeutsamer Weise Leiden oder Beeinträchtigung in sozialen, beruflichen oder anderen wichtigen Funktionsbereichen oder beeinträchtigt die Fähigkeit der Person, notwendige Aufgaben zu bewältigen, z. B. notwendige Unterstützung zu erhalten oder zwischenmenschliche Ressourcen zu erschließen, indem Familienmitgliedern über das Trauma berichtet wird.

G) Die Störung dauert mindestens 2 Tage und höchstens 4 Wochen und tritt innerhalb von 4 Wochen nach dem traumatischen Ereignis auf.
H) Das Störungsbild geht nicht auf direkte körperliche Wirkung einer Substanz (z. B. Droge, Medikament) oder eines medizinischen Krankheitsfaktors zurück, wird nicht besser durch eine psychotische Störung erklärt und beschränkt sich nicht auf die Verschlechterung einer bereits vorher bestehenden Achse I oder Achse II Störung.

3.5.5.3 Posttraumatische Belastungsstörung

Die „Posttraumatische Belastungsstörung" ist im Gegensatz zur „Akuten Belastungsreaktion" als ein klinisches Störungsbild zu sehen, dass im Regelfalle einer therapeutischen Hilfe bedarf. Hier haben sich die Reaktionen manifestiert oder treten verzögert, mit größerem zeitlichem Abstand zum Ereignis ein, was auf ein besonders intensives Erleben schließen lässt.

Im *ICD 10* wird die „Posttraumatische Belastungsstörung" wie folgt beschrieben:

Posttraumatische Belastungsstörung (PTBS) unter F 43.1:

Diese entsteht als eine verzögerte oder protrahierte Reaktion auf ein belastendes Ereignis oder eine Situation außergewöhnlicher Bedrohung oder katastrophenartigen Ausmaßes (kurz oder langanhaltend), die bei fast jedem eine tiefe Verstörung hervorrufen würde. Hierzu gehören eine durch Naturereignisse oder von Menschen verursachte Katastrophe, eine Kampfhandlung, ein schwerer Unfall oder die Tatsache, Zeuge des gewaltsamen Todes anderer oder selbst Opfer von Folterung, Terrorismus, Vergewaltigung oder anderer Verbrechen zu sein. Prämorbide Persönlichkeitsfaktoren wie bestimmte Persönlichkeitszüge, (z.B. zwanghafte oder asthenische) oder neurotische Erkrankungen in der Vorgeschichte können die Schwelle für die Entwicklung dieses Syndroms senken und seinen Verlauf verstärken, aber die letztgenannten Faktoren sind weder nötig noch ausreichend, um das Auftreten der Störung zu erklären.

Typische Merkmale sind das wiederholte Erleben des Traumas in sich aufdrängenden Erinnerungen (Nachhallerinnerungen, Flashbacks), Träumen oder Alpträumen vor dem Hintergrund eines andauernden Gefühls von Betäubtsein und emotionaler Stumpfheit, Gleichgültigkeit gegenüber anderen Menschen,

Teilnahmslosigkeit anderen Menschen gegenüber, Anhedonie sowie Vermeidung von Aktivitäten und Situationen, die Erinnerungen an das Trauma wachrufen könnten. Selten kommt es zu dramatischen akuten Ausbrüchen von Angst, Panik oder Aggression, ausgelöst durch eine plötzliche Erinnerung und/oder Wiederholung des Traumas oder der ursprünglichen Reaktion darauf. Gewöhnlich tritt ein Zustand vegetativer Übererregtheit mit Vigilanzsteigerung, einer übermäßigen Schreckhaftigkeit und Schlaflosigkeit auf. Angst und Depression sind häufig mit den genannten Symptomen und Merkmalen assoziiert und Suizidgedanken sind nicht selten. Drogeneinnahme oder übermäßiger Alkoholkonsum können als komplizierende Faktoren hinzukommen.

Diese Störung folgt dem Trauma mit einer Latenz, die Wochen bis Monate dauern kann (doch selten mehr als sechs Monate nach dem Trauma). Der Verlauf ist wechselhaft, in der Mehrzahl der Fälle kann jedoch eine Heilung erwartet werden. Bei wenigen Betroffenen nimmt die Störung über viele Jahre einen chronischen Verlauf und geht dann in eine andauernde Persönlichkeitsänderung über (siehe F62.0).

Diagnostische Leitlinien:

Diese Störung soll nur dann diagnostiziert werden, wenn sie innerhalb von sechs Monaten nach einem traumatisierenden Erlebnis von außergewöhnlicher Schwere aufgetreten ist. Eine „wahrscheinliche" Diagnose kann auch dann gestellt werden, wenn der Abstand zwischen dem Ereignis und dem Beginn der Störung mehr als sechs Monate beträgt, vorausgesetzt, die klinischen Merkmale sind typisch, und es kann keine andere Diagnose (wie Angst- oder Zwangsstörung oder depressive Episode) gestellt werden. Zusätzlich zu dem Trauma muss eine wiederholte unausweichliche Erinnerung oder Wiederinszenierung des Ereignisses in Gedächtnis, Tagträumen oder Träumen auftreten. Ein deutlicher emotionaler Rückzug, Gefühlsabstumpfung, Vermeidung von Reizen, die eine Wiedererinnerung an das Trauma hervorrufen könnten, ist häufig zu beobachten, aber für die Diagnose nicht wesentlich. Die vegetativen Störungen, die Beeinträchtigung der Stimmung und das abnorme Verhalten tragen sämtlich zur Diagnose bei, sind aber nicht von erstrangiger Bedeutung.

Später chronifizierte Folgen von extremer Belastung, d.h. solche, die noch Jahrzehnte nach der belastenden Erfahrung bestehen, sind unter F 62.0 (andauernde Persönlichkeitsänderung nach Extrembelastung) zu klassifizieren.

Die „Posttraumatische Belastungsstörung" wird im „Diagnostisch Statistischen Manual" der nordamerikanischen psychiatrischen Gesellschaft dem *DSM IV* als „Posttraumatic Stress Disorder" (PTSD) bezeichnet und ist dort so beschrieben:

Posttraumatische Belastungsstörung (PTSD) unter 309.81:

A) Die Person wurde mit einem traumatischen Ereignis konfrontiert, bei dem die beiden folgenden Kriterien erfüllt waren:
   1. Die Person erlebte, beobachtete oder war mit einem oder mehreren Ereignissen konfrontiert, die den tatsächlichen oder drohenden Tod oder eine ernsthafte Verletzung oder Gefahr für die körperlichen Unversehrtheit der eigenen Person oder anderer Personen beinhalteten.
   2. Die Reaktion der Person umfasste intensive Furcht, Hilflosigkeit oder Entsetzen.

B) Das traumatische Ereignis wird auf mindestens eine der folgenden Weisen wiedererlebt:
   1. Wiederkehrende und eindringliche belastende Erinnerungen an das Ereignis, die Bilder, Gedanken oder Wahrnehmungen umfassen können. Beachte: Bei kleinen Kindern können Spiele auftreten, in denen wiederholt Themen oder Aspekte des Traumas ausgedrückt werden.
   2. Wiederkehrende belastende Träume von dem Ereignis: Beachte: Bei kleinen Kindern können stark beängstigende Träume ohne wiedererkennbaren Inhalt auftreten.
   3. Handeln oder Fühlen, als ob das traumatische Ereignis wiederkehrt (beinhaltet das Gefühl, das Ereignis wiederzuerleben, Illusionen, Halluzinationen und dissoziative Flashback-Episoden, einschließlich solcher, die beim Aufwachen oder bei Intoxikationen auftreten). Beachte: Bei kleinen Kindern kann eine traumaspezifische Neuinszenierung auftreten.

4. Intensive psychische Belastung bei der Konfrontation mit internalen oder externalen Hinweisreizen, die einen Aspekt des traumatischen Ereignisses symbolisieren oder an Aspekte desselben erinnern.
5. Körperliche Reaktionen bei der Konfrontation mit internalen oder externalen Hinweisreizen, die einen Aspekt des traumatischen Ereignisses symbolisieren oder an Aspekte desselben erinnern.

C) Anhaltende Vermeidung von Reizen, die mit dem Trauma verbunden sind, oder ein Abflachung der allgemeinen Reagibilität (vor dem Trauma nicht vorhanden). Mindestens drei der folgenden Symptome liegen vor:
1. Bewusstes Vermeiden von Gedanken, Gefühlen oder Gesprächen, die mit dem Trauma in Verbindung stehen,
2. bewusstes Vermeiden von Aktivitäten, Orten oder Menschen, die Erinnerungen an das Trauma wachrufen,
3. Unfähigkeit sich an einen wichtigen Aspekt des Traumas zu erinnern,
4. deutlich vermindertes Interesse oder verminderte Teilnahme an wichtigen Aktivitäten,
5. Gefühl der Losgelöstheit oder Entfremdung von anderen,
6. eingeschränkte Bandbreite des Affekts,
7. eingeschränkte Zukunftserwartungen (z. B. erwartet nicht , Karriere, Ehe, Kinder oder normal langes Leben zu haben).

D) Anhaltende Symptome von erhöhten Arousals (vor dem Trauma nicht vorhanden): Mindestens zwei der folgenden Symptome liegen vor:
1. Schwierigkeiten ein- oder durchzuschlafen,
2. Reizbarkeit oder Wutausbrüche,
3. Konzentrationsschwierigkeiten,
4. übermäßige Wachsamkeit (Hypervigilanz),
5. übertriebene Schreckreaktion.

E) Das Störungsbild (Symptome unter Kriterium B, C und D) dauert länger als 1 Monat.

F) Das Störungsbild verursacht in klinisch bedeutsamer Weise Leiden oder Beeinträchtigung in sozialen, beruflichen oder anderen wichtigen Funktionsbereichen.

Bestimme ob
Akut: Wenn die Symptome weniger als 3 Monate andauern.
Chronisch: Wenn die Symptome mehr als 3 Monate andauern.

Bestimme ob
Mit verzögertem Beginn: Wenn der Beginn der Symptome mindestens 6 Monate nach dem Belastungsfaktor liegt.

Beim Vergleich der Beschreibungen fällt noch auf, dass die Definition für ein traumatisches Ereignis im ICD 10 weiter gefasst ist als im DSM IV. Sie ist hier nicht nur auf körperliche Schäden reduziert, sondern lautet: „... ein belastendes Ereignis oder eine Situation außergewöhnlicher Bedrohung oder katastrophenartigen Ausmaßes (kurz- oder langanhaltend), die bei fast jedem eine tiefe Verstörung hervorrufen würde.“

3.5.6 Psychophysiologische Erklärungsansätze

Es gibt in der Forschung mehrere Erklärungsansätze für Traumareaktionen und Traumafolgen. Die meisten sind rein psychologisch und gehen darauf zurück, dass das Unfassbare und Unerwartbare in der traumatischen Situation im Zusammenhang mit der subjektiven Überwältigung, dem Gefühl des Ausgesetztseins, der Hilflosigkeit zu einer kognitiven Diskrepanz führt, welche die Grundannahmen, das Selbst- und Weltbild, zerstört. Dadurch wird es notwendig, sich neue Schemata aufzubauen und das Trauma in die individuelle – bisherige – Erlebniswelt zu integrieren und das Geschehen so zu kompensieren.

Die Forschung in der Neurophysiologie zeigt aber auch vermehrt auf, dass die Wirkungen der ausgeschütteten Stresshormone mit einbezogen werden muss und man weiß heute, dass gerade diese Hormone auch einen wesentlichen Anteil an den Traumafolgen haben. Wobei sich hier oft das Problem ergibt, dass Symptome und Hormonreaktionen sich oft gegenseitig bedingen (siehe Abschnitt 3.3.1.).

Neueste Forschungsansätze und Erkenntnisse aus der Gehirnforschung bieten zusätzliche Erklärungsansätze an, die einige Phänomene, die bei Traumaopfern auftreten, psychophysiologisch erklären könnten. Die Forschung ist hier noch in den Anfängen und viele Überlegungen sind noch theoretisch. Die bisherigen Ergebnisse zeigen aber auf, dass es bei einem Trauma offenbar zu physiologischen Reaktionen kommen kann, die nach dem Trauma starke psychologische Verstörungen hervorrufen können. *„Die traumatische Reaktion stellt auf psychologischer Ebene die individuelle Abwehr und Bewältigungsversuche dar, muss aber als psychophysiologische Gesamtreaktion verstanden werden. Traumaforscher sind sich heute einig, dass die akuten Symptome von Traumastörungen nicht nur aufgrund psychologischer Erklärungsmodelle verstanden werden können, sondern auch physiologische Veränderungen als Ursache und Folge haben." (Barwinski, 2000, S. 5)*

Hintergrund

Man weiß heute, dass im Gehirn eines jeden Menschen eine Vielzahl von komplexen Gedächtnissystemen aktiv sind, wobei die meisten Gedächtnisfunktionen unbewusst ablaufen und diese Funktionen offenbar auch unabhängig voneinander zu sein scheinen.
Die zwei wichtigsten *Gedächtnissysteme* sind dabei:

a) das „deklarative" oder auch „explizite" Gedächtnis – hier wird die *bewusste* Wahrnehmung von Ereignissen, Erlebnissen, Empfindungen und Tatsachen gespeichert. Diese bewusste Wahrnehmung ist eng verbunden mit einer Aktivierung des Broca Zentrums in der linken Hemisphäre, welches für die Umwandlung des Erlebens in die Sprache verantwortlich ist
b) das „nichtdeklarative", „implizite" oder „prozedurale" Gedächtnis – hier werden *unbewusste* Erinnerungen an Fähigkeiten, emotionale Reaktionen, Reflexe, konditionierte Reaktionen usw. gespeichert

Bis vor kurzem war man der Meinung, dass Erinnerungszellen für diese Gedächtnisprozesse nur im Neokortex existieren. Eine ganz wesentliche Entdeckung zum Verständnis der Abläufe im Gehirn wurde aber dann durch die Gehirnforschung bei Split-Brain-Patienen gemacht. Bei Split-Brain Experimenten (dabei werden die Nervenbahnen zwischen den beiden Hälften des Gehirns durchtrennt, um in schweren Fällen von Epilepsie die Symptome zu lindern) stellte man fest, das die linke Hemisphäre die emotionale Bedeutung von Reizen, die nur der rechten Hemisphäre zugänglich waren, erkannte. Mit anderen Worten: Sie traf Urteile, ohne zu wissen worüber sie urteilte. Weitere Forschungen über die Ursachen dieser „unbewussten" Wahrnehmung führten dazu, dass man erkannte, dass es Erinnerungszellen in praktisch allen Gehirnteilen gibt und somit auch in den alten Gehirnteilen, die mit dem Neocortex verbunden sind, wie Amygdala, Thalamus und Hypothalamus. Besonders die Amygdala spielt hier bei Furcht- und Angsterlebnissen für die implizite Erinnerung eine große Rolle. (vgl. LeDoux, 2001)

Bei Gehirnteilen, wie Thalamus, Amygdala und Hypothalamus, handelt es sich um alte Gehirnteile, die mit dem Neocortex in Verbindung stehen. Der normale Weg einer eingehenden Information (Sinnesreize) geht über den Thalamus zur sensorischen Rinde und zur *Amygdala* (hier wird die implizite – *unbewusste* emotionale Erinnerung gespeichert). Von der sensorischen Rinde aus werden die Reize zum Neocortex weitergeleitet, dort verarbeitet (das Geschehen wird in Sprache umcodiert, es wird ihm Bedeutung und Bewertung gegeben, Emotionen werden auf Grund dessen festgestellt und Reaktionen vorbereitet). Schlussendlich gelangen die Reize als explizite – *bewusste* Erinnerungen an emotionale Situationen in den *Hippocampus* (Langzeitgedächtnis). Diese beiden Systeme Amygdala und Hippocampus steuern schlussendlich die Intensität der Hormonausschüttung im Hypothalamus, wodurch dann die Stressreaktion ausgelöst wird, wobei die Amygdala hier fördernd (+) und der Hippocampus hier hemmend (–) wirkt. (vgl. LeDoux, 2001)

Im Normalfall arbeiten beide Gedächtnissysteme parallel und es fällt daher auch nicht auf, dass es sich um voneinander unabhängige Gedächtnisfunktionen handelt. Erst im Falle von Störungen wird dies deutlich.

Erkenntnisse der modernen Gehirnforschung

Bei Untersuchungen in der modernen Gehirnforschung, bei welcher man Traumaopfer mittels Positronenemissionstomographie (PET) untersucht hat, gibt es nun Erkenntnisse, die zeigen, dass bei Wahrnehmungen in einer traumatischen Situation im Gehirn manchmal und oft nur kurzzeitig, offenbar *nur* der kürzere – schnellere – Weg vom Thalamus zur Amygdala funktioniert. Der Weg zum Neocortex wird blockiert. Die genauen Mechanismen sind noch nicht bekannt, es gibt aber Vermutungen, dass dies mit der Intensität der Hormonausschüttung (CRF) zu tun haben könnte, wodurch Synapsen blockiert oder bei längerer Einwirkung sogar Dendriten verkümmert werden. Dies führt dazu, dass das traumatische Erleben von der Wahrnehmung der Sinnesreize und von der Intensität der Emotionen her zwar stark bis unauslöschlich in *(unbewusster)* Erinnerung bleibt, die gedankliche (begriffliche – *bewusste*) Verarbeitung aber nicht möglich ist, weil das Sprachzentrum im Neocortex nicht eingebunden wird. Es kommt also bei einem Reiz, der an das Ereignis erinnert, *unbewusst* zu starken Sinnes- und Erregungserinnerungen, *bewusst*/begrifflich kann dies von den Betroffenen aber nicht nachvollzogen werden. (vgl. LeDoux, 2001, Van der Kolk, 2000, Jatzko 2001, Fischer et. al., 1999)

Man stellte bei diesen Experimenten fest, dass insbesondere das Sprachzentrum in der linken Hemisphäre bei der Aufnahme von Traumareizen nicht aktiv war. Das heißt eine bewusste Wahrnehmung und kognitive Verarbeitung des Vorgefallenen war damit offenbar nicht möglich.

Diese Erkenntnisse erklären einige der Reaktionen von Traumaopfern, wie beispielsweise die Unfähigkeit die Geschehnisse in Worte zu fassen – das „sprachlose Entsetzen" – oder die auftretenden dissoziativen Reaktionen und Amnesien. *„Bedeutsam auch heute noch für die Psychotraumatologie ist Janets Entdeckung, dass traumatische Erfahrungen, die nicht mit Worten beschreiben werden können, sich in Bildern, körperlichen Reaktionen und im Verhalten manifestieren. Der „unaussprechliche Schrecken", den das Trauma hinterlässt, entzieht sich den höheren kognitiven Organisationsebenen, hinterlässt aber seine Spuren auf elementaren, ' semiotisch niedrigen Repräsentationsstufen. Wir bezeichnen diese psychische Struktur mit Erinnerungsfragmenten auf unterschiedlichen Repräsentationsebenen und der charakteristischen Spaltung von Wahrnehmungs- und Handlungsteil als ' Traumaschema."* (Fischer et. al., 1999, S. 33)

Ein weiterer wichtiger Punkt scheint die Qualität einer unbewussten Erinnerung im Gegensatz zu einer bewussten Erinnerung zu sein. Die unbewusste Erinnerung ist zeitlos – sie hat die Qualität von hier und jetzt – im Unbewussten gibt es keine Vergangenheit und keine Zukunft. Genau das ist das Problem von Traumaopfern bei starken Intrusionen – sie erleben ähnliche oder gleichartige Sinnesreize wie in der Traumasituation mit einer derartig hohen Gefühlserregung, wie in der Traumasituation, ohne dies bewusst ein- oder zuordnen zu können. *„Unsere Interviews mit traumatisierten Menschen und unsere mit Hilfe bildgebender Verfahren an ihnen durchgeführten Gehirnuntersuchungen scheinen zu bestätigen, das traumatische Erinnerungen in Form von emotionalen und sensorischen Zuständen, in denen nur wenig verbale Repräsentationsfähigkeit besteht, zurückkehren. Diese Unfähigkeit zur Informationsverarbeitung auf symbolischer Ebene, wie sie für eine korrekte Klassifizierung und Integration in andere Erfahrungen grundlegend ist, bildet die wesentliche Grundlage für die Pathologie der PTBS."* (Van der Kolk, 2000, S. 238)

„Vom Unbewussten aus entfaltet das traumatische Erlebnis ständig eine Wirkung auf das gegenwärtige Erleben. Es ist so, als ob der Betreffende ständig mit dem Ereignis konfrontiert würde, worauf zu reagieren seine dauerhaft ungelöste Aufgabe bliebe." (Jatzko, 2001, S. 45)

Es gibt aber noch einen weiteren Aspekt, der sich bei Untersuchungen herausgestellt hat. Stressreaktionen haben eine deutliche Auswirkung auf den Hippocampus: *„Wenn die Steroidkonzentration einen kritischen Wert erreicht, beginnen die Hippocampusschaltungen zu versagen. Im zentralen Kern der Amygdala kommt es unter denselben Bedingungen dagegen zu einem drastischen Anstieg von CRF – die Amygdala kann bei steigender Steroidkonzentration im Blut immer aktiver werden."* (LeDoux, 2001, S. 265)

Dies bedeutet, bei langandauernder oder dauerhafter Stressbelastung, wie dies bei Menschen mit chronischer PTSD auftritt, scheint die Funktion des Hippocampus Sinnes- und Erregungseindrücke zu regulieren, beeinträchtigt zu sein. Es gibt in der Zwischenzeit sogar Ergebnisse, die belegen, dass bei Menschen mit chronischer PTSD das Volumen des Hippocampus reduziert ist. (vgl. Van der Kolk, 2000)

Auch McEwen (1999) belegte bei seinen Forschungen die direkten Auswirkungen von Stress im Gehirn: *„Two forms of structural plasticity are affected bei stress: Repeated stress causes atrophy of dendrites in the CA3 region, and both acute an chronic stress suppresses neurogenesis of dentate gyrus granule neurons. .... The two forms of hippocampal structural plasticity are relevant to the human hippocampus, wich undergoes a selective atrophy in an number* *of disorders, accompanied bei deficits in declarative, episodic spatial and contextual memory performance.“*

3.6 Folgen von lang andauerndem (chronischem) Stress und traumatischem Erfahrung

Traumatischer Stress hat aber neben den bereits erwähnten Reaktionen – Wiedererleben, Vermeiden und Erregung – die in unterschiedlicher Intensität auftreten und die sich bis zu einer Belastungsstörung ausbilden können, noch weitere bedeutende Folgen. Auch ohne die Entwicklung einer Belastungsstörung beeinträchtigen diese Reaktionen die Betroffenen und führen oft zu einer nicht unwesentlichen Verminderung der Lebensqualität. Im Extremfall kann es auch dazu kommen, dass einige der Folgen pathologisch werden und sich ein Krankheitsbild im klinischen Sinne ausbildet. *„In der Psychotraumatologie müssen wir mit einer Vielzahl von Symptomen und Syndromen als mögliche Folgeerscheinungen rechnen. Diese lassen sich auf die Variationsbreite traumatischer Situationen einerseits, individueller Reaktionen andererseits zurückführen, vor allem aber auf die wechselseitige Verschränkung von objektiven und subjektiven Momenten die sich aus der im Lebenslauf gebildeten individuellen Wirklichkeitskonstruktion des Menschen ergibt.“* (Fischer et. al., 1999, S. 41)

Derartige Folgen wirken sich in unterschiedlichen Bereichen aus, welche voneinander nicht unabhängig sind und sich somit auch gegenseitig beeinflussen. Die Auswirkungen sind:

- *kognitiv* – kreisendes Denken, Verwirrung, Konzentrationsprobleme, Bewertungsprobleme, Wahrnehmungsstörungen, Wahrnehmungsselektion, Rigidität, negative Selbstbewertung, Zwanghaftigkeit, phobisches Denken, paranoides Denken, Vergesslichkeit, Amnesie....
- *emotional* – Furcht, Angst, Wut, Unsicherheit, Verleugnung, Hilflosigkeitsgefühl, emotionale Taubheit, Schuldgefühle, Reizbarkeit, Überwältigung, Depressionen, Suizidalität, ...
- *körperlich* – Schwitzen, Zittern, Herzrasen, Blutdruckerhöhung, Herzerkrankungen, Magen- Darmerkrankungen, Atemprobleme, Migräneanfälle, Erschöpfung, sexuelle Unlust, Schlafstörungen, Diabetes II, vermehrte Krankheitsanfälligkeit, ...

- *verhaltensmäßig* – hektisch, planlos, aggressiv, pausenlos, rigide, stereotyp, sozial – klammernd oder abweisend, Suchtverhalten, Vermeidungshandlungen, ...

3.6.1 Kognitive Auswirkungen

- Haderndes Grübeln

Das Unfassbare und auch Unerwartbare der Situation und die unzureichenden eigenen Bewältigungsstrategien führen zu einem lange andauernden hadernden Grübeln. Es ist offenbar nicht so leicht das Erfahrene zu akzeptieren und sich ein Selbst- und Weltbild neu aufzubauen – die eigenen Schemata zu akkomodieren. Man versucht vorher offenbar das Vorgefallene in die eigenen Strukturen zu assimilieren. Dies führt zu Selbstzweifeln an seinen Fähigkeiten, Belastbarkeiten, zur Suche nach Erklärungsansätzen wie das traumatische Geschehen zu verhindern gewesen wäre und nach Schuld und Schuldigen.

Nach dem traumakompensatorischem Modell von Fischer et. al. (1999) entwerfen Traumaopfer eine „retrospektive Präventionstheorie". Nach dieser versuchen Betroffene das Trauma gedanklich nach folgenden Punkten zu kompensieren:

- „ätiologisch – Wie ist es dazu gekommen? Wie hätte ich es verhindern können?
- „präventiv – Wie kann es in Zukunft vermieden werden?
- „reperativ – Wie kann es geheilt werden? Wie kann ich damit fertig werden?

Gerade für Einsatzkräfte bekommt die Erfahrung von traumatischem Stress eine ganz besondere Bedeutung, da sie in einer objektiven Extremsituation, in welcher *gerade von ihnen* (besonders in einer derartigen Situation) Hilfe, Kompetenz, Struktur, Stärke usw. erwartet wird, emotionale Überwältigung oder Hilflosigkeit erlebten. Dies führt zu einem kognitiven Konflikt, der nur schwer bewältigbar wird.

Barwinski (2000, S. 5) zitiert Leon Wurmser (1996), der aufzeigte, welche Rolle diese Konflikte beim traumatischen Prozess spielen. *„Er geht davon aus, dass in der traumatischen Situation ein nicht zu bewältigender äußerer Konflikt zwischen Selbst und Umwelt deutlich wird, wobei sich dieser*

Konflikt zwischen Selbst und Außenwelt zu einem bewussten, aber unlösbaren inneren Konflikt verwandelt."

Ehlers (1999) merkt an, dass Grübeln über das Trauma und seine Folgen einer Verarbeitung des Traumas im Wege steht. Es verhindert dabei die Elaboration des Traumagedächtnisses, da es sich auf „Was wäre, wenn ... – Fragen" konzentriert, statt darauf, wie das traumatische Ereignis tatsächlich geschah und erlebt wurde. Zudem kann es über interne Hinweisreize das ungewollte Wiedererleben auslösen.

Mit diesem „gedanklichen Hängenbleiben" im Vorgefallenen ist verbunden, dass es den Betroffenen schwer fällt sich auf ihre Alltagsaufgaben zu konzentrieren und gedanklich bei einer Sache zu bleiben. Es führt aber auch zu Verunsicherungen über die Selbst- und Fremdwirksamkeit und beeinträchtigt damit die notwendige Entscheidungsfähigkeit im Alltag.

- Egozentrismus und Übergeneralisierung

Bei der psychischen Interpretation des Vorgefallenen, kann es, gerade durch das Erleben von Kompetenz- und Kontrollverlust in der traumatischen Situation, zu Fehlentwicklungen kommen, wenn die Folgen der Situation weniger auf die Umstände *und zu sehr auf die eigene Person* bezogen werden. Dann kommt es zu Selbstvorwürfen, Selbstzweifeln, Schuldgefühlen, Insuffizienzgefühlen usw.

Gerade bei kumulativen Belastungssituationen innerhalb kurzer Zeitabstände, was einer Einsatzkraft immer wieder passieren kann, besteht die Gefahr der zunehmenden Egozentrizität des Individuums. Das Geschehene wird dann immer öfter auf die eigene Person bezogen. „Immer passiert das mir!" „Das hat ja so kommen müssen, ich ziehe es an!" „Wo ich auftauche, kommt ein Unglück!" usw. Diese kognitive Fixierung auf ein eigenes ursächliches Verhalten hilft zwar bei der Strukturierung des Geschehens – dadurch lässt sich, wie bereits erwähnt, die Situation erklären und die Illusion der Kontrollierbarkeit aufrechterhalten – aber sie ist kontraproduktiv bezüglich des eigenen Selbstwertes.

Wirtz et. al. (1995) sprechen hier von einer kognitiven Desorganisation. Dabei kommt es dazu, dass das eigene Selbst als wertlos und gedemütigt erscheint und die Welt den Betroffenen als bedrohlich, unzuverlässig, böse und unkontrollierbar vorkommt.

Fischer et. al. (1999) sprechen in diesem Zusammenhang von einem *„Desillusionierungsschema"*. Die Betroffenen werden passiv und verfallen in Hilfs- und Hoffnungslosigkeit. Man versucht das Trauma nach dem Grundsatz: „Wer nichts erwartet, kann nicht enttäuscht werden", zu kompensieren.

Insgesamt gesehen manifestieren sich oft Zweifel an der eigenen Selbstwirksamkeit und diese vermindern ihrerseits das Selbstwertgefühl. Dessen Bedeutung für die einzelne Person wird von Asendorpf, 1996, S 194, darin gesehen: *„..., dass es eine zentrale Komponente der allgemeinen Lebenszufriedenheit und ein wichtiger Indikator für psychische Gesundheit ist."*

- Erinnerungen/Gedächtnis

Wie bisher schon mehrmals aufgezeigt wurde, kommt es beim Erleben von traumatischem Stress auch immer wieder zu teilweisen Amnesien. Das heißt das bewusste Erinnern an bestimmte Erlebnisabschnitte ist nicht mehr möglich. Dies führt zu zusätzlicher Verwirrung und zu Selbstzweifeln bei den Betroffenen.

Außerdem wird, wie vorigen Abschnitt bereits angesprochen wurde, das Gehirn (Dendriten) durch sehr intensive Hormonausschüttung teilweise geschädigt. Dies hat auch Auswirkungen auf Gedächtnisfunktionen und die Erinnerungen. McNally et. al. (1995) zeigten bei ihren Untersuchungen mit „Stroop-experiments" auf, dass PTSD deutliche Auswirkungen auf die Erinnerungen hat: *„Patients with PTSD seem characterized by explicit and implicit memory biases favoring traumarelevant information, yet also characterized bei difficulties retrieving specific (usually nontraumatic) personal memories from their past. The relation between intrusive cognition an memory biases and dysfunctional warrents further elucidation. Intrusive cognition may preemt processing ressources, thereby interfering with normal memory."*

Zimbardo (1995) merkt dazu an, dass die Verringerung der kognitiven Effizienz und die Störungen des flexiblen Denkens um so schwerer wird je größer und stärker der erlebte Stress ist.

3.6.2 Emotionale Auswirkungen

- Regulation von Emotionen

Personen, die traumatische Ereignisse erlebten, können durch ansonsten unbedeutende Gedanken, Gefühle, Worte, Außenreize usw. an das traumatische Ereignis erinnert werden. Dies erfolgt mit einer Intensität und der gleichen Gefühlsstärke, als würde das Trauma soeben erst stattfinden. Dies kann auf Dauer dazu führen, dass Betroffene Schwierigkeiten bekommen ihre Emotionen zu regulieren. Dies kann auf zwei Arten geschehen:

a) sie reagieren auf alltägliche Belastungsreaktionen so, als würden sie erneut traumatisiert und zeigen Zustände übermäßig hoher Erregung. Sie haben Schwierigkeiten eigene Impulse, wie Aggressionen, Angst und sexuelle Gefühle zu regulieren
b) sie reagieren mit emotionaler Abstumpfung oder Betäubung auf die Umweltreize – einer Art Anhedonie – die bis zu Störungen der eigenen Körperwahrnehmung gehen kann, dem Gefühl leblos und gefühllos zu sein. (vgl. Van der Kolk, 2000)

Margraf et. al. (1999) merkt an, dass sich Betroffene in ihrer Selbstwahrnehmung als ständig von inneren oder äußeren Gefahren bedroht fühlen, über welche sie keine hinreichende Kontrolle haben. *„Der emotionale Zustand der Patienten reicht von intensiver Furcht, Ärger, Trauer, Schuld oder Scham bis zu emotionaler Taubheit.“* (Ehlers, 1999, S. 4)

So entsteht bei den Traumatisierten eine dauerhafte ängstliche Besorgnis, das Vorgefallene könnte jederzeit wieder geschehen und führt zu einer Hypersensibilität auf Hinweisreize. Dies wiederum hat dauerhafte hohe Erregungs- und Stresszustände zur Folge, wodurch es bei einigen Betroffenen Abwehr durch „emotionale Betäubung“ kommt.

- Ängstlichkeit/Angst

Viele Traumaopfer leiden an einer übertriebenen Schreckhaftigkeit und an einem Zustand andauernder ängstlicher Besorgnis. Das Problem dabei ist, dass der Begriff Angst ursächlich nicht so leicht auf einen Punkt zu bringen ist. Ist es die Angst vor den Gefahren oder den körperlichen Schädigungen im Traumageschehen, die Angst vor den eigenen starken Emotionen, die Angst vor der eigenen Hilflosigkeit, der Ohnmacht mit der man dem Geschehen gegenüberstand, die Angst vor dem Wiedererleben eines derartigen Traumas oder ein anderer Grund? Den meisten Traumaopfern gelingt es nicht, dies genau zu definieren.

Das Problem, welches bei der Angst zusätzlich entsteht, ist der Zustand der unangenehmen emotionalen Erregung beim Auftreten der Angst. So entsteht Angst vor der Angst und diese Besorgnis steigert sich mit jeder Bestätigung der eigenen Befürchtung. Im Sinne der „selbsterfüllenden Prophezeiung" führt dies zu einer Spirale, wobei sich die Angst, mit der Besorgnis davor, immer mehr steigert. Die erhöhte Selbstaufmerksamkeit und die auftretenden Vermeidungstendenzen verstärken die ursprünglichen Befürchtungen und setzen einen Spiralmechanismus in Gang.

Reaktionen, wie sie in den klinischen Manuals (ICD 10/DSM IV) genannt werden, wie übertriebene Schreckhaftigkeit, Hypervigilanz, Angst und Panik können sich manifestieren und sich schlussendlich zu klinischen Angst- oder Panikstörungen ausbilden. (vgl. Brett, (2000)

- Schuldgefühle

Eine der wesentlichen Reaktionen nach traumatischen Ereignissen ist das Auftreten von Schuldgefühlen. Dabei ist wesentlich – *auch ohne objektive Schuld* kann ein subjektives Schuldgefühl entstehen, weil man die eigene Kontrollüberzeugung nicht verlieren will und weil Schuld, sei es auch die „eigene" das Geschehen erklärbar und somit verstehbar macht. *„Die Haltung einen Teil der Verantwortung zu übernehmen, hat Schutzfunktion und dient der Ohnmachtsabwehr."* (Gschwend, 1999, S. 56)

„Schuld- und Schamgefühle werden oft zu zentralen Themen der traumatisierten Person. Schuldgefühle gipfeln in Selbstvorwürfen und Selbstanklagen. Sie können als Abwehr des Gefühls, einer unerträglichen Situation hilflos ausgeliefert gewesen zu sein, verstanden werden." (Sonneck, 2000, S. 53)

Die Betroffen verfallen beim Auftreten derartiger Schuldgefühle immer wieder in ganz typische Denkfehler (vgl. Ehlers, 1999):

- Überschätzung der Eigenverantwortung – zu große Maßstäbe für sich selbst setzen
- rigides Denken – Schwarz/Weiß-Denken

- Nachschaufehler – spätere Interpretation der Situation unter dem Einschluss von Wissen, welches vor bzw. während dem Ereignis nicht verfügbar war
- Interpretation von Wahrnehmungsverzerrungen während des Ereignisses als Realität
- Selektives Denken – andere Aspekte, Verantwortungen, Gründe usw. – werden ausgeschlossen
- subjektive Verwechslung von Schuldgefühlen und Schuld

„Traumatische Ereignisse vereiteln per definitionem jegliche Initiative und überfordern die individuelle Kompetenz. Egal wie mutig und einfallsreich das Opfer war, es konnte damit die Katastrophe nicht abwenden. Wenn das Opfer nach traumatischen Ereignissen ihr eigenes Verhalten reflektieren und beurteilen, so entstehen praktisch immer Schuld- und Minderwertigkeitsgefühle." (Herman, 1993, S. 80)

Gerade diese Schuldgefühle sind eine massive Einschränkung in der Lebensqualität und wirken oft regelrecht selbstzerstörerisch. Sie sind immer dann als ein Alarmzeichen in Richtung Depressivität und Suizidalität zu werten, wenn die Zuschreibung der Ursächlichkeit oder der Folgen des Traumas nicht auf die Umstände, die Situation, auf die momentane Befindlichkeit usw. sondern – generalisierend – auf sich selbst als Person („Immer mir passiert das!" „Ich bin schlecht!" ...) bezogen wird. *„Bei einigen Menschen geht dieses Gefühl im Extremfall so weit, dass sie sich schuldig fühlen, am Leben geblieben zu sein, während ein anderer Mensch sterben musste."* (Gasch, 1998, S. 819)

Gerade bei Einsatzkräften sind Schuldgefühle oft ein bedeutendes Thema, besonders dann, wenn in der Einsatzsituation lediglich geringe bzw. gar keine Handlungsmöglichkeiten gegeben waren oder Entscheidungen über Leben und Tod getroffen werden mussten. Oft sind sie das „eigentlich Belastende" am Einsatz und unterstellen ein schuldhaftes Handeln und damit ein Versagen als professionelle Einsatzkraft. (vgl. Bänninger Huber et. al., 2002)

Ein zusätzlicher Aspekt, der gerade Einsatzkräfte belastet, ist die dabei auftretende Angst vor Konsequenzen von etwaigem schuldhaften Verhalten. Jede Einsatzkraft sieht sich bei einer dienstlichen Verfehlung dienstrechtlicher und strafrechtlicher Verfolgung ausgesetzt. Einsatzkräfte, die in der Phase der Selbstzweifel *unrealistische* Schuldgefühle entwickeln, sehen sich auch mit diesen Ängsten konfrontiert. *„Schuldgefühle gehen oft einher mit einem niedrigen Selbstwertgefühl und sind mit großer Spannung verbunden. So steht oft auch die Angst vor negativen Konsequenzen im Zentrum des Erlebens, etwa die Angst vor Aufdeckung („es kommt auf, was ich getan habe, was ich für ein Mensch bin"), die Angst vor Strafe oder die Angst vor einer Beziehungsveränderung („Ich kann meinen Angehörigen nicht mehr unter die Augen treten").* (Bänninger Huber et. al., 2002, S. 3)

- Hilflosigkeits- und Insuffizienzgefühle

Die Überzeugung des Betroffenen, in seiner Rolle im Traumageschehen „absolut nichts" gegen die auftretenden Umstände und Folgen getan haben zu können kann zum Gefühl der Hilflosigkeit oder der Insuffizienz führen. Seligmann (1975) hat mit dem Modell der „erlernten Hilflosigkeit" aufgezeigt, dass man bei Menschen und Tieren unter derartigen Umständen, wie zahlreiche Versuche zeigten, „erlernte Hilflosigkeit" hervorrufen kann. *„Hilflosigkeit entsteht aus dem Kompetenzverlust, der in einer Verallgemeinerung der traumatischen Desillusionierung dem Selbst als Versagen zugeschrieben wird."* (Fischer et. al., 1999, S. 116)

Dieses Desillusionierungsschema führt zum Gefühl der Unfähigkeit, Hilflosigkeit und der Schuldhaftigkeit. Diese irrationalen Überzeugungen haben aber nach Fischer et. al. im Sinne einer psychodynamischen Kompensation den Zweck das Geschehen erklärbar zu machen. Das Symptom ist dabei ein dynamischer Kompromiss zwischen dem Traumaschema und der Traumakompensation.

- Affektive Störungen

Das Erleben eines Traumas kann auch zu zahlreichen unterschiedlichen affektiven Störungen führen, die von den Betroffenen ohne therapeutische Unterstützung nicht zu bewältigen sind. Dabei sind insbesondere Angststörungen, Depressionen, Zwangsstörungen, Phobien, Suchterkrankungen und nicht zuletzt auch Suizidalität zu nennen. (vgl. Butollo, 2002) *„Eine posttraumatische Belastungsstörung entwickelt sich nicht allein auf*

Grund der objektiven, sondern vielmehr auf Grund der subjektiv wahrgenommenen Bedrohlichkeit eines Traumas. Bei einer posttraumatischen Belastungsstörung besteht ein erhöhtes Risiko für Panikstörungen, Agoraphobie, Zwangsstörung, soziale Phobie, spezifische Phobie, Depression, Somatisierungsstörungen und Medikamentenmissbrauch.“ (Morschitzky, 2002, S. 94)

Nicht bagatellisiert werden darf die Gefahr der Suizidalität nach schweren Traumatisierungen. Wenn depressive Tendenzen vorhanden sind, personenbezogene Schuldgefühle entstehen und die auftretenden Aggressionen nach innen gerichtet werden, das soziale Netz nicht mehr greift, man sich isoliert und allein gelassen vorkommt, ist dies oft eine der Konsequenzen von traumatischen Erlebnissen. *„Entscheidender Faktor für die depressive Entwicklung und die Suizidalität im Rahmen einer Konfliktsituation ist die Kränkung des Selbstwertgefühles. Aus Kränkungen können aggressive Impulse entstehen, die bei zu Depressionen neigenden Menschen auf Grund der bei ihnen vorhandenen Aggressionshemmung aber nicht ausgelebt werden können, sondern gegen die eigene Person gerichtet werden. In die Selbsttötung fließt so als Motiv die Bestrafung der Umgebung, die dem Betroffenen die Kränkung zugefügt hat, mit ein.“* (Hermanutz et. al., 2001, S. 234)

Die Folgen eines Traumas können und dürfen daher nicht allein über das Auftreten von „Traumareaktionen“ und „Belastungsstörungen“ beurteilt werden, sondern müssen weitaus mehr Komponenten mit berücksichtigt werden. Die Folgen können vielfältig sein und die Betroffenen sind sich oft sogar nicht bewusst, dass eine auftretende affektive Störung ihre Ursache in einer früheren Traumatisierung hat.

„Die PTB zeigt eine beträchtliche Komorbidität mit affektiven Störungen, anderen Angststörungen, Substanzmissbrauch und Somatisierung. In der Studie von Kessler et. al. (1995) hatten 88% der Männer und 78% der Frauen komorbide psychische Störungen. Studien an Kriegsveteranen mit PTB zeigen erhöhte Quoten von Ehe- und Familienproblemen, gewalttätigem Verhalten (Jordan et. al., 1992) und starkem Rauchen (Beckham et. al., 1997).“ (Ehlers, 1999, S. 10)

3.6.3 Körperliche (somatische) Auswirkungen

Heute hat man erkannt, dass viele Erkrankungen der heutigen Leistungs- und Wohlstandsgesellschaft auf andauernde Stressbelastungen und unzureichende Stressbewältigung zurückzuführen sind. Ich nenne hier nur einige der bekanntesten wie Bluthochdruck, Herz- und Kreislauferkrankungen, Magen- und Darmerkrankungen, Diabetes II, Immunreaktionen, Impotenz usw. In der modernen Krankheitsvorsorge nimmt daher auch die Stressbewältigung einen immer stärkeren Stellenwert ein. *„Von vielen Seiten eintreffende Forschungsergebnisse deuten daraufhin, dass Stress tatsächlich unser Immunsystem schädigen und das Erkrankungsrisiko deutlich erhöhen kann. Sowohl massive Stressfaktoren – der Tod eines Lebenspartners oder eines Kindes, Scheidung, ehelicher Zwist, eine Major Depression, dauernde Pflege eines Familienmitgliedes mit Alzheimer Krankheit – als auch alltägliche Stressoren, wie Prüfungen sind mit einer verminderten Immunfunktion und, im Fall der extremeren Stressquellen, mit erhöhter Sterblichkeit in Verbindung gebracht worden.“* (Sapolsky, 1994, S. 187)

Übermäßig starke Stressbelastungen wie traumatische Erfahrungen, die noch dazu über einen längeren Zeitraum einen überhöhten Stress- und Erregungspegel mit sich bringen, haben fast immer auch physiologische Konsequenzen, auch wenn diese nur vorübergehende Magenschmerzen, Migräneanfälle o.ä. sind. In der Regel steigt aber die Vulnerabilität für die Ausbildung einer körperlichen Krankheit deutlich an. *„Der Yale Psychologe Bruce McEwen hat eine umfangreiche Studie über den Zusammenhang zwischen Stress und Erkrankungen analysiert und dabei eine Vielzahl von Effekten gefunden: Die Immunfunktion wird durch Stress dermaßen geschwächt, dass die Metastasierung von Krebs dadurch beschleunigt wird; es steigt die Anfälligkeit für Virusinfektionen; die Bildung von Ablagerungen wird beschleunigt, was Arteriosklerose und Klumpenbildung nach sich zieht, die einen Herzinfarkt auslösen; der Ausbruch von Diabetes Typ I und der Verlauf von Diabetes Typ II wird beschleunigt; Asthmaanfälle werden durch Stress ausgelöst und verschlimmert. Weitere mögliche Folgen von Stress: Geschwürbildung im Magen-Darmtrakt, Symptome von geschwüriger Dickdarmentzündung und Darmentzündungen generell. Anhaltender Stress kann langfristig auch das Gehirn in Mitleidenschaft ziehen, zum Beispiel den Hippocampus und damit die Gedächtnisfunktion schädigen.“* (Goleman, 1995, S. 220)

Auch die andauernden Intrusionen können pathologische Züge annehmen, wenn die störenden Bilder, Alpträume und Angstzustände nicht mehr aufhören. Die ständige Übererregung führt oft zu einem physiologischen Erschöpfungszustand und der Körper reagiert darauf mit Schädigungen des kardiovaskulären Systems, Beeinträchtigung des Muskel- und Haltungsapparates (z. Bsp. chronische Muskelschmerzen) und des Immunsystems. (vgl. Gasch, 1998)

Wie bei Birbaumer et. al. (1996) und auch anderen Autoren hingewiesen wird sind aber auch die bei und nach einer Traumareaktion übermäßigen und lang anhaltenden Hormonausschüttungen, sowie die dadurch veränderten Stoffwechselprozesse, mitverantwortlich für die Ausbildung von physischen und psychischen Störungen.

3.6.4 Auswirkungen im Verhalten

Personen, die ein Trauma erlebten, zeigen kognitiv, emotional und körperlich Auswirkungen und Folgen. Dies wirkt sich dann auch im Verhalten der Betroffenen gegenüber ihrer Umwelt aus. Einer der bedeutendsten Aspekte ist dabei das Vermeidungsverhalten.

- Vermeidungsverhalten

Nach der Theorie von Grey (1982), lassen sich drei Verhaltenssysteme unterscheiden (vgl. Asendorpf, 1996):

a) ein Verhaltensaktivierungssystem – auf Signale von Belohnung und Nichtbestrafung
b) ein Verhaltenshemmungssystem – auf Signale von Strafe, Nichtbelohnung oder unbekannte Reize und
c) ein Angriff/Fluchtsystem – auf Signale von Strafe oder Nichtbelohnung.

Das Angriff/Fluchtsystem hat im Trauma versagt, da es nicht gelang die Folgen zu verhindern, oder sich der Situation zu entziehen. Die Angst bzw. Befürchtung etwas Derartiges wiederzuerleben wird durch ständige Erregung und durch Intrusionen aufrechterhalten. So greift das Verhaltenshemmungssystem. Man versucht Gedanken, Situationen, Personen, Orte, Aktivitäten usw., welche an das Trauma erinnern könnten, zu vermeiden.

Hyer (1994, S. 5) schrieb, dass in jedem von uns ein Homunkulus existiert, der aktiviert wird, wenn wir eine starke Frustration oder ein Trauma erleben: *„The homunculus knows immendiately what to do in this situation: evade anxiety wherever it exists.“*

Hermanutz et. al. (2001, S. 20) weisen darauf hin, dass Angst nicht nur allein als „Emotion“ zu betrachten ist: *„Das Gefühl Angst hat immer drei Komponenten. Sie hat einen körperlichen Anteil, z. B. Herzklopfen oder Schwitzen, einen gedanklichen Anteil, z. B. die Furcht zu versagen, und drittens einen Verhaltensanteil, wenn man z. B. vermeidet oder flüchtet.“*

Gerade im sozialen Umfeld, das eigentlich als ein Auffangnetz für persönliche Krisen fungieren sollte, können die Verhaltensänderungen des Betroffenen, als Folgen eines traumatischen Ereignisses, dazu führen, dass Unverständnis, Distanzierung, Konflikte usw. auftreten. Vom Betroffenen selbst ausgehend wird oft Distanz und Isolation dem aktiven Kontakt vorgezogen. Vermeidungsverhalten in diesem Bereich führt dazu, dass die Betroffenen schlussendlich alleine mit ihrer Problematik dastehen, mit der sie ohne Unterstützung aber nur schwer fertig werden können. *„Die PTBS jedoch beinhaltet eine einzigartige Kombination von Übererregung, erworbener Konditionierung, Erschütterung von Lebensanschauungen und sozialem Vermeidungsverhalten.“* (Van der Kolk et. al., 2000, S. 115)

Nach Herman (1993) zwingt das Trauma die Opfer, sich aus engen Bindungen zurückzuziehen und sie gleichzeitig wieder verzweifelt zu suchen. Die schwere Beschädigung des Urvertrauens, die verbreiteten Scham-, Schuld- und Minderwertigkeitsgefühle und die Angst, dass Erinnerungen an das Trauma im sozialen Umgang vielleicht durch Fragen wieder aufkommen könnten, fördert den Rückzug aus engen Bindungen. Trotzdem intensiviert der Schrecken des traumatischen Ereignisses gleichzeitig das Bedürfnis nach schützender Zuneigung. So sind Traumatisierte oft zerrissen zwischen Isolation und ängstlichem Anklammern. *„Manche Menschen fühlen sich unwirklich oder wie losgelöst von ihrer Umgebung, wenn sie an das traumatische Erlebnis erinnert werden. Eine solche Gefühlstaubheit kann zum Beispiel dazu führen, dass sie sich von den Menschen, die Ihnen nahe stehen, entfremdet fühlen. Viele Menschen spüren, dass diese vertrauten Personen nicht verstehen können, was die Betroffenen mitgemacht haben, weil sie es nicht selbst erlebt haben. Dieses spricht für die Außergewöhnlichkeit des Ereignisses.“* (Jatzko, 2001, S. 3)

- Reizbarkeit/Aggressivität

Die komplexen Zusammenhänge von kognitiven, emotionalen und körperlichen Reaktionen werden auch hier wieder deutlich. Die Betroffenen bleiben gedanklich beim Trauma hängen, in dem sie eine starke Frustration erleben, was für sich alleine schon die Bereitschaft zur Aggression fördert. Zusätzlich ist ihr Erregungspegel durch wiederkehrende Intrusionen, Schuld-, Insuffizienzgefühle und das damit verbundene Stresserleben mit den starken Hormonausschüttungen (hoher Dopamin- und Angrogenspiegel, niedriger Serotoninspiegel) ständig erhöht. Schlafstörungen, Hypervigilanz und übertriebene Schreckhaftigkeit sind die Folge. Dies alles zusammen führt zu einer Verringerung der Reizschwelle gegenüber der „Alltagsumwelt". „Innere Unruhe und Erregung, erhöhte Reizbarkeit, Aggressivität *und ein Übermaß der Zuwendung zu inneren Vorgängen sind sehr wahrscheinlich.*" (Hoffeld, 2001, S. 18)

Im Normalfall richtet sich die Aggression (Wut) nach dem erwähnten Angriffs/Fluchtsystem gegen die Quelle der Frustration – das traumatische Ereignis. Dies ist aber gerade bei Einsatzkräften nicht möglich. So kommt es zu einer Verschiebung der Aggression gegen ein Ersatzziel.

Von besonderem Einfluss ist es in diesem Zusammenhang, wenn es zu einer Bedrohung der eigenen Integrität oder des eigenen Selbstwertgefühles kommt. (vgl. Zimbardo, 1995) Hier verstärkt sich das Aggressionspotential sofort. Bei Selbstentwertungen wie Schuldzuschreibungen u.ä. kann die Aggression dann auch manchmal gegen sich selbst gerichtet werden und kommt es dadurch auch zu Suizidalität.

Besonders Einsatzkräfte haben das Problem, dass sie auftretende Emotionen beim und nach dem Einsatz nicht ausleben können und dürfen. Sie müssen ihre Gefühle verstecken. Gerade diese versteckte Gefühle können aggressiv sein, wie Wut, Ärger, Hass usw. Es kann im Dienst aber auch dazu führen, dass bei der Anwendung von „instrumenteller Aggression" – im Sinne der Pflichterfüllung – die aufgestaute Energie dazu führt, dass die nächste Handlung im Dienst dann unangemessen stark ausfällt und die Einsatzkraft in der Einsatzsituation dann überreagiert.

Von Heinrichs et. al. wurde eine prospektive Längsschnittstudie bei 43 Berufsanfängern von acht verschiedenen deutschen Berufsfeuerwehren durchgeführt. Dabei zeigte sich, dass innerhalb eines Jahres physische und psychische Symptome deutlich zunehmen. PTSD stieg von 4 Probanden auf 7. Intrusionen stiegen von 3 auf 7, Vermeidungsverhalten von 1 auf 6, Depressionen von 0 auf 4, Ängstlichkeit von 1 auf 6 und das allgemeine physische Befinden (gemessen mit dem GHQ) verschlechterte sich deutlich. (vgl. Heinrichs et. al., 2001) Nach einem weiteren Jahr zeigte sich, dass sich die Symptomatik bei der Gruppe mit PTSD-Symptomatik verstärkte. Dabei zeigten sich deutlich Zusammenhänge (Varianzanteil > 10%) mit erhöhter Aggressivität, niederer Selbstwirksamkeit und erhöhtem Arousal.

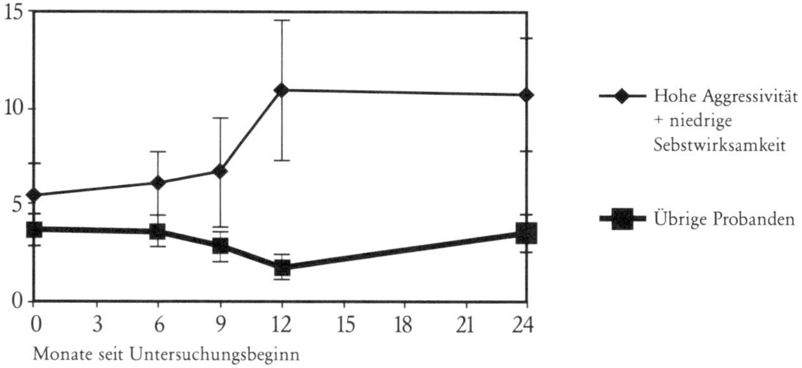

Abb. 5: Untersuchungsergebnis von Heinrichs et. al. (in Heinrichs et. al. (2001): „Posttraumatische Belastungsstörungen bei Risikoberufen, Entstehung, Häufigkeit, Folgen.“)

Die Ergebnisse dieser Untersuchung sind besonders bemerkenswert, denn sie zeigen auf, dass ungenügende Aufarbeitung von erlebten traumatischen Situationen über die Zeit zu Auswirkungen führen, welche die Wahrscheinlichkeit für das Auftreten einer voll ausgebildeten Belastungsstörung beim nächsten traumatischen Ereignis drastisch erhöhen.

Die aufgestauten Aggressionen entladen sich meist dort, wo man sonst Hilfe und Unterstützung sucht, im sozialen Umfeld: *„So bemerken viele, dass nahestehende Personen (Ehepartner, Familie, Kinder, Freunde) sie ärgerlich machen. Manchmal haben sie auch Wutausbrüche gegenüber den Menschen, die Ihnen am meisten etwas bedeuten. Das ist verwirrend: Warum ist man so ärgerlich auf diejenigen, die man gerne hat? Dies liegt teilweise daran, dass man sich durch das Trauma in einem Zustand hoher Erregung befindet und deswegen nicht mehr belastbar ist und gelassen reagieren kann. Auch kann* *es sein, dass man im Umgang mir nahe stehenden Personen Gefühle von Abhängigkeit, Verletzlichkeit und Hilflosigkeit erlebt, die einen an das Trauma erinnern und deswegen ärgerlich machen. Häufig kommt auch noch das Gefühl dazu, von der Familie nicht verstanden zu werden. Manchmal kommt es sogar vor, dass man sich so ärgerlich fühlt, dass man laut fluchen oder um sich schlagen könnte.*" (Jatzko, 2001, S. 5)

Dies führt natürlich zu extremen Unverständnis und Gegenreaktionen. So entstehen im sozialen Umfeld ernsthafte Krisen. Daraus können sich – gerade mit der Vorbelastung eines Traumas – im Extremfall sogar menschliche Katastrophen entwickeln. Die in den Medien im Sommer 2002 erwähnte erschreckende Mord- (Ehegattin) und Selbstmordserie von amerikanischen Elitesoldaten, die kurz zuvor vom Afghanistaneinsatz zurückgekehrt waren, mag vielleicht auch hier ihre Ursachen haben. „*Die Bedrohung durch den unvermeidlichen Tod, immer wieder verleugnet oder verschleiert durch Illusionen, ruft gerade aufgrund der Verleugnung immer ausgedehntere Aggressionen wach, deren Befriedigung auf die Meisterung intermediärer Ziele, auf die Beherrschung der Natur, des Mitmenschen, der Gruppe verschoben wird.*" (Stern, 1974, S. 504)

- Suchtverhalten

Ein wesentlicher Aspekt nach einem traumatischen Ereignis ist die Gefahr des Auftretens von gesteigertem Suchtverhalten. Die ständige Erregung und auftretende Schlafstörungen verleiten dazu immer wieder Beruhigungs- und Schlafmittel einzunehmen. Diese Sedierung verhindert aber ihrerseits auch die kognitive Aufarbeitung des Geschehens und wirkt so kontraproduktiv.

Das Gefühl ständig mit dem Trauma konfrontiert zu sein, Angst, Erregung, Hilflosigkeit – die allgemeine Desillusionierung – führt zu depressiven Tendenzen und bei vielen Traumatisierten zum Versuch aus der Realität mit Suchtmitteln zu flüchten.

Violanti (1997) bezieht sich in seinem Artikel über Auswirkungen von beruflichen Traumatas im Polizeiberuf auf verschiedene internationale Studien, die nachwiesen, dass es vermehrt zu physiologischen und psychologischen Problemen kam und sich auch die Wahrscheinlichkeit von Suchtverhalten erhöht. Keane et. al. (1998) kamen zu ähnlichen Ergebnissen.

3.7 Einflüsse auf die Tätigkeit als Einsatzkraft

Die bereits mehrfach erwähnten Insuffizienzgefühle, die gerade Einsatzkräfte entwickeln können, wenn sie im Zuge der Einsatzsituation keine Handlungsmöglichkeit hatten und „hilflos" zusehen mussten – ohne selbst eingreifen zu können, sind natürlich ausgesprochen belastend und führen zu starken Selbstzweifeln und einer Verminderung des Selbstkonzeptes der eigenen Fähigkeiten, was Unsicherheiten gegenüber den Kollegen und bei zukünftigen Einsätzen zur Folge haben kann.

Fischer (1990) führt folgende als Bedrohung und Verlust erlebte Konsequenzen nach einem traumatischen Ereignis an:

- Kontrollverlust – sowohl bezüglich der Handlungsfähigkeit, als auch bezüglich der Vorhersagbarkeit und der Begreifbarkeit
- Unterbrechung des Handlungsstroms – die Schemata von der Welt und der eigenen Person stimmen nicht mehr mit der Realität überein
- Verlust sozialer Bindungen – zu Einzelpersonen (Partner, Freund usw.) oder Gemeinschaften (Organisation, Korps usw.)
- Verlust sozialer Rangpositionen – Abwertung vor anderen, Suspendierung, Degradierung usw.

Für die Einsatzkraft ist das traumatische Erleben meist auch mit einem oder mehreren Vertrauensverlusten verbunden, die für ihr Selbstbild als Einsatzkraft besonders wichtig sind (vgl. 2.3.):

- Vertrauen zu sich selbst (Fähigkeiten, Belastbarkeit, Kontrollierbarkeit, ...)
- Vertrauen zu anderen und der Organisation (Kollegen, System, ...)
- Vertrauen zu Grundannahmen (Gerechtigkeit, Sinnhaftigkeit, Erklärbarkeit, ...).

Mangelndes Selbstvertrauen und mangelnde Selbstakzeptanz sowie Angst vor Kritik und einem Versagen in einer belastenden Situation führen nach Ullrich de Muynck et. Ullrich (1978) zu sozialer Inkompetenz. Dies bedeutet, dass Problemsituationen im beruflichen und sozialen Leben nur mehr ungenügend bewältigt werden.

Eine Einsatzkraft, die im Dienst ein traumatisches Stresserleben hatte, wird bei der Arbeit immer wieder damit konfrontiert und muss mit der Befürchtung leben, im nächsten Einsatz wieder etwas Ähnliches zu erleben. Dies wirkt sich natürlich auch auf das Verhalten und die Handlungen der Einsatzkraft aus. Angst oder Furcht vor belastenden Situationen bzw. davor in derartigen Situationen zu versagen, kann das gesamte Leben massiv beeinträchtigen. Die dauerhafte, unangemessene Furcht führt zum Versuch belastende Situationen von vornherein zu vermeiden, was die Betroffenen natürlich vorerst vor der Kollegenschaft und den Vorgesetzten zu verbergen versuchen. Solch ein Verhalten führt zu zusätzlicher Furcht vor Entdeckung und hat auch Selbstentwertung zur Folge. Man fühlt sich minderwertig und hat Angst, dass dies auch die anderen bemerken und bestätigen könnten. *„Wir spüren unsere eigene Verletzlichkeit und unser Ausgesetzt-Sein in einer nur vermeintlich sicheren Welt, auch das erzeugt Angst.“* (Gschwend, 1999, S. 56)

Die Vermeidungsreaktionen im Dienst bleiben nicht unbemerkt und vermindern das eigene Selbstwertgefühl und das Ansehen in der Kollegenschaft. Dabei versucht man bestimmten Situationen/Einsätzen aus dem Weg zu gehen oder sich bei der Diensteinteilung nur dort berücksichtigen zu lassen, wo dies aus der Sicht der Betroffenen relativ „gefahrlos“ ist. Im besten Fall kann aber auch ein Posten oder eine Stellung gefunden werden, wo man derartigen Extrembelastungen nicht mehr ausgesetzt ist – Funksprecher, Verrechnung, Administration usw. Im Extremfall jedoch wird die Tätigkeit als Einsatzkraft aufgegeben oder es kommt zu Kündigungen bzw. krankheitsbedingten Frühpensionierungen.

Diese Ängste, Selbstzweifel und Unsicherheiten, die nach einem traumatischen Ereignis im beruflichen Alltag zusätzlich auftreten, erhöhen natürlich die Stressbelastung und vermindern die Schwelle der Reizbarkeit. Nun ist aber gerade Stress bei Einsatzorganisationen ein besonderes Thema. Es kommt nicht nur zu massivem Einsatzstress im Dienst, sondern durch die Arbeitsverhältnisse und Organisationsstrukturen kommt es zu zusätzlichen Belastungsfaktoren, wie Nacht- und Schichtdienst, hierarchische Struktur, Bürokratie usw.

Wirtenberger (2001, S. 9), der in seiner Diplomarbeit „Stress bei der Kriminalpolizei“ untersuchte, merkt an: *„Stress am Arbeitsplatz ist ein Problemkreis, dem seit den 60-er Jahren in immer größerem Ausmaß Aufmerksamkeit geschenkt wird. Es gibt verlässliche Schätzungen, nach denen bis zu 30% der Arbeitsunfälle auf Stressfolgen zurückzuführen sind. Darüber hinaus* *lässt sich in den letzten Jahrzehnten eine Zunahme von Stresserscheinungen und Krankheiten, die als Belastungsfolgen eingeschätzt werden können, beobachten.“*

Steinbauer (2002) führte eine Untersuchung über „Stress im Polizeiberuf“ in Österreich durch und kam dabei zu folgendem Ergebnis. Polizisten die belastende Ereignisse hinter sich hatten, gaben an, welche Auswirkungen sie im Dienst verspürten. Dabei wurden 31 verschiedene Auswirkungen in fünf Kategorien vorgegeben und es kam zu folgender Reihung:
72,6% Gereiztheit
65,1% weniger Arbeitsmotivation
60,3% Werteveränderung
60,3% Streitigkeiten
58,9% größerer Erfahrungsschatz.

Auf die Frage nach der Häufigkeit von Reaktionen auf das belastendste Ereignis kam sie zu folgender Reihung:
a) erhöhtes Gefahrenempfinden
b) Wut, Zorn
c) ungewollt wiederkehrende und belastende Erinnerungen
d) Flashbacks
e) Beunruhigung wegen zukünftiger gefährlicher Situationen.

In einer Studie von Sennekamp und Martin (2001) bei allen Mitarbeitern des Polizeipräsidiums Karlsruhe wurde festgestellt, dass diejenigen Einsatzkräfte, die häufig einer Extrembelastung ausgesetzt waren, täglich Situationen im Dienst als belastend oder besprechungsbedürftig erleben. Das heißt, diese Betroffenen waren weniger belastungsfähig und fühlten sich häufiger unter Druck. Auch die Auswirkungen der Belastungen auf die eigene Befindlichkeit wurde von dieser Gruppe als erheblich ausgeprägter angegeben. Weiters wurde bei dieser Studie auch festgestellt, dass mit zunehmenden Dienstjahren der Zusammenhang zwischen Belastungen und geringerem Wohlbefinden deutlicher erlebt wird.

Bei Einsatzkräften wird meistens kaum darauf Rücksicht genommen, in welcher privater Situation sie sich befinden. Wenn sich nun private *und* dienstliche Probleme häufen (Bsp. laufende Scheidung und Beförderungsproblematik) *und* sich zudem dann in diesem Zeitraum noch ein traumatisches Stresserlebnis bei einem Einsatz ergibt, kann dies für die Einsatzkraft zu einer Krise führen und ist die Ausbildung einer Belastungsstörung oder anderer schwerwiegender Folgen ziemlich wahrscheinlich. *„Aus der Sicht der Psychologie kommt es zu einer Krise, wenn eine Person unfähig ist, mit einer unangenehmen, fordernden Situation fertig zu werden. Das seelische Gleichgewicht ist hier massiv gestört. Das Versagen der gewöhnlichen Schutz- und Bewältigungsstrategien führt zu Stresssymptomen und Kompensationsstörungen. Caplan (1961) definiert Krise als Zustand, in dem Einzelpersonen auf ein Hindernis oder eine Herausforderung treffen, welche sich mit Hilfe der normalen Strategien zur Problemlösung oder -bewältigung als unüberwindbar erweist. Dieser Zustand führt dann zu seelischer Disharmonie und Dekompensation.“* (Mitchell et. al., 1998, S. 83)

Im Tagungsbericht zur internationalen Tagung an der Fachschule für Polizei in Villingen Schwenningen zum Thema „Trauma und Katastrophe“ im Jahr 1995 stellt der Polizeipsychologe Peter Pfeiffer (S. 87) fest: *„Die Zahl der psychosomatischen Reaktionen und beruflichen Ausfälle im Polizeibereich mehren sich. Bundesweit ist ein Trend erkennbar, der ein vorzeitiges Ausscheiden aus dem Dienst oder eine andere dienstliche Verwendung (z. B. im Verwaltungsbereich) immer wahrscheinlicher werden lässt. Bei der Analyse der Vorfälle zeigt sich, dass dies nicht unbedingt spektakuläre Fälle sein müssen, sondern in der individuellen Bewertung gravierende Folgen angenommen haben.“*

Die alltägliche normale Stressbelastung durch die Anforderungen im Beruf wird nach einem traumatischen Erleben als viel intensiver empfunden. Auch sonstige Sorgen und Besorgnisse privater und beruflicher Natur werden stärker als sonst bewertet und man hat zudem das subjektive Empfinden, dass die eigene Leistung zu wenig Anerkennung bekommt. Dies kann unter Umständen auch einer der Gründe für die Ausbildung des so genannten „Burnout“ sein, unter dem gerade Einsatzkräfte und Personen in helfenden Berufen oft leiden.

3.7.1 Burnout

Dabei handelt es sich um ein Reaktionssyndrom, das sich oft über viele Jahre aus spezifischen Arbeitsbedingungen, Aufgaben- und Tätigkeits- sowie Persönlichkeitsmerkmalen als Sonderform einer Problemlösung entwickelt. (vgl. Sonneck, 2000)

Die einzelnen Aspekte sind:

- *emotionale Erschöpfung* – Müdigkeit, Schlafstörungen, Krankheitsanfälligkeit, herabgesetzte Libido, ...
- *Depersonalisierung* – zynische Einstellung zu Kollegen und Parteien, Rückzug von sozialen Kontakten, Schuldgefühle, Vermeidungsverhalten, Reduktion der Arbeit auf das Allernötigste, ...
- *Leistungsunzufriedenheit* – Erfahrung von Erfolg- und Machtlosigkeit, fehlende Anerkennung, Insuffizienzgefühle, Überforderung, ...

Es entsteht meist aus einer widersprüchlichen Mischung von exzessivem, ausgedehntem Arbeitsstress und gleichzeitig chronischer Unterforderung, was bei Helferberufen oft typisch ist. Phasen von Arbeit unter Zeitdruck und hoher psychischer und physischer Belastung wechseln unregelmäßig mit oft langen Pausen ohne Einsatz!

Welche Einsatzkraft hat sich am Abend „nach dem Dienst" nicht schon einmal völlig fertig und ausgelaugt gefühlt und dann trotzdem nicht abschalten und einschlafen können? Wer hat nicht schon einmal Zweifel an der Effizienz seiner Arbeit gehabt oder an den Strukturen im Dienstbetrieb? Wer kennt nicht das Gefühl, durch die Arbeit erschöpft zu werden, den Glauben an sich selbst zu verlieren und sich immer weniger leistungsfähig zu fühlen? *„Auch als Helfende geraten wir immer wieder in Situationen, die uns am Sinn unseres therapeutischen Tuns zweifeln lassen, und das Burnout-Syndrom, die Berufskrankheit der Professionellen, kann letztlich als eine Sinnkrise verstanden werden."* (Wirtz et. al., 1995, S. 15)

Es gibt soziale Alarmsignale (vgl. Hücker, 1997), die auf veränderte Denkstrukturen der Betroffenen hinweisen:

- *Unerträglichkeitsempfindungen* – als Stimmungsstörungen des Betroffenen bei Regelungen oder Anordnungen gegen seine Ansichten, beim Nichtbefolgen von Anweisungen die der Betroffene gibt, bei Verstößen von anderen gegen Vorschriften, ...
- *sich unverstanden fühlen* – bei Einwendungen, Vorschlägen, Anregungen usw. – was dem Gefühl einer Entwertung der eigenen Person gleich zu halten ist

- *Entwickeln von Widerständen* – Verweigerung von Aufgaben, Flucht in Krankenstand, Verhinderungsstrategien, wie Überlastung vorgeben oder private Verpflichtungen usw.
- resignieren – als verfestigte Form des Widerstandes – innere Kündigung – keine Identifikation mit dem Beruf mehr.

Mit einer der Gründe für Burnout ist auch das Überengagement. Im Allgemeinen sagt man: „Ausbrennen kann nur jemand, der gebrannt hat!" Bei Einsatzorganisationen wird oft auch zu wenig Bedacht auf die vorhandene Bewertungs- und Motivationslage genommen. Wenn die Erwartungen an sich selbst und die Erwartungen an die Umwelt – gerade in Hinsicht von sozialer Anerkennung – unrealistisch hoch sind, kommt es über kurz oder lang zu schmerzhaften narzisstischen Kränkungen. *„Narzisstische Bedürftigkeit, Lust auf Macht und Kompetenz, ursprüngliche Omnipotenzgefühle, mit denen Helfende als Weltverbesserer >feurig< in die Profession eingestiegen sind, stellen besondere Risikofaktoren dar, bei den nicht ausbleibenden Frustrationen, rasch zu verglühen."* (Wirtz et. al., 1995, S. 79)

Burnout-Gefährdete haben oft destruktive Einstellungsmuster zu sich und zur Berufsumwelt (vgl. Hermanutz et. al., 2001):

- absolute Erwartungen – dogmatisches Müssen, statt Wünschen und Wollen
- katastrophieren – statt realistischer Einschätzung von Konsequenzen
- globale negative Personenbewertung – statt differenzierter Bewertung anderer
- falsche Selbstbewertung – unter – oder überbewerten
- niedrige Frustrationstoleranz – Verlust des Maßstabes, an dem die persönliche Bewältigungsfähigkeit gemessen wird

Derartige Einstellungsmuster führen zu extremen Emotionen, Unruhe, unorientiertem Verhalten, höherer Belastung und mehr Problemen bei der Aufgabenbewältigung. Dies wirkt sich bei Helferberufen mit den besonderen Einsatzsituationen, die oftmals auch die Qualität traumatischer Ereignisse haben, ganz besonders aus. Gerade das Empfinden für seine besondere Leistung wenig oder gar keine Anerkennung zu bekommen, oder im Gegensatz dazu (oft medial) noch ungerechtfertigt angegriffen zu werden, ist hier von besonderer Bedeutung. So kommt es im Laufe der

Zeit zu immer mehr Frustrationen und dies kann schlussendlich zur Ausbildung des Burnoutsyndroms führen.

Nach Burisch (1989) geht der typische Verlauf des „Ausbrennens" in folgenden Phasen vor sich:

- Anfangsphase – Überengagement, hohe Ideale und Erwartungen
- Engagementreduktion – es kommt zu Diskrepanzen zwischen der Realität und der Vorstellung, die Ideale und Erwartungen sind nicht erfüllbar, statt Anerkennung erntet man Unverständnis. Es kommt zu einer Reduktion des Engagements und schließlich zu „innerer Kündigung"
- Stagnation und emotionale Reaktionen – Es kommt zu Schuldzuweisungen an sich selbst (Versager) oder andere (System). Folgen können Depressionen oder Aggressionen sein.
- Abbau – Es kommt zu Fehlleistungen und der Häufung von Konflikten
- Verflachung – Das emotionale, geistige und soziale Leben verflacht, es kommt zu sozialem Rückzug.
- Psychosomatische Reaktionen – Es treten Schlafstörungen, Magenprobleme, Blutdruckprobleme usw. auf. Man greift verstärkt zu Drogen (Medikamente, Nikotin, Alkohol)
- Verzweiflung – Der Betroffene und das berufliche Umfeld stehen sich als Feinde gegenüber. Es kommt zu einem chronischen Gefühl der Hilflosigkeit und Hoffnungslosigkeit. Es kommt zum Ausscheiden aus dem Dienst und im Extremfall kommt es zu Suizidgedanken oder -versuchen.

4 Bewältigung von belastenden Ereignissen

Obwohl Stress – vor allem kumulativer, chronischer und traumatischer Stress unser Wohlbefinden drastisch einschränken kann und zahlreiche physische und psychische Reaktionen hervorruft, werden viele belastete Einsatzkräfte mit dem Stress fertig und zeigen keinerlei oder kaum negative Folgen. Es gibt also offenbar körperliche und seelische Bewältigungsmechanismen, die helfen, auch starke Stressbelastungen, bewältigen zu können. Eine ganz besondere Rolle dabei spielt die kognitive Einstellung zur Situation. (Vermeidung von Ärger bei geringem Anlass, Kontrolle, Vorhersagbarkeit, Eigenverantwortung, Kompetenzüberzeugung, Rationalisierungen, ...). Es gilt also für eine belastete Einsatzkraft Copingstrategien zu entwickeln, die es ermöglichen mit der Belastung so umzugehen, dass sich keine bzw. nur kurzzeitige Folgen entwickeln. *„Mit Coping hat Lazarus das prozessorientierte, ständig wechselnde Bewältigungsverhalten bezeichnet, das Menschen in bezug auf schwierige Probleme und Lebensumstände entwickeln. Die progressiven Bewältigungsstrategien sind von kognitiven Schemata abhängig.“* (Wirtz et. al., 1995, S. 131)

Für diese erfolgreiche Art von Stressbewältigung und der Verarbeitung von belastenden Ereignissen ist es aber gerade bei Einsatzkräften wichtig bei Schulungsveranstaltungen, Betreuungen, Nachbesprechungen, Supervisionen usw. zu erkennen, welche Strategien erfolgversprechend sind und welche individuell für den einzelnen auch akzeptierbar und durchführbar sind. *„Es gibt intuitive und empirische Gründe für die Annahme, dass die jeweilige Art, wie Menschen Stress bewältigen, noch wichtiger für Lebensmoral, soziale Anpassung und Gesundheit/Krankheit sind, als die Häufigkeit und Schwere der Stressepisoden selbst.“* (Lazarus/Launier, 1981, S. 241)

4.1 Diverse Untersuchungsergebnisse zur Stressbewältigung von Einsatzkräften

Gausch (1998) fand bei ihrer Untersuchung über Polizeidienst und psychische Traumen folgende Zusammenhänge:

a) Mit zunehmendem Alter und höherem Schulabschluss nahmen die Erholungswerte zu. Dienstjahre allein oder der Zeitfaktor (wie lange ist die traumatische Situation her) hatten keinen Einfluss auf die Erholung!
b) Betroffene mit einer positiven Erwartungshaltung entwickelten weniger Störungen
c) Das hohe Selbstbewusstsein der Untersuchungsteilnehmer hatte einen negativen Einfluss auf die Erholung! Zusätzlich führt dies zu einer zu niedrigen Einschätzung der eigenen Vulnerabilität in Gefahrensituationen. (Optimistischer Fehlschluss)
d) Das interessanteste Resultat aber war ein negativer Zusammenhang zwischen der „Zufriedenheit mit der sozialen Unterstützung" und den „Erholungswerten"! Eine Erklärung dafür mag darin zu finden sein, dass bei starker sozialer Unterstützung auch viel über die unangenehmen Erinnerungen gesprochen wird, was natürlich auch die Belastungen wieder aktiviert. Wenn nun die Gesprächspartner nicht die Kompetenz haben, die Gespräche in Richtung sinnvolle Bewältigungsstrategien zu führen und beim Gespräch keine Lösung gefunden werden kann, sondern es im belastenden Teil – bei der emotionalen Überwältigung – abgebrochen wird, kann sich eine „Endlosschleife" bilden und führt dies zu zusätzlicher Frustration und Resignation auf beiden Seiten. Das Betreuungsgespräch setzt also Kenntnisse um die Symptome, den Verlauf und die Dynamik der Belastungsstörungen voraus.

Türk (2001) eine Polizeibeamtin in Österreich schrieb eine wissenschaftliche Arbeit für die Ernennung in die Verwendungsstufe E1 (Offiziersrang), wobei sie „die Effizienz der Betreuung nach Schusswaffengebrauch" untersuchte. So kam es in Österreich seit der Einführung des Projektes im Jahre 1994 bis Jänner 2001 zu 78 Betreuungsfällen. Die bei dieser Untersuchung Befragten gaben an, dass sie die Betreuung als „sehr wichtig" empfanden und sie es in erster Linie zu ihrer Information über die auftauchenden eigenen Reaktionen wichtig empfunden haben und in zweiter Linie darum, dass in dieser Situation „jemand für einen da ist".

Die Befragten gaben zusätzlich an, dass es wichtig wäre, die Betreuung in zwei Teile zu gliedern:

a) Information und Gespräch (nach dem Ereignis)
b) Betreuung als Bewältigungsstrategie beim Auftreten von Problemen (später)

Sennekamp und Martin (2001) kommen in ihrer Untersuchung mit Polizeibeamten zum Ergebnis, dass sich 55% der Befragten durch Gespräche mit Kollegen oder Vorgesetzten entlasten konnten. Dies war aber nicht mehr der Fall bei Betroffenen mit extremen Belastungen oder nach dem häufigen Erleben von Extremsituationen. Hier äußerten 77% einen Bedarf nach zusätzlicher fachlicher (psychosozialer) Beratung. 61% der Befragten befürworteten die Einführung einer psychosozialen Betreuung uneingeschränkt und 26% antworteten mit „vielleicht".

Teegen (1999) untersuchte Polizei, Feuerwehr und Rettungsdienst in Hamburg kam bei den Bewältigungsstrategien zu folgenden Ergebnissen:

Strategien	Polizei	Feuerwehr	Rettungsdienst
Zusammenhalt im Team	72%	84%	98%
Gespräche mit Kollegen/ Freunden	74%	72%	93%
Ablenkung, Hobbys, Sport	34%	28%	94%

Teegen erwähnt bei dieser Untersuchung (S. 450): *„Nur 21 - 50% der Untersuchungsteilnehmer waren im Rahmen ihrer Ausbildung mit einfachen psychologischen Methoden der Stressbewältigung vertraut gemacht worden. Die meisten Teilnehmer waren nicht über Belastungsreaktionen informiert, die nach Traumaexposition eintreten können. Für alle Berufsgruppen wäre daher eine grundlegendere Vorbereitung auf Extrembelastungen und begleitende psychologische Betreuung zur Verarbeitung solcher Erfahrungen wünschenswert. Bei der Personalauswahl sollte berücksichtigt werden, dass Personen mit nicht bewältigten Traumaerfahrungen durch hochbelastende Einsätze reviktimisiert werden können."*

Der israelische Medizinsoziologe Aaron Antonovsky (1997) hat sich mit Faktoren beschäftigt, die es Personen, welche schwersten Belastungen ausgesetzt sind, ermöglicht, trotzdem „gesund" zu bleiben. Er bezeichnet die drei Faktoren, die dazu führen gemeinsam als „Kohärenzerleben". Gemeint ist dabei eine Denkstruktur, aus der sich ein Gefühl des globalen Vertrauens ergibt und die sich aus drei Teilen zusammensetzt:

- *Verstehbarkeit* – ist das Ausmaß, in dem Ereignisse in der äußeren Umgebung (Familie, Beruf, Freizeit, ...) und im Inneren (Gedanken, Gefühle, ...) strukturiert, vorhersehbar und erklärbar sind.
- *Machbarkeit* (Handhabbarkeit) – ist das Ausmaß, in dem man Kontrolle (eigenes Wissen, Fähigkeiten, Belastbarkeit, ...) über derartige Ereignisse hat und das Wissen um die Ressourcen (Partner, Freunde, Berufskollegen, Arzt, Glaube, technische Hilfsmittel usw.), die man zur Bewältigung von Belastungen einsetzen kann.
- *Sinnhaftigkeit* – ist das Ausmaß, in dem man überzeugt ist, dass die Anforderungen durch ein belastendes Ereignis eine Herausforderung darstellen und, dass der zu erwartende Erfolg der Anstrengungen es wert ist, sich dafür einzusetzen.

Um eine derartige Denkstruktur auch bei Einsatzkräften zu erreichen und nach extremen Belastungen auch aufrechtzuerhalten, sind gezielte Maßnahmen unumgänglich. In modernen Einsatzorganisationen werden diese Präventionsmaßnahmen zum Teil schon durchgeführt. Sie dienen nicht nur den Einsatzkräften, sondern auch den Dienstgebern, weil Krankenstände, Dienstunfähigkeit oder Frühpensionierungen hintangehalten werden.

4.2 Prävention

Die Beschreibung von Jatzko (2001, S. 30) über die Situation der Polizeibeamten bei dem Flugzeugunglück in Ramstein 1988 zeigt deutlich auf, wie notwendig gerade bei derartigen Katastrophenfällen eine Betreuung ist: *„Ab irgendeinem Zeitpunkt in der Nacht war auch eine Schwelle erreicht, an der die eingesetzten Polizeibeamten, die gemeinhin und voreilig als hartgesotten gelten, mit den eigenen psychischen Belastungen nicht mehr zurechtkamen. Sie hatten alle selbst das Unglück mit den grausigen Folgen gesehen und mussten jetzt das unsägliche Leid der Angehörigen miterleben. Das Gefühl, nicht bzw. nicht sofort helfen zu können und gleichzeitig mit der notwendigen Präzision ihre eigentlichen Dienstaufgaben erfüllen zu müssen, überforderte alsbald auch sie. Aggressivität kam auf, Auseinandersetzungen mit Angehörigen erschienen unvermeidlich. Doch wer konnte in dieser Situation helfen?*

Trotz der polizeilichen Einsatzplanung: Dieser Bedarf an Hilfe und Betreuung war nicht vorgesehen worden. Heute weiß man, dass die verzweifelten Angehörigen und die eingesetzten Polizeibeamten fast genauso einer sachkundigen Betreuung bedurft hätten. Damals stand diese Hilfe für beide Seiten nicht zur Verfügung."

Nach der zeitlichen Abfolge unterscheidet man drei Arten von Präventionen, die dazu dienen, Stress- und Belastungsstörungen bei Einsatzkräften hintanzuhalten. „Präventive Maßnahmen lassen sich in zeitlicher Folge klassifizieren als primäre, sekundäre oder tertiäre Prävention, eine Unterscheidung, die auch von der WHO (World Health Organization) übernommen wurde. (vgl. Fischer et. al., 1999)

4.2.1 Primäre Prävention

Dies sind Maßnahmen, welche vor einem belastenden Ereignis gesetzt werden und die das Ziel haben

a) für die entsprechende Tätigkeit Personal auszuwählen, welches physisch und psychisch für die Anforderungen geeignet ist
b) dem ausgewählten Personal die Verstehbarkeit von möglichen traumatischen Ereignisabläufen und der Reaktionen darauf zu erleichtern
c) die notwendigen Fähigkeiten und Belastbarkeiten des Einzelnen mit gezieltem Training zu verbessern und Handlungsabläufe und den Umgang mit technischen Hilfsmitteln zu automatisieren
d) eine realistische Einschätzung der eigenen Ressourcen (Fähigkeiten und Belastbarkeiten) zu fördern.

Einer der ersten Punkte in der primären Prävention ist die *Personalauswahl.* Bei der Aufnahme von Einsatzkräften sollte auf Merkmale geachtet werden, die notwendig sind, um mit besonders belastenden Umständen umzugehen. Zum Beispiel – hohe Stresstoleranz, hohe Kompetenz- und Kontrollüberzeugung, hohe soziale Kompetenz, Gewissenhaftigkeit, geringer Neurotizismus usw. Dies ist bei Einsatzkräften aber nur teilweise Standard und wird vor allem bei Organisationen die „freiwillige" und „ehrenamtliche" Mitarbeiter haben, immer noch zu wenig berücksichtigt.

Ein weiterer wesentlicher Punkt ist das *Einsatztraining*. Beim Training werden Handlungsabläufe automatisiert, was gerade in der Einsatzsituation unter großem Stress sehr hilfreich und unter Umständen lebensrettend sein kann. Zusätzlich ist es gerade dort möglich Szenarien durchzuspielen und durchzudenken, die besonders schlecht ablaufen könnten. Diese „worst-case-Szenarien" helfen, sich kognitiv auf einen extremen Ernstfall vorzubereiten.

Zusätzlich sind *Schulungen über Stressreaktionen* unumgänglich. Dort soll das Wissen vermittelt werden, was Stressreaktionen sind, wie sich diese auswirken, wie man damit umgehen kann bzw. welche Bewältigungsmöglichkeiten es gibt und wo und bei wem Hilfe in Anspruch genommen werden kann. Derartige Schulungen im Vorfeld von belastenden Einsätzen dienen der Information und der Vorbereitung auf belastende oder potentiell traumatisierende Ereignisse mit dem Ziel, psychische Traumatisierungen zu vermeiden. Weiters sollten hier aber auch Kompetenzen vermittelt werden, wie man mit traumatisierten Opfern umgeht, welche Defizite z. Bsp. im Wahrnehmungsbereich diese habe können und woran man merkt, dass diese professionelle Hilfe benötigen. Bei solchen Schulungen ist es von Vorteil erfahrene Einsatzkräfte mit einzubeziehen und so Praxis und Theorie fachgerecht zu verbinden. (vgl. Wagner et. al., 2001)

Bei diesen Schulungen muss aber im Besonderen vermittelt werden, dass Traumareaktionen eine „normale" Reaktion auf ein außergewöhnliches Ereignis sind und dass die Aufarbeitung eines außergewöhnlich belastenden Ereignisses mit einer Betreuung besser gelingt. Die Betreuung basiert immer auch auf der Akzeptanz der Betroffenen, dass sie nötig ist. Es muss vermittelt werden, dass es sich dabei nicht um ein Zeichen von Schwäche oder Inkompetenz handelt, sondern um einen notwendigen Schritt zur Erholung nach einer Belastung. Betreuung sollte angesehen werden wie eine seelische Massage nach einer geistigen Überanstrengung und als eine Anerkennung für den geleisteten Einsatz.

Auch Kruse (1980) erwähnt, dass ein großes Problem bei der Aufarbeitung von Traumabelastungen die „Zugänglichkeit" der Betroffenen ist. So gilt es die erwähnte Isolation, den sozialen Rückzug, die Kommunikationsverweigerung zu durchbrechen, um das Ereignis strukturiert aufarbeiten zu können und andererseits nicht noch mehr die erschütterte Kontrollüberzeugung der Betroffenen zu verletzen. Denn auch in der Konzeption der Privatheit geht es um Kontrolle – über Informationen, die Zugänglichkeit zum Ich, zum Selbst, zur Gruppe, der man angehört usw.

Bei Schulungen im Vorfeld und bei täglichen und wöchentlichen Besprechungen sollte immer wieder auf die Ziele, die Sinnhaftigkeit und die Wertvorstellungen in der Arbeitsumwelt Bezug genommen werden. Wozu ist die Tätigkeit als Einsatzkraft gut und wem dient sie. So bleiben Sinn und Zweck der Tätigkeit auch bei großen Belastungen immer im Vordergrund. *„Eine frische, gesunde Auseinandersetzung mit den Werten und Zielen unseres Berufes, den Chancen und Möglichkeiten, die er auch in Krisensituationen bietet, vermag uns auf dem Weg des Ausbrennens zu bremsen. Wir können uns als Helfende, die wir häufig den Grenzsituationen des Lebens ausgesetzt sind, immer wieder die Frage stellen, was uns in unserer Arbeit trägt, welche Werte uns leiten. Gerade die helfenden Berufe bieten uns dauernd die Chance, uns mit dem Wesentlichen in uns, im anderen und in unserer Umwelt auseinanderzusetzen und daran zu wachsen.“* (Wirtz et. al., 1995, S. 86)

Zum primären Prävention gehören auch noch *einsatzbegleitende Maßnahmen,* die dazu dienen bei Großeinsätzen physische und psychische Überanstrengung von Einsatzkräften vorzeitig zu erkennen, für Pausen und für die notwendige Labung zu sorgen. Ein Beispiel dafür ist das Modell des „On Scene Support“ von Everly und Mitchell (1998), auf das in der Folge noch näher eingegangen wird.

Nach einem Großeinsatz ist es, gerade wenn es dabei zu größeren Schadensereignissen gekommen ist, besonders wichtig den Einsatz nicht einfach aufzulösen, sondern gemeinsam den Wert und den Sinn des Einsatz nochmals zu reflektieren.

4.2.2 Sekundäre Prävention

Im Anschluss an das Erleben eines traumatischen Ereignisses sollte, als Standardprogramm, eine psychologische Betreuung für Betroffene und deren Kollegen zur Verfügung stehen. Man hat in Europa erst in den letzten Jahren erkannt, dass auch Einsatzkräfte eine Nachbetreuung brauchen. Einer der Vorreiter hier war die Exekutive in Österreich, wo schon 1994 die ersten „Postshooting-Betreuer“ ausgebildet wurden. Aber auch in Amerika werden Betreuungen noch nicht seit sehr langer Zeit durchgeführt: *„Konstruktive Wege, um Polizeibeamten zu helfen, inklusive Beratungsdienste, Hilfsprogramme für Ehegatten, Ehe- und Familienberatung, Stresspräventionsprogramme und anderer Projekte zur Stressbehandlung bei Polizeibeamten, wurden Ende der sechziger Jahre zum ersten Mal begangen. Dr. Martin Reiser war der erste Vollzeitpsychologe für die amerikanische Exekutive. Er wurde 1968 von der Polizeibehörde Los Angeles, Kalifornien, eingestellt.“* (Mitchell et. al., 1998, S. 67)

Die sekundäre Prävention hat folgende Ziele:

- Aufarbeitung und Integration eines traumatischen Ereignisses durch Strukturierung des Geschehenen und Information über die Normalität von Reaktionen und über Bewältigungsmöglichkeiten zu erleichtern
- Verringerung von Stärke und Dauer der Reaktionen und
- Verhinderung der Manifestierung einer Belastungsstörung

Bei den meisten Einsatzorganisationen gibt es heute schon ausgebildete „Peers“, die für eine derartige Betreuung eingesetzt werden. Beim Peer-Modell kommen die Vertrauensleute, Betreuer oder psychosozialen Fachkräfte aus den eigenen Reihen. Dies hat den Vorteil, dass sie sich mit der Organisation der Einsatzeinheit auskennen, über die rechtlichen und organisatorischen Hintergründe Bescheid wissen und dass sie den Betroffenen oft schon bekannt sind, womit eine Vertrauensbasis bereits besteht. Außenstehende müssten sich in vielen Fällen erst durch Nachfragen Informationen beschaffen, um die besondere Lage der Einsatzkräfte zu verstehen. Zusätzliche Belastungen, die erst durch Rechtsvorschriften oder interne Betriebsvorschriften bei einer „Regelverletzung“ entstehen, könnten von einem Außenstehenden kaum abgeschätzt werden. *„Peers sind ausgebildete Einsatzkräfte im SBE-Team. Sie kommen aus dem Rettungsdienst, der Feuerwehr, der Polizei, dem Sanitätsbereich, dem Militär etc. Für die Intervention bei Einsatzkräften ist bedeutsam, dass die Peers „aus dem eigenen Stall“ kommen.“* (Mitchell et. al., 1998, S. 25)

Die Intervention nach einem belastenden Ereignis kann als Einzelgespräch oder als Gruppenmaßnahme durchgeführt werden, wobei es hier unterschiedliche Modelle gibt. Der Hintergrund ist immer das strukturierte Auf- und Durcharbeiten des Geschehenen. Dabei geht es sowohl um die Fakten, das Geschehen in der Situation, als auch – und dies hier im

Besonderen – um das Aufarbeiten und Verstehen der eigenen gedanklichen und emotionalen Prozesse während und nach dem Ereignis.

Zimbardo (1995, S. 587) unterscheidet zwischen zwei Arten von Bewältigungsstrategien:

a) Der Typ der problemzentrierten Bewältigung beinhaltet alle Strategien des direkten Umgangs mit dem Stressor, sei es durch offenes Handeln, sei es durch realistische kognitive Aktivitäten im Dienste des Problemlösens. Bei all diesen Strategien konzentriert man sich auf das Problem, das zu lösen ist und auf die Bedingungen, die den Stress verursacht haben."
b) Beim Typ der emotionszentrierten Bewältigung wird nicht nach Möglichkeiten der Veränderung der stressreichen Situation gesucht. Statt dessen versuchen wir, unsere damit zusammenhängenden Gefühle und Gedanken zu verändern. Diese Bewältigungsstrategie wird als Emotionsregulation bezeichnet."

Aufarbeitungen von belastenden Ereignissen sollten in beiden Ebenen ansetzen. Dabei ist aber streng von einer einsatztaktischen Nachbesprechung zu unterscheiden, wo es um „richtig oder falsch" während des Einsatzes geht. Bei Betreuungsgesprächen geht es um eine *bewertungslose Anerkennung* des Vorgefallenen und um eine *Integration* der Gedanken und Emotionen in die eigenen Schematas. *„Harmonie oder Synthesis von Organismus und Umwelt wird gewährleistet durch interne Regulationssysteme, die wir mit Piaget als „Schemata" bezeichnen können. Schemata unterliegen Piaget zufolge einem Regulationsprinzip mit zwei verschiedenen Funktionen, dem Assimilations- und Akkomodationsvorgang. Ist keine Problemsituation vorhanden, so ist das ' Schema aktiv, indem es sich die Umgebungskonstellation assimiliert (= sich annähert, „anähnelt"), d. h. sie in „Umwelt" verwandelt. In diesem Falle setzt die Umgebung der Reproduktion des Schemas keinen Widerstand entgegen. Tritt aber eine Problemsituation auf, so muss das Schema so lange umgearbeitet werden, bis das Problem durch effektives Handeln gelöst werden kann. Die Funktion, die das Schema intern reorganisiert, bezeichnen wir mit Piaget als Akkomodation. Ist sie erfolgreich, so kann die Umweltsituation wieder problemlos assimiliert werden. Die Akkomodation führt so zu einer neuen Assimilation, die Anpassung zur gelungenen „Einpassung" (von Uexküll und Wesiack)* *des Organismus bzw. des Individuums in seine Umwelt, in eine „ökologische Nische".* " (Fischer et. al., 1999, S. 75)

Besonders wichtig bei einer Betreuung ist es, einen Zugang zu den Betroffenen zu finden und ihnen zu vermitteln, dass es sich bei einer Betreuung *nicht* um die „Behandlung einer Störung" handelt, sondern dass es sich um eine Maßnahme handelt, die von der Organisation angeboten wird, als Anerkennung für den schweren Dienst mit dem Ziel, die Auf- und Durcharbeitung von Belastungen zu erleichtern und dem Vorgefallenen eine Struktur zu geben.

Gerade für Einsatzkräfte ist es oft nicht leicht, sich nach belastenden Ereignissen um Hilfe zu bemühen, da dies sowohl die eigene Einschätzung der Leistungsfähigkeit einer Einsatzkraft beeinträchtigt, als auch die Befürchtung weckt, bei Kollegen oder Vorgesetzten als nicht leistungs- oder belastungsfähig zu gelten. Oft hängt ja auch die weitere Verwendung oder Beförderung davon ab, wie die Einsatzkraft eingeschätzt wird. Also will man sich hier keine Blöße geben.

Wie Kruse (1980) beschreibt, wird die Struktur der Person nach Lewin (1953) als eine Ganzheit konzipiert, die von der Umwelt abgegrenzt ist. Dabei ist der „innerpersonale" Bereich von einem „sensomotorischen" Bereich umgeben, der als vermittelnder Bereich zwischen dem innerpersonalen Bereich und der Umwelt fungiert. Damit sind der Umwelt die peripheren Bereiche auch leichter zugänglich als die zentralen. So fallen einem Individuum verbale oder affektive Äußerungen leichter, wenn sie mit dem motorischen Grenzbereich in Verbindung stehen. Umgelegt auf eine Extremsituation wird damit aufgezeigt, dass es einer Einsatzkraft bei weitem leichter fällt über eine körperliche oder motorische Grenze zu reden oder damit fertig zu werden, als mit einer psychischen. Es baut bei extremer psychischer Belastung mit sozialem Rückzug und Kommunikationsverweigerung oft eine psychologische Distanz zum Schutz der Persönlichkeit auf.

Gerade mit dem Peer-System und mit hinreichender Information kann eine derartige Haltung durchbrochen werden. Ein Grundproblem beim Trauma ist, dass Vermeidungsverhalten ein Teil der Symptomatik ist und dazu gehört auch die Vermeidung über das Geschehene zu sprechen obwohl andererseits gleichzeitig auch der Zwang besteht, sich mit dem Geschehenen zu beschäftigen. *„Erst wenn die Wahrheit anerkannt ist, kann* *die Genesung des Opfers beginnen. Doch sehr viel häufiger wird das Schweigen aufrechterhalten, und die Geschichte des traumatischen Ereignisses taucht nicht als Erzählung auf, sondern als Symptom.*" (Herman, 1993, S. 9)

Wie bereits erwähnt gibt es verschiedene Modelle nach denen eine Nachbetreuung durchgeführt werden kann. Von den Einsatzorganisationen in Österreich (Feuerwehr, Rettung und Exekutive) werden hauptsächlich die Maßnahmen nach Mitchell und Everly (1998) zur „*S*tressverarbeitung nach *b*elastenden *E*insätzen" – kurz SbE-Maßnahmen – herangezogen, auf die in der Folge noch näher eingegangen wird. Dabei gibt sowohl Einzel- als auch Gruppenmaßnahmen.

Eine weitere Möglichkeit ist die Supervision. Dabei sollte diese nach belastenden Einsätzen eine besondere Qualität haben, wie z. Bsp. die Supervision nach Hermanutz (2001). Auch hier geht es um eine Nachbesprechung von Einsätzen, bei denen die individuelle Ebene der einzelnen Person, die Ebene der Institution, der Interaktion und Kooperation mit anderen und der Ebene der gesellschaftlichen/politischen Bedingungen mitberücksichtigt wird. Ziele sind eine Verbesserung der aktuellen Arbeitsbedingungen, Klärung der beruflichen Identität, Kooperation und Kommunikation im Betrieb, Hilfestellung zur Entlastung, Reflexion der institutionellen Rahmenbedingungen; man kann Gefühle zulassen, über sie sprechen und es kommt zu einer Korrektur von „abnormal".

Auch Straker (1990) versucht in den Townships von Südafrika mittels eines therapeutischen Gesprächs traumatische Dauerbelastungen zu lindern. Dabei geht er in drei Phasen vor:

a) Eröffnung – Vertrauen schaffen, Hilfe anbieten, die persönliche – subjektive – Bewertung des Einzelnen akzeptieren und über die Wirkung des Traumas auf andere reflektieren.
b) Trauma – den subjektiven Gefühlen, Ängsten und Emotionen des Betroffenen Raum geben, Verständnis entgegenbringen, mit dem Gespräch darüber Katharsis ermöglichen, die Schuldgefühle und Wahrnehmungsverzerrungen explorieren und regulieren, Handlungspläne explorieren um das Gefühl von Kontrolle zu vermitteln und Hilflosigkeitsgefühle zu mindern und eine Neubewertung zu ermöglichen.
c) Abschluss – Zusammenfassen, die Ressourcen den Einzelnen ansprechen und sich auf Zukunftspläne einlassen.

Alle Maßnahmen dienen aber schlussendlich dem gleichen Zweck – der Verminderung von Stressreaktionen durch die Be- und Verarbeitung des Vorgefallenen. Die Maßnahmen gründen alle auf dem gleichen theoretischen Hintergrund.

Hermann (1993) geht von drei Phasen in der Verarbeitung von traumatischen Erlebnissen aus:

a) Die Bewältigung des Hier und Jetzt in Innen- und Außenwelt – das Herstellen der inneren und äußeren Sicherheit und die Stärkung des Ich
b) die bewusste Auseinandersetzung und Konfrontation mit dem Geschehenen – mit der Auseinandersetzung von Verlusten (Gesundheit, geliebte Menschen, Vertrauen, Glaubensgrundsätze, eigene Kontrolle usw.)
c) Wiederanknüpfung – durch Auseinandersetzung mit der eigenen Identität, neuen Prioritäten, Lebenszielen, Werthaltungen usw.

Das Ziel der sekundären Prävention muss es sein, dass das belastende Ereignis von den betroffenen Einsatzkräften in positiver Weise be- und verarbeitet wird und sich Belastungsreaktionen minimieren und zeitlich begrenzen. Die Ausbildung von Belastungsstörungen im klinischen Sinne sollte hintangehalten werden. Mit der Integration des Ereignisses in die eigenen Schemata und der erfolgreichen Bewältigung des Ereignisses sollte die Einsatzkraft gestärkt und neu motiviert in die nächsten Einsätze gehen.

4.2.2.1 Das Betreuungsgespräch

Es gibt bedeutsame Eckpunkte, die jedes Betreuungsgespräch enthalten muss:

a) Normalisierung

Eine der wichtigsten Botschaften, die den Betroffenen hier vermittelt werden kann und muss ist, dass *„die aufgetretenen Symptome und solche, die eventuell noch auftreten werden, eine normale Reaktion auf eine abnormale Situation sind“*. (vgl. Ehlers, 1999, Mitchell et. al., 1998 u.a.)

Auftretende Gefühle und Gedanken dürfen nicht bagatellisiert werden, sondern müssen anerkannt und als eine normale Reaktionen gedeutet werden. Das Ziel ist, den Betroffenen wieder Sicherheit zu geben und ihnen aufzuzeigen, dass sie die Kontrolle wiedererlangen. (vgl. Hermanutz et. al., 2001)

b) Strukturgebung

Durch den biphasischen Ablauf des Wiedererlebens und Vermeidens und möglichen Dissoziationen während des Ereignisses gelingt es den Betroffenen nur schwer selbst und alleine eine Struktur in das Vorgefallene zu bringen und somit rationales Geschehen und emotionales Erleben miteinander zu verbinden. Mit Hilfe eines ausgebildeten Peers oder einer psychosozialen Fachkraft kann mit dem Betreuungsgespräch das erste Mal eine *zusammenhängende Struktur* in das Geschehen gebracht werden. *„Was geschehen ist, wird aufgedeckt und konfrontiert, die intensiven und schmerzhaften Gefühle von Angst, Ohnmacht, Ekel und Wut können jetzt zugelassen und anerkannt werden. Die Fragmente von Erinnerung, Wissen und Gefühl werden zusammengefügt, das Abgespaltene wieder angeeignet, bis eine zusammenhängende Geschichte entsteht, die der/die Betroffene erzählen kann, ohne seine/ihre Gefühle abspalten zu müssen oder von ihnen überwältigt zu werden. Das Geschehene in Worte, in einen Rahmen fassen zu können, hilft, die Übermacht des Unvorstellbaren, das geschah, zu bannen. Das Verlorene an Idealen, an Beziehungen, an Vertrauen in sich und die Welt werden betrauert und der/die Betroffene kann allmählich bewusst den verletzten Teil als zu sich und seiner/ihrer Lebensgeschichte gehörig annehmen.“* (Gschwend, 1999, S. 57)

c) Sinngebung

Für Betroffene nach traumatischen, schrecklichen Ereignissen ist es besonders schwer einen Sinn im Geschehenen zu sehen oder zu finden. Es fällt ihnen ohne Anleitung und psychischer Unterstützung schwer das Vorgefallene so umzudeuten, dass sie einen Sinn darin finden können und sei es nur der – selbst überlebt zu haben. Die Aufgabe eines Betreuungsgespräches ist es daher auch, eine Bedeutung, einen *Sinn im Geschehenen* zu finden, sei es der, noch Schlimmeres verhindert zu haben oder auch der, durch die Erfahrung an Stärke, Kompetenz oder Reife gewonnen zu haben. *„Ein Leben nach dem Trauma kann auf der anderen Seite auch bedeuten, das eigene Überleben zu würdigen, sein Leben zu überdenken, um bewusster, reifer und intensiver mit sich und seiner Welt umzugehen.“* (Butollo, 2002, S. 47)

Nitsch (1981) spricht davon, dass es zur Stressbewältigung besonders wichtig ist, zu erkennen, dass die Mühen, die man auf sich nimmt und die Opfer, die man vielleicht erbringen muss, über die Bewältigung der konkreten Anforderungen hinaus einen übergeordneten persönlichen und sozialen Sinn besitzen.

d) Regulation von Schuldgefühlen

Wie bereits erwähnt wurde, werden Schuldgefühle von Betroffenen sehr oft mit Schuld verwechselt und sie stellen sich auch nur aus dem Grunde ein, um eine Erklärung für das Vorgefallene zu finden. Ist das Vorgefallene erklärbar, dann ist es auch verstehbar.

Vor allem dann, wenn durch den Versuch Leben zu retten jemand zu Schaden kommt, ist eine Einsatzkraft immer wieder mit Schuldgefühlen konfrontiert. Sei dies ein Feuerwehrmann, dem beim Versuch eine Person von einem brennenden Balkon zu retten diese entgleitet und abstürzt, sei es ein Sanitäter, der bei einer Einsatzfahrt, bei welcher es um Menschenleben geht, einen Unfall verursacht oder gar ein Polizist, der in Notwehr, um eine andere Person zu retten, jemanden erschießt. Meist erliegen die Betroffenen dabei dem Fehler, dass sie die Sachlage mit dem Wissen nach dem Ereignis beurteilen. Nur mit Anleitung und der Rekonstruktion des Wissensstandes, der Umstände und des Geschehenen *während* des Ereignisses kann es ihnen gelingen zu erkennen, dass sie in der betreffenden Situation gar nicht anders hätten handeln können und dass sie versucht haben, ihr Bestes zu geben. *„Um mit den Schuldgefühlen fertigzuwerden, braucht das Opfer Hilfe, es braucht Menschen, die anerkennen können, dass ein traumatisches Ereignis geschehen ist, die ihre vorgefasste Meinungen beiseite lassen und einfach zuhören, wenn das Opfer seine Geschichte erzählt. Wenn andere ohne Schuldzuweisungen zuhören, kann das Opfer akzeptieren, dass es angesichts einer extremen Situation den eigenen Wertmaßstäben nicht entsprechen konnte. Schließlich kann es das eigene Verhalten realistisch beurteilen und in angemessenem Maß Verantwortung übernehmen."* (Herman, 1993, S. 99)

e) Vermitteln von Kompetenz- und Kontrolle

Im Betreuungsgespräch muss darauf geachtet werden, dass das Gefühl von Kontrolle, Autonomie und Kompetenz bestärkt wird. Dies kann auch dadurch geschehen, dass dem Betroffenen Entscheidungsalternativen angeboten und Wahlmöglichkeiten gegeben werden.

Weiters kann das belastende Ereignis auch dahingehend umgedeutet werden, dass es Anlass und Anstoß ist, sein eigenes Handlungspotential zu erweitern und zu verbessern, um künftige Einsätze noch besser bewältigen zu können.

Zusätzlich gehören zweifellos auch noch das Bewusstmachen von eigenen Stressbewältigungsstrategien und -möglichkeiten, wie Sport, Hobby und Freizeitgestaltung dazu. Die Erkenntnis, mit seinen eigenen Ressourcen belastende Reaktionen vermindern und bewältigen zu können, vermittelt ein Gefühl von Kompetenz und Kontrolle.

f) *Kommunikationsart*
Auch die Art der Kommunikation, die bei den Betreuungsgesprächen angewendet wird, hat einen nachgewiesenen Einfluss auf die Wirkung. Bei der strukturierten Kommunikation über die belastenden Ereignisse kommt es zu einer intrapsychischen Bewältigung, wobei die Situation durch Neubewertung (Bsp. die positiven Seiten aufzeigen) des Geschehenen verändert werden kann.

Stephens et. al. (2000) kamen in ihrer Untersuchung über „Communication with police supervisors and peers as a buffer of work-related traumatic stress" zu dem Ergebnis, dass einige Arten der Gesprächsführung wie „the ease of talking about trauma" oder „positive communication about work" die Stresseffekte bei betroffenen Polizisten verringerte.

In einer Untersuchung von Stephens und Long (2000) von der Massey University in Neu Seeland wurde ein Zusammenhang mit der Stärke der Auswirkung von belastenden Ereignissen und der Art der darüber geführten Kommunikation festgestellt. Dies betrifft sowohl den Inhalt der Kommunikation über das belastende Ereignis – der arbeitsbezogen (auf die Arbeit des Betroffenen abgestimmt) sein sollte, als auch die Art der Kommunikation – bei der die Erleichterung bzw. die Symptomlinderung vermittelt werden soll, die durch die Kommunikation eintritt.

4.2.2.2 Soziales Umfeld

Was aber auch heute noch bei den meisten Einsatzorganisationen noch nicht berücksichtigt wird, ist die Miteinbeziehung des sozialen Umfeldes in die Betreuung. Oft ist gerade dort das Unverständnis über Reaktionen (Bsp.: ärgerliche oder aggressive Tendenzen) groß und wird durch die Tendenz der Betroffenen das Sprechen über das Vorgefallene zu vermeiden noch verstärkt. Störungen der Kommunikation, die sich aus dem Rückzug vor der sozialen Umgebung ergeben, verstärken die negativen Effekte. Das „In-sich-Zurückziehen" hat zur Folge, dass die soziale Umgebung die Probleme des Betroffenen nicht bemerkt – was dieser damit oft auch bezweckt – und somit die Nutzung von emotionaler und sozialer Unterstützung sowie die mögliche Entlastung von Arbeit, Verantwortung oder zusätzlicher negativer Erfahrungen verhindert wird.

Einer der wichtigsten Punkte bei der Bewältigung von belastenden Ereignissen ist aber die Unterstützung im sozialen Netzwerk des Individuums, die Familie, Freunde, Bekannte, Arbeitskollegen, Vereinskollegen usw. Sie sind die Quellen für die Kraft zur Bewältigung der Alltagsanforderungen.

Nach Laireiter (1993) lassen sich dabei folgende Taxonomien herausfiltern:

- Sicherheit, Bindung, Intimität
- Kontakt, Geselligkeit, Interaktion
- Selbstwertunterstützung
- Feedback
- emotionale Unterstützung
- Orientierung, kognitive Unterstützung, Information
- materielle Unterstützung
- instrumentelle Unterstützung, Hilfen, Arbeit
- Gefühl selbst gebraucht zu werden, wichtig zu sein.

„Vorrangig für den traumatisierten und überwältigten Menschen ist es, sein Gefühl von Sicherheit, Autonomie und Kontrolle wiederherstellen zu können. In diesem Zusammenhang stellt sich zunächst die Frage, der Sicherheit im realen Äußeren und im psychosozialen Bereich. Die äußere Sicherheit muss gewährleistet werden, die Frage geklärt, ob ein soziales Netz besteht, das das Opfer (unter-)stützt. Dieses Netz, ebenso wie beteiligte andere HelferInnen und Institutionen sollten in die Beratung und Behandlung einbezogen werden, einerseits zur Unterstützung des Opfers, andererseits aber auch, weil die Bezugsperson selbst als Mitbetroffene der Hilfe bedürfen." (Gschwend, 1999, S. 55)

Bewältigung von belastenden Dienstsituationen muss also auch im privaten Umfeld ansetzen. Die Familie, Freunde und Bekannte sind hier die Ansprechpartner und die Ventile für zu starken Belastungsdruck. Gemäß dem Grundsatz „Reden entlastet", sollte die Einsatzkraft sich nach Belastungen nicht isolieren und „unverstanden" zurückziehen, sondern offensiv das Gespräch suchen und über das „Unfassbare" das „Unaussprechliche" reden. *„Es reicht nicht aus, nur die Einsatzkräfte selbst zu unterstützen. Die Unterstützung muss sich auf deren gesamtes Umfeld erstrecken. Dies beinhaltet auch die Familie."* (Mitchell et. al., 1998, S. 254)

Dem soziale Netzwerk, das jede Einsatzkraft individuell für sich aufgebaut hat, kommt daher bei der Bewältigung von belastenden Ereignissen eine bedeutsame Rolle zu. Das Gefühl der Zugehörigkeit zu einer Gruppe, der Verfügbarkeit von Mitgliedern bei Hilfebedarf wirken wie eine Absicherung in Krisensituationen. Eine besondere Bedeutung kommt hier auch den Freunden zu. Das Vertrauensverhältnis untereinander ist hier auf Grund der weiteren sozialen Distanz oft größer als im engen Familienverbund. Das „Sich ausreden Können" über Belastungen im Beruf und in der Familie hat auch eine entlastende Wirkung.

4.2.3 Tertiäre Prävention

Die tertiäre Prävention hat das Ziel, bei Feststellung einer Belastungsstörung im klinischen Sinne, die Chronifizierung oder Ausweitung der Störung zu verhindern. Dazu ist es notwendig zu erkennen, wann ein Betroffener therapeutische Hilfe in Anspruch nehmen sollte. Psychosoziale Fachkräfte oder speziell ausgebildet Peers können einen solchen Handlungsbedarf erkennen und eine Weitervermittlung der Betroffenen an Therapieeinrichtungen veranlassen.

Bei der Behandlung von Belastungsstörungen werden heute neben klassischen Therapieformen wie Verhaltenstherapie, Gesprächstherapie ua. vielfach auch kombinierte Techniken verwendet. Dabei werden zusätzlich dazu Entspannungs- und Atemtechniken, kognitive Umstrukturierung, Ablenkungstechniken, Training von sozialer Kompetenz usw. eingesetzt. (vgl. Rothbaum et. al., 1995)

Es gibt auch heute immer noch sehr viele Vorbehalte gegen eine „Therapie" und Vorurteile gegenüber „Psychologen". Man sollte aber nicht vergessen, dass Körper und Geist ein nicht trennbares Ganzes sind. Niemand der ein körperliches Unwohlsein verspürt, wird Mittel und Wege scheuen, mit Medikamenten, Arztbesuch oder Therapien etwas dagegen zu tun. Bei psychischem Unwohlsein wird dies aber auch heute noch vielfach vermieden.

„Wenn PTBS-Symptome das Ergebnis unangemessener emotionaler Verarbeitung sind, dann kann eine Therapie, die auf die Reduktion dieser Symptome abzielt, als Mittel zur Förderung einer solchen Verarbeitung angesehen werden.“ (Rothbaum et. al., 1995, S. 128)

4.3 Critical Incident Stress Management – CISM

Die *S*tressbearbeitung nach *b*elastenden *E*reignissen (SbE) wird bei vielen Einsatzorganisationen im europäischen und Raum nach den Modellen und Maßnahmen von Everly und Mitchell durchgeführt. Im englischsprachigen Raum werden diese Maßnahmen insgesamt als *C*ritical *I*ncident *S*tress *M*anagement (CISM) bezeichnet.

Dr. Jeffrey T. Mitchell veröffentlichte 1983 im „Journal of Emergency Medical Services“ den ersten Artikel über die Struktur einer SbE-Nachbesprechung (Critical Incident Stress Debriefing). Er, der selbst Feuerwehrmitglied in Amerika war und belastende Ereignisse von Kollegen und deren Reaktionen darauf erlebte, hatte in den 70er Jahren gemeinsam mit anderen Mitarbeitern und Institutionen (Bsp. Shock Trauma Center in Baltimore) erkannt, dass Stressverarbeitung nach belastenden Ereignissen, bei Einsatzkräften (Feuerwehren, Polizei, Notarztdiensten, Krankenhäusern usw.) unabdingbar ist, um Reaktionen zu vermindern und die Einsatzfähigkeit zu erhalten. (vgl. Mitchell, 1998) So breitete sich dieser Maßnahmenkatalog über Amerika, Europa und Australien weltweit aus.

Bei diesem Maßnahmenkatalog handelt es sich um Interventionen, die eine Kombination von Kollegenhilfe (Peers) und Maßnahmen durch psychosoziale Fachkräfte darstellen. Dabei wird heute teilweise in Einsatzorganisationen den „Peers“ (der Kollegenhilfe) oft eine „zu große“ Bedeutung zugeschrieben, wodurch die Wichtigkeit und der Bedarf von psychosozialen Fachkräften in den Hintergrund gedrängt wird. Gerade in einem so sensiblen Bereich wie der Traumaverarbeitung *müssen* gut ausgebildete „Peers“ erkennen, wo ihre Grenzen erreicht sind und dann die Möglichkeit haben, psychosoziale Fachkräfte mit einzubeziehen.

Bei „Peers“ handelt es sich – wie bereits erwähnt – um besonders geschulte Einsatzkräfte, die aus der eigenen Organisation kommen, die Einsatzabläufe und institutionellen Hintergründe kennen. Dies hat den

Vorteil, dass betroffene Einsatzkräfte zu einem Kollegen gehen können, der ihre besondere Einsatzproblematik kennt. Die Anerkennung des Geschehenen und das entgegengebrachte Verständnis bekommt somit eine ganz besondere Bedeutung.

Der Gesprächsverlauf bei den einzelnen Maßnahmen für einzelne Einsatzkräfte und für Gruppen folgt dabei einem Grundschema. Wichtig für die betroffenen Einsatzkräfte ist es eine Struktur im Vorgefallenen zu erkennen und so nicht in belastenden Teilen des Geschehens „hängen" zu bleiben.

Bei einem derartigen Interventionsgespräch, sei es mit dem einzelnen Betroffenen oder mit der Gruppe, wird dabei immer auf der kognitiven Ebene begonnen. Es kommt dann in die emotionale Ebene und wird in die kognitive Ebene zurückgeführt. Das bedeutet das Geschehen wird im Gesamten durchgesprochen, der Betroffene bleibt aber nicht bei den belastenden Aspekten und seinen Emotionen hängen, sondern wird über die Normalisierung von Reaktionen und die Bewusstmachung von Bewältigungsressourcen zurück auf kognitive Ebene geführt. Dabei wird das Bewusstsein von Kontrolle und Kompetenz im Hinblick auf die Zukunft gestärkt.

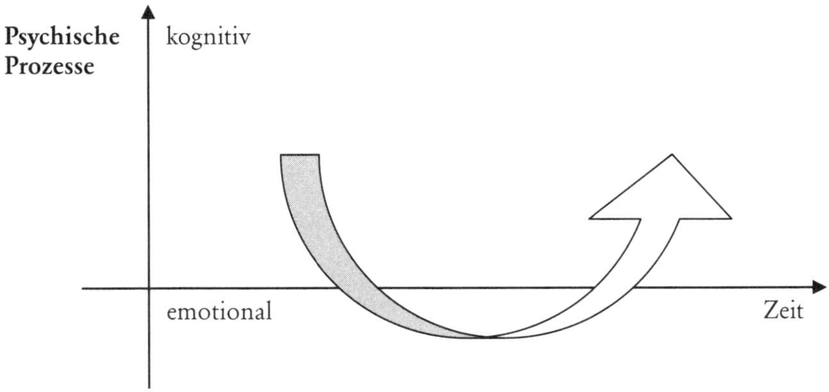

Abb. 6: Gesprächsverlauf bei SbE-Maßnahmen

4.3.1 Interventionsmaßnahmen

Derzeit sind nach dem Critical Incident Stress Management folgende Interventionsmaßnahmen gebräuchlich (vgl. Mitchell et. al., 1998):

a) *On Scene Support – Einsatzbegleitung*
Dabei handelt es sich um eine einsatzbegleitende Maßnahme bei Großeinsätzen, wo anzunehmen ist, dass es für die Einsatzkräfte zu belastenden Ereignissen kommt. Denkbare Szenarien dafür sind Großunfälle, wie Eisenbahnunglücke, Massenkarambolagen, Flugzeugabstürze udgl. Auch in Kaprun, im November 2000, wurde bei der Exekutive eine Einsatzbegleitung durchgeführt.

Bei dieser Einsatzbegleitung geht es darum, das ausgebildete SbE-Mitarbeiter vor Ort sind, um sich im Bedarf um belastete Kollegen zu kümmern. Dabei geht es vorrangig um Stabilisierung, Entlastung und schnellstmögliche Wiederherstellung der Einsatzfähigkeit. Dazu gehört auch Ruhemöglichkeiten zu schaffen, für Speisen und Getränke zu sorgen u.ä. In einer derartigen Phase werden aber *nie* Betreuungsgespräche oder -maßnahmen – wie sie später genannt werden – geführt.

Eine zusätzliche Aufgabe besteht darin, die eingesetzten Kräfte zu beobachten und dem Einsatzleiter vor Ort Hinweise zu geben, wann offenbar die Leistungsgrenzen von Einzelnen erreicht sind. Dies ist deshalb notwendig, weil die Einsatzkräfte selbst – in dieser Phase der Überaktivierung – oft nicht in der Lage sind, zu erkennen, dass sie eine Pause benötigen.

b) Demobilization – Einsatzabschluss
Nach einem derartigen Großschadenseinsatz sollte ein Einsatzabschluss stattfinden, bei dem die Beteiligten einen Kurzüberblick über das Einsatzgeschehen und die Bedeutsamkeit und Sinnhaftigkeit des Einsatzes bekommen (durch den Einsatzleiter) und bei denen ihnen kurz Informationen über Stressverarbeitungsmöglichkeiten und Angebote zur Teilnahme über später durchzuführende SbE-Maßnahmen (durch SbE-Mitarbeiter) unterbreitet werden. Diese Informationsphase sollte relativ kurz gehalten sein – als Richtlinie gelten hier 15 Minuten.

Danach sollte den Einsatzkräften die Möglichkeit zu einer Pause (mindestens 20 Minuten) mit einem kleinen Imbiss und Getränken gegeben werden, bevor sie nach Hause gehen oder ihren Alltagspflichten nachkommen. Diese Maßnahme soll die Einsatzkräfte im wahrsten Sinne des Wortes demobilisieren und ihren hohen Stresspegel, der sich einsatzbedingt aufgebaut hat reduzieren.

c) Defusing – Kurznachbesprechung
Beim Defusing handelt es um eine Kurznachbesprechung mit einer kleinen Gruppe von Einsatzkräften in engem zeitlichen Zusammenhang (bis zu 24 Stunden) zum belastenden Ereignis. Das heißt, es wird einer kleinen Gruppe von Einsatzkräften, die zusammen beim gleichen belastenden Einsatz beteiligt waren, die Möglichkeit geboten, über die Erlebnisse zu sprechen, noch bevor sie Zeit hatten ausgiebig über die Vorfälle nachzudenken und noch bevor sie ins Grübeln geraten. Diese Kurznachbesprechung dient im Sinne des Wortes „Defusing" der Entschärfung der Situation und soll den Beteiligten einen Gesamtüberblick über die Ereignisse ermöglichen und den Sinn und den Wert des Einsatzes erkennbar machen. Sie können dabei erkennen, dass Reaktionen im Einsatz nicht nur sie, sondern auch andere Einsatzkräfte betroffen haben und wird das eigene Erleben dadurch „normalisiert". Durch das Aufzeigen der unterschiedlichen Stressbewältigungsstrategien der einzelnen Beteiligten und darunter auch der erfahreneren Einsatzkräfte werden eigene Ressourcen verstärkt und erweitert.

Durch den engen zeitlichen Zusammenhang mit dem belastenden Ereignis – das Defusing sollte innerhalb der ersten 24 Stunden (im Regelfall innerhalb der ersten 8 Stunden) nach dem Ereignis durchgeführt werden – sind Reaktionen und Emotionen bei den Beteiligten im Normalfalle noch nicht voll ausgebildet. (vgl. Mitchell et. al., 1998) Dadurch geht diese Maßnahme emotional auch nicht so in die Tiefe wie spätere Interventionen. Dies ermöglicht den SbE-Fachkräften auch zu erkennen, welcher Grad der Belastung bei den Betroffenen vorliegt und ob weitere spätere SbE-Maßnahmen wie Einzelgespräche oder ein Debriefing notwendig sind.

Das Defusing wird von einer psychosozialen Fachkraft oder einem sehr erfahrenen „Peer" geleitet und von weiteren „Peers" unterstützt und teilt sich in folgende Phasen auf:

- *Einführungs-Phase* – hier werden die Teilnehmer begrüßt, der Ziel und der Zweck des Gespräches erläutert, die Vertraulichkeit betont und div. Regeln aufgestellt (keine Schuldzuweisungen, keine Handys, kein Sprechzwang usw.)

- *Austausch- oder Explorations-Phase* – hier erzählt vorerst jeder in welcher Funktion er war, wie der Einsatz begann und wie er zur Einsatzstelle gelangte und was er dort wahrgenommen hat. Danach wird in einer weiteren Runde exploriert, welche Gedanken die einzelnen Einsatzkräfte dabei hatten. Zusätzlich werden dann Auffälligkeiten (Reaktionen) während des Einsatzes, wie Wahrnehmungsveränderungen oder Ähnliches angesprochen.
- *Informations-Phase* – hier werden bereits aufgetretene Reaktionen während des Einsatzes normalisiert und die Betroffenen *„vorsichtig"* auf eventuelle noch folgende Reaktionen vorbereitet, wobei die Einbindung von mitbeteiligten, erfahrenen Einsatzkräften von Vorteil ist. Danach werden Informationen über Stressbewältigungsstrategien undmöglichkeiten gegeben und die vorhandenen individuellen Ressourcen werden bestärkt. Zusätzlich wird auch noch auf Teameffekte, Erfahrungswerte und positive Einsatzergebnisse hingewiesen, um die zukünftige Einsatzfähigkeit zu bestärken.

Im Anschluss an eine derartige SbE-Gruppenmaßnahme sollte immer noch ein gemeinsames Ausklingen beim Zusammensitzen in einem anderen Raum mit einem Getränk oder einem kleinen Imbiss sein. Dabei soll die weitere Verfügbarkeit der „Peers" für zusätzliche Betreuungsmöglichkeiten deutlich gemacht werden.

d) SAFE-R Gespräch – Einzelgespräch

Das Einzelgespräch (SAFE-R) mit betroffenen Einsatzkräften kommt ursprünglich aus der Krisenintervention ist vom Grundmuster ähnlich aufgebaut, wie die Gruppenmaßnahmen. Auch hier geht es um ein strukturiertes Durcharbeiten des Vorgefallenen mit dem Ziel einer Stabilisierung der kognitiven und affektiven Prozesse. Weiters geht es um die Normalisierung von auftretenden Reaktionen und um das Bewusstmachen von Copingstrategien. Der Verlauf des Gespräches in emotionaler Richtung ist auch vom Zeitpunkt abhängig, wann es durchgeführt wird. Im Normalfall sollte ein derartiges Gespräch erst mit einem Abstand von mindestens 24 Stunden zum Ereignis erfolgen. Erfolgt es früher, ist ein Zweitkontakt mit kurzem Abstand unbedingt notwendig.

Das Einzelgespräch kann von einer psychosozialen Fachkraft oder einem „Peer" durchgeführt werden und verläuft in folgenden Phasen:

- *Stabilize – Stabilisieren/Sicherheit geben* – hier wird zwischen den Gesprächspartnern eine Basis hergestellt, auf die Vertraulichkeit und den Sinn und Zweck des Gespräches verwiesen und das Erzählen gefördert
- *Assess and acknowledge – Explorieren und Anerkennen* – hier wird das Geschehene vom Betroffenen erzählt und die SbE-Fachkraft muss dabei unvoreingenommen und ohne zu werten, die Eindrücke des Betroffenen anerkennen. Dabei ist es wichtig auch die Gedanken und die Gefühle des Betroffenen abzufragen und zu verstehen, wobei es von großer Bedeutung ist, den belastendsten Moment im Geschehen zu finden. In dieser Phase muss sich die SbE-Fachkraft Zeit lassen und sich versichern, das Gegenüber verstanden zu haben.
- *Facilitate understanding and emotional processing – Erleichtern von Verstehen und Durcharbeiten* – hier beginnt die Informationsphase und werden Reaktionen während und nach dem Ereignis normalisiert und deren Funktion, sowie die zeitliche Begrenztheit, erklärt.
- *Encourage action and use of resources – Ermutigung von Handlung und positiven Bewältigungsversuchen* – hier werden gemeinsam individuelle und sinnvolle Bewältigungsstrategien erarbeitet, wobei die Ressourcen des Betroffenen im Vordergrund stehen. In dieser Phase ist im Besonderen auch wichtig, die Reaktionen im sozialen Umfeld mit einzubeziehen und den Umgang damit abzuklären.
- *Recovery or referral – Wiederermächtigung oder Weitervermittlung* – hier wird Umgang mit dem Geschehenen in der Zukunft abgeklärt, welche Erfahrungen man daraus gewonnen hat, wie dies in künftige Einsatzsituationen eingebaut werden kann und wie mit dem Erlebten privat und beruflich die Zukunft gestaltet wird. Sollten sich Notwendigkeiten ergeben, muss der Betroffene in dieser Phase über Sinn und Nutzen einer therapeutischen Behandlung aufklärt werden. Dabei ist es wichtig, dass der Betroffene die Notwendigkeit erkennt und dies nicht als ein Zeichen der Schwäche verstanden wird.

Im Anschluss an ein Einzelgespräch sollte immer ein Zweitkontakt vereinbart werden, um dabei abzuklären, wie der Verlauf der emotionalen und kognitiven Reaktionen ist.

e) Debriefing – Nachbesprechung
Dabei handelt es sich um die aufwendigste SbE-Maßnahme. Es ist eine Gruppenmaßnahme, wobei dies auch in einer größeren Gruppe (bis zu 30 Personen) durchführbar ist. Wichtig ist, dass es sich um eine homogene Gruppe handelt, wobei alle Betroffenen beim Einsatz beteiligt gewesen sein müssen. Der zeitliche Abstand zum Ereignis sollte deutlich sein und in der Regel mindestens 48 Stunden betragen. Durch die Komplexität und die meist größere Teilnehmerzahl ist das Debriefing auch ziemlich zeitaufwendig und daher muss auch für notwendigen zeitlichen Rahmen gesorgt sein.

Das Debriefing wird von einer psychosozialen Fachkraft geleitet und von mehreren erfahrenen „Peers" unterstützt. Dabei ist insbesondere auch auf gruppendynamische Prozesse zu achten. Die Zusammenarbeit zwischen den Peers und der psychosozialen Fachkraft ist dabei besonders bedeutsam. Das Debriefing geht in folgenden Phasen vor sich:

- *Einführungs-Phase* – dabei werden die Besprechungsleiter (Peers und psychosoziale Fachkraft) und deren Funktionen vorgestellt und der Zweck und Sinn der Besprechung erklärt. Es wird auf Vertraulichkeit und die gegenseitige Verantwortung in der Gruppe hingewiesen. Weiters werden Regeln aufgestellt (keine Schuldzuweisungen, kein Handy, Ausreden lassen, im Raum bleiben usw.) und der Ablauf der Besprechung (Phasen) erklärt.
- *Fakten-Phase* – in dieser Phase wird jeder einzelne Teilnehmer nach der Reihe gefragt, wer er ist, was seine Aufgabe/Funktion war, wie es zum Einsatz gekommen ist und was er wahrgenommen hat.
- *Gedanken-Phase* – hier wird jeder Teilnehmer danach gefragt, was er sich für Gedanken gemacht hat von der Alarmierung bis zum Wahrnehmen des Geschehens am Einsatzort.
- *Emotions-/Gefühls-Phase* – dabei werden die Teilnehmer nach ihren Emotionen beim Wahrnehmen des Geschehens gefragt, wobei der „schlimmste Moment", das Belastendste am Einsatz im Vordergrund steht. In dieser Phase können sich Teilnehmer auch der Äußerung enthalten.
- *Reaktions-/Auswirkungs-Phase* – in diesem Teil wird auf Reaktionen (Bsp. Wahrnehmungsverzerrungen) während des Geschehens und solche nach dem Geschehen (Bsp. Intrusionen) eingegangen. Dabei wer-

den diese Reaktionen meist schon dadurch normalisiert, dass sie oft bei mehren Einsatzkräften auftreten.

- *Informations-Phase* – hier wird von den SbE-Fachkräften aber auch noch die Funktion der Reaktionen und deren zeitliche Begrenztheit erklärt und diese damit weiter normalisiert. Zusätzlich werden in dieser Phase individuelle Copingstrategien der einzelnen Einsatzkräfte abgefragt und bestärkt. Damit ergibt sich für die Beteiligten ein breites Spektrum an Stressbewältigungsmöglichkeiten.
- *Abschluss-Phase* – zum Abschluss wird eine kurze Zusammenfassung – ein Gesamtüberblick über das Geschehen gegeben und der Sinn und Zweck des Einsatzes nochmals betont. Weiters wird hier Zeit und Raum für eventuelle Fragen geboten und das Angebot für eventuell notwendige zusätzliche SbE-Maßnahmen, wie Einzelgespräche, gemacht.

Im Anschluss an ein derartiges Debriefing sollte wieder – gleich wie bei Defusing – ein gemeinsames Zusammensitzen aller Beteiligten mit einem kleinen Imbiss oder einem Getränk ermöglicht werden, um den Teilnehmern die Möglichkeit zu geben, informelle Kontakte knüpfen zu können.

4.3.2 Rahmenbedingungen

Die SbE-Maßnahmen können bei Einsatzorganisationen nur unter bestimmten Rahmenbedingungen durchgeführt werden. Dies ist aber nur dann möglich, wenn die Einsatzorganisation den Sinn und Zweck von SbE-Maßnahmen anerkennt.

a) es müssen psychosoziale Fachkräfte für die Ausbildung und den Einsatz vorhanden sein
b) es muss eine genügend große Anzahl an gut ausgebildeten „Peers" geben
c) in der Einsatzorganisation müssen SbE-Maßnahmen formell geregelt sein
d) in der Einsatzorganisation müssen Vorgesetzte und Einsatzkräfte über SbE-Maßnahmen informiert und aufgeklärt werden
e) für SbE-Maßnahmen muss der zeitliche Rahmen (Dienstzeit) für „Peers" und Einsatzkräfte abgeklärt sein
f) für SbE-Maßnahmen müssen räumliche Voraussetzungen (ungestörte, genügend große Räumlichkeiten) vorhanden sein.

4.3.3 Abgrenzungen

SbE-Maßnahmen dürfen *nicht* als psychotherapeutische Maßnahmen zu Behandlung von Belastungsstörungen oder manifestierten Reaktionen nach traumatischen Ereignissen angesehen werden. Sie dienen lediglich dem Zweck in Einsatzorganisationen den Einsatzkräften die Möglichkeit zu geben

- belastende Ereignisse zu strukturieren
- auftretende Reaktionen zu normalisieren
- Bewältigungsmechanismen zu erkennen und
- das Gefühl der Anerkennung in der eigenen Organisation zu bekommen.

Für die eingesetzten SbE-Fachkräfte *muss* die Grenze klar erkennbar sein, wann eine Einsatzkraft pathologisch reagiert und sie daher an therapeutische Fachkräfte weitervermittelt werden muss. Für die Organisation ergibt sich damit der Vorteil, dass Defizite bei Einsatzkräften schon in einem sehr frühen Stadium erkannt und behandelt werden können. Dadurch können lange Krankenstände oder gravierende Fehlleistungen bei Einsätzen hintangehalten werden.

4.3.4 Kritik

Trotz einiger Untersuchungen (Manton et. al., 1990; Yue, 1992; Robinson et. al., 1993 u.a.), die positive Effekte derartiger SbE-Maßnahmen belegen, gibt es auch Kritik und gegenteilige Untersuchungen zu SbE-Maßnahmen. Insbesondere wird dabei oft die nochmalige Kofrontation der Betroffenen mit dem traumatischen Ereignis als retraumatisierend bezeichnet und führte dies in Fachkreisen zur sogenannten „Debriefingdebatte“.

In zahlreichen Studien wurde in den letzten Jahren versucht Effekte von „Debriefing“ (CISD) hinsichtlich des Ziels – die Entwicklung von PTBS zu verhindern bzw. auftretenede Symptome zu verringern – abzuklären. Eine dazu durchgeführte Literaturanalyse am Institut für Klische Psychologie und Psychotherapie der Universität Köln im Jahre 2000 durch Karin Clemens und Chrisitan Lüdke kam zu dem Ergebnis, dass bei der Analyse von 14 derartiger Studien – bei 9 Studien kein signifikanter Effekt festgestellt werden konnte, bei drei Studien ergab sich ein negativer Effekt und bei zwei Studien ein positiver Effekt. Die Unterschiede in den

Ergebnissen der Studien von „positiv" – über „keine Wirkung – bis zu „schädlich" konnten vorerst nicht abgeklärt werden. Bäumker und Bering gingen 2003 in einer Metaanalyse von 34 Studien zu Frühinterventionen dieser Frage nach. Auch dabei ergab sich zuerst das gewohnte Bild – bei 17 Studien ergab sich kein bzw.ein negativer Interventionseffekt bei den andern 17 Studien ergab sich ein positiver Interventionseffekt. Beim Vergleich dieser beiden Teile ergaben sich folgende signifikante Unterschiede:

- kultureller Hintergrund – Studien aus Amerika und Australien wiesen vermehrt aus positive Effekte hin, Studien aus Europa vermehrt auf negative Effekte
- PTBS Diagnostik – Studien, bei denen eine stadardisierte PTBS Diagnostik durchgeführt wurde, wiesen vermehrt auf negative Effekte hin
- Zeitpunkt der Intervention – es zeigten sich weniger negative Interventionseffekte, wenn die Intervention nach der ersten Schock- und Einwirkungsphase (nach einem Zeitraum von 7 Tagen) durchgeführt wurde.

(Bering, 2005, S. 79) führt dazu an: „Bei der Wahl von Kriseninterventionsmaßnahmen, ist der kulturelle Hintergrund der Betroffen zu berücksichtigen. Diese Antezendente beeinflusst das Studienergebnis. Es ist eine gezielte Diagnostik, die Symptome einer PTBS erfassen kann, erforderlich, um den Erfolg von Kriseninterventionen realistisch einzuschätzen. Interventionsleiter dürfen sich nicht an globalen Rückmeldungen der Betroffenen über die Krisenintervention orientieren. Bei der Wahl der Intervention ist der natürliche Selbstheilungsprozess zu berücksichtigen. Kriseninterventionskonzepte müssen sich an der Zeitachse des traumatischen Verarbeitungsprozesses orientieren. Was in der späten Einwirkungsphase nützlich sein kann, kann in der Schockphase schädlich sein."

4.4 Kölner Alternative

Am Institut für Klische Psychologie und Psychotherapie der Universität Köln wurde rund um Dr. Gottfried Fischer nach Alternativen gesucht, um das Problem von unterschiedlichen Kriseninterventionseffekten in den Griff zu bekommen. Grundlage dazu war das Verlaufsmodell psychischer

Traumatisierung (vgl. Fischer, G., Riedesser, P., 1999) nach denen antezendete Komponenten, situative Komponenten und Komponenten in der Einwirkungsphase zusammenspielen. Bei der Entwicklung der subjektiven Effekte (Auswirkungen und Symptome) sind mehrere Dimensionen beteiligt.

Im Rahmen des „Kölner – Opferhilfe – Modells" – ein Projekt, welches in Zusammenarbeit mit der Universtät Köln, der Polizei Köln und div. sozialen Einrichtungen ins Leben gerufen wurde, um Opfer von Gewalttaten und Unfällen psychosozial zu unterstützten und gegebenenfalls therapeutisch zu behandeln bzw.einer derartigen Behandlung zuzuführen – wurde der „Kölner Risiko Index" (KRI) entwickelt. Damit konnten Helfer das Risikoprofil von Gewalt und Unfallopfern rasch und unkompliziert einschätzen.

Komponente I (Lebensgeschichte)
- Schulbildung
- Arbeitslosigkeit
- Vortraumatisierungen
- ...

Komponente II (Traumatische Situation – objektiv und subjektiv)
- Art des belastenden Ereignisses
- Grad der Verletzung/Gefährdung
- Dauer der traumatischen Situation
- erlebte Bedrohung
- erlebte Dissoziationen
- ...

Komponente III (Einwirkungsphase nach dem Erlebnis – Risiko- und Schutzfaktoren)
- Negative/positive Erfahrungen mit Funktionsträgern/Institutitonen
- Negative/positive Erfahrungen mit der sozialen Umwelt
- ...

Dieses Risiko Inventar erfasst die unterschiedlichen Komponenten, die für den Verlauf einer psychischen Traumatisierung bedeutend sind und erlaubt es die Betroffenen in unterschiedliche Zielgruppen zu differnzieren. Es gibt in der Zwischenzeit unterschiedliche Varianten dieses Risiko Indexes und ermöglicht dies ihn auch im Bereich der Einsatzkräfte für die

Unterstützung nach belastenden Ereignissen einzusetzen. Bering (2005) hat diesen für die Belange der deutschen Bundeswehr angepasst und dort somit eine zielgruppenorientierte Intervention nach belastenden Ereignissen ermöglicht.

Das Screening mit dem Kölner Risikoinventar ermöglicht es die Betroffen in drei Zielruppen zu teilen:

SELBSTERHOLER
Es sind keine langfristigen Folgesymptome zu erwarten

RISIKOGRUPPE
Die Entstehung einer Belastungsstörung ist zu befürchten

WECHSELGRUPPE
Im Prozessverlauf ist ungewiss, ob sich eine Belastungsstörung entwickelt oder nicht

Abb. 7: Differenzierung der Zielgruppen (nach Bering, 2005)

Diese Differenzierung ermöglicht eine zielgruppenorientierte Vorgangsweise bei der psychologischen Nachsorge von belastenden Einsätzen. (vgl. Bering, 2005)

- *Selbsterholer* – Hier kann mit einer akuten Kurzberatung und einer Anleitung zur Selbsthilfe mit Hinweis auf mögliche Unterstützungsmöglichkeiten das Auslangen gefunden werden.
- *Wechslergruppe* – Neben der akuten Kurzberatung und der Anleitung zur Selbsthilfe ist hier eine zusätzliche weiterführende psychologische Beratung und Begleitung angebracht mit durchgeführter Diagnostik und zusätzlichem Monitoring. Gegebenenfalls ist eine Akut- oder Kurzzeitherapie notwendig.
- *Risikogruppe* – Hier ist neben der Kurzberatung und der Anleitung zur Selbsthilfe die weiterführende Diagnostik notwendig, die Übernahme in eine Akuttherapie und gegebenenfalls die Weitervermittlung in eine längerfristige Traumatherapie.

Eine derartige zielgruppenorientierte Vorgangsweise ermöglicht eine Optimierung der Interventionen und unterstützt somit den individuellen Verarbeitungsprozess. Eine derartige Vorgangsweise muss jedoch auch von der jeweiligen Einsatzorganisation mitgetragen werden, da sie einer Vernetzung diverser Einrichtungen und einer Optimierung der psychologischen Versorgung bedarf .

4.5 Zusammenfassung

Gerade bei Einsatzkräften, die immer wieder mit sehr belastenden Situationen konfrontiert werden, ist es notwendig Konzepte und Maßnahmen zur Verfügung zu haben, um die Belastungen zu minimieren. Dies sollte in jeder Einsatzorganisation zum Standardprogramm gehören. Wie bedeutsam – auch für Helferberufe – psychologische Nachbetreuung ist, wird aus der Beschreibung von Jatzko (2001, S. 34) über die Arbeit der Polizeibeamten beim Flugzeugunglück von Ramstein 1988 deutlich: *„In der Tat muss aus heutiger Sicht befürchtet werden, dass einige Beamte in diesem Einsatz erhebliche psychosomatische Schäden erlitten haben, was es in der Zukunft unbedingt zu verhindern gilt. Die polizeiliche Einsatzplanung für die Bewältigung von Großschadensereignissen muss eine wie auch immer geartete psychologische Betreuung der Einsatzkräfte von Beginn an vorsehen. Finanzielle Überlegungen dürfen dabei keine Rolle spielen. Die Folgekosten für die im Einsatz psychisch geschädigten Beamten, bei denen nicht frühzeitig interveniert wurde, dürften aufgrund der Ramstein-Erfahrungen insgesamt so hoch ausfallen, dass sie jeden rechtzeitigen, auch noch so aufwendigen Betreuungseinsatz nicht nur aus finanziellen Überlegungen heraus rechtfertigen."*

Jede traumatische Situation und das dabei erfolgende subjektive Erleben und Bewerten des Betroffenen hat Auswirkungen auf seine kognitiven Strukturen und seine emotionalen Reaktionen. Positive Erfahrungen und gut verarbeitete negative Eindrücke, die in Richtung Erfahrung/Erkenntnis umgedeutet werden, wirken sich auch positiv aus. Einsatzerfahrung und erlernte Copingstrategien stärken für künftige belastende Einsätze und helfen diese in Zukunft als Herausforderung zu sehen und nicht als eine mögliche zukünftige Belastung. *„Die Bewältigung des Traumas darf und kann sich nie mit der Wiederherstellung des vortraumatischen Zustandes* *begnügen, denn keiner ist nach dem Trauma wieder so wie vorher – und keiner wird es auch jemals wieder sein. Doch er wird neue Seiten entwickeln und, wenn die seelische Verarbeitung des Schocks gelingt, wird er sich auf einer differenzierteren, reiferen Stufe wiederfinden.*" (Butollo, 2002, S. 14)

Dies gilt auch für alle Einsatzkräfte, die immer wieder mit traumatischen Situationen konfrontiert werden. Ganz wichtig dabei ist aber auch Bewusstseinsbildung bei den Verantwortlichen der Einsatzorganisationen. Psychische Reaktionen nach einer intensiven Belastung sind *normale* Reaktionen eines Menschen auf ein außergewöhnliches Ereignis und bedürfen gleich wie eine körperliche Überanstrengung einer *adäquaten Betreuung* um auch die seelische Gesundheit zu erhalten.

Sennekamp et. al. (2001) merken dazu an, dass eine Bearbeitung extremer Belastungen als eine Qualifikationsmaßnahme gesehen werden sollte, die es den Einsatzkräften ermöglicht, auch weiterhin professionell mit außergewöhnlichen dienstlichen Situationen umzugehen. Dabei sollte den Betroffenen eine ressourcenorientierte und möglichst wenig pathologisierende Sichtweise vermittelt werden. Dies führt zu einem positiven Selbstbild und gibt dem Betroffenen das Gefühl, dass sein Bemühen von der Organisation als wertvoll eingeschätzt und anerkannt wird. Wenn so für die seelische Gesundheit der Einsatzkräfte gesorgt wird, fällt es ihnen leicht sich wieder der oft unangenehmen und schwierigen Aufgabe zu stellen, den durchlebten Ausnahmesituationen noch einmal ins Auge zu sehen.

5 Hypothesen und Fragestellungen

Auf Grund der wissenschaftlichen Erkenntnisse, sie sich aus der vorliegenden wissenschaftlichen Fachliteratur, sowie meiner eigenen Erfahrung als Betreuer von belastenden Ereignissen bei der Exekutive und meiner Tätigkeit im Kriseninterventionsteam des Roten Kreuzes Tirol ergeben, stellen sich für mich einige offene Fragen, denen ich mit der hier vorliegenden Untersuchung nachgehen will.

Eines der zentralen Probleme dieses Forschungsbereiches ist es nach meiner Ansicht, dass es ganz unterschiedliche Ergebnisse bezüglich der Häufigkeit von auftretenden Belastungsstörungen bei Einsatzkräften gibt, wobei hier die Angaben zwischen 5%und 46% schwanken. Dies dürfte u.a. daran liegen, dass teilweise ganz unterschiedliche Zugangsweisen (Untersuchung von Auswirkungen katastrophaler Einzelereignisse oder Erhebung des Ist-Zustandes im Berufsalltag) gewählt wurden und auch die Erhebungsinstrumente (Tests bzw. Interviews) unterschiedlich waren. Zudem lassen die meisten Untersuchungen (mit Ausnahme der Untersuchung von Teegen, 1999) keinen Vergleich zwischen den einzelnen Einsatzorganisationen zu (Frage 1).

Hierbei geht es nicht nur um die Frage der Häufigkeit von Belastungsstörungen oder anderer Beeinträchtigungen, sondern auch um die Frage der Unterschiede bei Kompetenz- und Kontrollüberzeugungen und der Grundwerteinstellungen (Frage 2).

Einer weiterer wesentlicher Punkt erscheint für mich die Abklärung zu sein inwieweit sich auch bei Betroffenen, die keine volle Belastungsstörung ausgebildet haben, Auswirkungen und Reaktionen zeigen, welche sie im Alltag belasten. Die Ergebnisse der Längsschnittuntersuchung von Heinrichs et. al. (1998) bei Berufsfeuerwehrleuten deuten darauf hin, dass es sich um einen Prozess handelt. Nach diesen Ergebnissen steigen bei fortlaufenden belastenden Ereignissen affektive Reaktionen, wie Aggression, Ängstlichkeit, Zwanghaftigkeit usw. an und das Selbstkonzept eigener Fähigkeiten nimmt ab. Dies steht dann in einem deutlichen Zusammenhang mit der Zunahme von Belastungsstörungen. Diese Ergebnisse ließen mich zu der Überlegung kommen, dass bei belasteten Einsatzkräften der chronische Stress durch den erhöhten Erregungspegel zunimmt (Frage 3). Das heißt die Reizbarkeitsschwelle der Betroffenen wäre dadurch niedriger und würden sie Alltagsprobleme und tägliche Ärgernisse intensiver wahrnehmen. Mit diesem chronischen Stress entstünde eine Spirale von gegenseitiger Beeinflussung von Ursache und Wirkung, wodurch es im Laufe der Zeit – mit weiteren Belastungen – zu voll ausgebildeten Belastungsstörungen oder zu affektiven Störungen kommen könnte (Frage 4).

Da in der vorliegenden Literatur der Bedeutung und dem Sinn, welchen Einsatzkräfte in ihrer Tätigkeit sehen, und der Kompetenz- und Kontrollüberzeugung ein besonderer Stellenwert zugemessen wird, scheint es auch interessant zu vergleichen, ob Einsatzkräfte sich darin unterscheiden und ob dies in einem Zusammenhang mit der Häufigkeit des Auftretens von Belastungsstörungen steht (Frage 5).

Kaum untersucht ist nach der vorliegenden Literatur außerdem die Frage, wie sich Belastungen von Einsatzkräften auf den weiteren Dienst auswirken (Frage 6). Es gibt zwar die eindeutigen Erkenntnisse (vgl. Buttolo, 2002; Van der Kolk, 2000 u.a.m.) dass mit Belastungsstörungen Ängstlichkeiten und Unsicherheiten zunehmen, wie sich das konkret im Dienst – im Umgang mit Kollegen oder beim nächsten Einsatz – auswirkt, wurde bisher kaum untersucht.

Auch stellt sich die Frage, inwieweit sich in diesem Zusammenhang die Bedeutung und Wertigkeit der eigenen Tätigkeit, sowie die eigenen Grundannahmen verändern (Fragen 7 und 8). Einige Autoren, wie Schulz et. al. (1999) Sennekamp et. al. (1999) u. a. m. deuten dies an.

Ich möchte daher mit der vorliegenden Untersuchung bei den Einsatzorganisationen von Polizei, Feuerwehr und Rettungsdienst in Österreich folgenden konkreten Hypothesen bzw. Fragestellungen nachgehen:

1. *Inwieweit wirken sich traumatische Belastungen auf die hier untersuchten Einsatzkräfte derart aus, das sich Stress- und Belastungsstörungen entwikkeln? Stimmt die Häufigkeit mit den vorliegenden Untersuchungen überein und inwieweit gibt es dabei Unterschiede zwischen den Einsatzkräften?*

Bei den vorliegenden Untersuchungen, die in dieser Arbeit bereits erwähnt wurden – Mc Farlane (1988), Gersons (1989), Bryant und Harvey (1996), Teegen (1997) und (1999), Heinrichs et. al. (1998) und Gasch (1998) – schwanken die Ergebnisse über die Ausbildung einer Belastungsstörung zwischen 5% und 46%. Die Unterschiede dürften hier auf die Auswahl der Stichprobe zurückzuführen sein. So wird das Ergebnis deutlich höher, wenn gezielt eine Gruppe untersucht wird, die besonders traumatische Erfahrungen gemacht hatte, wie beispielsweise Polizisten nach einem tödlichen Schusswaffengebrauch. Man kann auf Grund der vorliegenden Untersuchungen aber davon ausgehen, dass zu erwarten ist, dass Einsatzkräfte in einer Größenordnung zwischen 10% und 20% Belastungsstörungen entwickeln. Ein etwas größerer Anteil dürfte eine sogenannte subsyndromale PTSD entwickeln, d. h. deutlich beeinträchtigt sein, aber keine Belastungsstörung im klinischen Sinne ausgebildet haben.

Bezüglich Unterschieden zwischen den einzelnen Einsatzeinheiten können aus den vorliegenden Untersuchungen kaum Rückschlüsse gezogen werden, da die Untersuchungsansätze auch zu unterschiedlich waren. Lediglich die Untersuchungen von Teegen (1999) in Hamburg, die ebenfalls Polizei, Feuerwehr und Rettung untersuchte, lässt vermuten, dass Rettungskräfte deutlich mehr traumatisiert sind als Feuerwehr und Polizei (Rettung 36%, Feuerwehr 9%, Polizei 5%). Die gleiche Tendenz zeigt sich bei der erwähnten Untersuchung bei der subsyndromalen PTSD (Rettung 33%, Feuerwehr 13% und Polizei 15%).

2. *Unterscheiden sich Einsatzkräfte prinzipiell beim Erleben von traumatischem Stress, chronischem Stress, Kompetenz- und Kontrollüberzeugung, Unsicherheiten im Dienst, Wertigkeit der Arbeit und bei Grundwerteinstellungen und steht dies im Zusammenhang mit dem Ausmaß der Belastungen?*

Dieser Fragestellung wurde soweit mir bekannt ist noch nicht nachgegangen. Sie begründet sich aus der Überlegung heraus, dass sich durch Unterschiede in den Tätigkeiten und Aufgaben der Einsatzkräfte auch Unterschiede in den Grundeinstellungen ausbilden. Diese könnten im Zusammenhang stehen mit unterschiedlichen Kompetenz- und Kontrollüberzeugungen und den Einstellungen zur eigenen Tätigkeit als Einsatzkraft, was wiederum die Belastungsfähigkeit der Betroffenen beeinflussen könnte.

3. *Gibt es einen Zusammenhang mit Belastungsreaktionen und chronischem Stress?*

Bezüglich dieser Fragestellung gehe ich von der Hypothese aus, dass gerade Einsatzkräfte nach dem Erleben von traumatischen Ereignissen einen starken Vertrauensverlust bezüglich ihrer eigenen Bewältigungsmöglichkeiten und Belastungsfähigkeit erleiden. So kann es dazu kommen, dass man sich an die belastenden Umstände immer wieder erinnert und dadurch die alltägliche Arbeit zu viel wird. Hermanutz (2001) führt zahlreiche Stressfaktoren an, denen Einsatzkräfte ausgesetzt sind (vgl. Abschnitt 2.1.). Diese dienstlichen Stressfaktoren würden nach einem traumatischen Erleben viel intensiver wahrgenommen. Sorgen und Besorgnisse des normalen Alltags würden verstärkt und dadurch überbewertet. (vgl. auch Dorst 1998) Betroffene haben dabei den Eindruck zuwenig Anerkennung zu bekommen und man zieht sich von sozialen Kontakten eher zurück. (vgl. Untersuchungsergebnisse von Teegen 1997) All dies würde so zu zusätzlichen sozialen Belastungen im beruflichen und privaten Umfeld führen und es käme so zu einem chronischen Stresserleben.

4. *Wie wirken sich chronischer Stress und Belastungsstörungen bei den untersuchten Einsatzkräften physisch und psychisch aus?*

Zahlreiche Erkenntnisse aus vorliegenden Untersuchungen – vgl. Heinrichs et. al. (2001), Teegen et. al. (1997), Mc Farlane (1988), Mc Farlane et. al. (1994), u. a. m. – und der wissenschaftlichen Literatur – vgl. Mitchell et. al. (1998), Fischer et. al. (1999), Herman (1993), Morschitzky (2002), Butollo (2002) u. a. m. – lassen darauf schließen, dass psychosomatische Reaktionen (Migräne, Magen- Darmprobleme, erhöhter Blutdruck, Nervosität usw.) und psychische Auffälligkeiten, wie Aggressionen, Depressionen, Ängstlichkeit usw. nach dem Erleben von traumatischen Ereignissen zunehmen.

5. *Inwieweit verändern sich die Kompetenz- und Kontrollüberzeugungen nach traumatischen Ereignissen?*

Dieser Fragestellung liegen Ergebnisse zu Grunde, dass nach dem Erleben von traumatischen Ereignissen die eigene Kontrollüberzeugung sinkt und vor allem das Selbstkonzept der eigenen Fähigkeiten geringer wird. Diese Annahme wird durch zahlreiche Veröffentlichungen in der Fachliteratur –

Ullrich de Muynck et. al. (1978), Fischer (1990), Sapolsky (1994), Bierhof (1994), Fischer et. al. (1999), Herman (1993) u. a. m., bestätigt. Auch erste Ergebnisse der Längsschnittuntersuchung von Heinrichs et. al. (2001) bei Berufsanfängern bei deutschen Berufsfeuerwehren zeigte einen deutlichen Zusammenhang zwischen PTSD Symptomatik und niederer Selbstwirksamkeit.

6. *Wie wirken sich Stress- und Belastungsstörungen auf den weiteren Dienst aus?*

Dabei gehe ich mit dieser Fragestellung von der Hypothese aus, dass die Unsicherheit und Ängstlichkeit der Betroffenen, durch das Erleben des traumatischen Ereignisses zugenommen hat (vgl. Herman (1993), Jones (1995), Jatzko (2001) u. a. m.) und sich dies dadurch auch auf das Verhalten gegenüber den Einsatzkollegen auswirken könnte. Auch die Erwartungshaltung gegenüber künftigen Einsätzen würde dann vermehrt mit Unsicherheit und Ängstlichkeit besetzt und würden sich so Zweifel an der Bewältigbarkeit der zukünftigen Einsatzsituationen ergeben. (vgl. Fischer (1990), Butollo (2002), Bessel van der Kolk (2000) u. a. m.)

7. *Wie wirken sich Stress- und Belastungsstörungen auf die Bewertung der eigenen Arbeit/Tätigkeit als Einsatzkraft aus?*

Die Frage begründet sich in dem Umstand, dass die Tätigkeit als Einsatzkraft im Gesamten nach dem Erleben eines traumatischen Ereignisses in Frage gestellt werden kann. Die Sinnhaftigkeit und Wirksamkeit der Tätigkeit kann von den Betroffenen nicht mehr nachvollzogen werden und es kommt so zu einer Entwertung der eigenen Tätigkeit. (vgl. Wirtz et al. (1995), Schulz et. al. (1999), Sennekamp et. Martin (1999), Pfeiffer (1995) u. a. m.) Somit würde bei Einsatzkräften mit Zunahme der Belastung die Wertigkeit der eigenen Tätigkeit sinken.

8. *Wirken sich Stress- und Belastungsstörungen auf die eigenen Grundannahmen, das für sich selbst aufgebaute Weltbild, aus?*

Auf Grund von Teilen der dieser Arbeit zu Grunde liegenden Fachliteratur (Fischer et. al. (1999), Janoff-Bulman (1992), Wirtz et. al. (1995) u. a. m.) kann von der Hypothese ausgegangen werden, dass sich nach dem Erleben von traumatischen Ereignissen die vorliegenden Grundannahmen, wie beispielsweise der Glauben an eine gerechte Welt oder der Glaube dass die Welt ein schöner und sicherer Ort ist, dass die Menschen prinzipiell gut sind usw. im negativen Sinne verändern. Damit ändern sich die Grundeinstellungen und damit auch die Erwartungshaltung und Bewertungen der Betroffenen bezüglich zukünftiger Geschehnisse – seien diese im beruflichen oder im privaten Bereiche – im negativen Sinne.

6 Methodisches Vorgehen

6.1 Beschreibung des Erhebungsinstrumentes

6.1.1 Einleitung

Die Untersuchung wurde mit einem selbst zusammengestellten Fragebogen durchgeführt (Er ist im Anhang ersichtlich). Dieser musste, um den Hypothesen und Fragestellungen gerecht zu werden, folgende Teile umfassen:

- Soziodemographische Daten
- Traumatischer Stress – Belastungsstörungen
- Chronischer Stress
- Kontroll- und Kompetenzüberzeugung
- Somatische und affektive Auswirkungen
- Unsicherheiten im Dienst und Einstellung zur Tätigkeit
- Grundwerteinstellungen

Bei Sichtung von vorhandenen standardisierten Fragebögen wurden einige als geeignet empfunden und, wie im Folgenden näher beschrieben, in die Untersuchung aufgenommen. Bezüglich der Unsicherheiten im Dienst und der Einstellung zu Tätigkeit bzw. der Wertigkeit der verrichteten Arbeit/Einsatztätigkeit wurden eigene Skalen erstellt und in den Fragebogen aufgenommen. Auch die Items zu den Grundwerteinstellungen wurden selbst formuliert und als Einzelitems ausgewertet.

So ergab sich schlussendlich – mit Einbeziehung der soziodemographischen Daten – ein *Fragebogen* aus *7 Teilen* mit insgesamt *239 Items* und 37 ausgewerteten Skalen.

6.1.2 Fragebogenteile

6.1.2.1 Soziodemographische Daten

Hier wurden nur wenige Daten erfasst, weil einerseits gerade bei den Einsatzkräften, wie mir mehrfach mitgeteilt wurde, die Angst groß war, dass die Anonymität nicht gewahrt bleibt und andererseits die Relevanz zusätzlicher soziodemographischer Daten für die Untersuchung gering erschien.

So wurde dabei erfasst:

- die Einsatzeinheit
- Tätigkeit als Einsatzkraft in Jahren (Erfahrung)
- Lebensalter
- Familienstand (soziales Umfeld)
- Anzahl der Freunde (soziales Umfeld)

6.1.2.2 Posttraumatic Stress Scale (PSS)

Zur Erfassung der Reaktionen auf traumatischen Stress und der Diagnostizierung von Belastungsstörungen wurde die Posttraumatic Stress Scale (PSS) von Foa in der deutschen Übersetzung von Ehlers, Steil und Winter (1996) ausgewählt.
Mit diesem Fragebogen kann Folgendes erfasst werden:

- die Art des erlebten traumatischen Ereignisses
- wann das belastendste Ereignis stattfand
- die objektive Situationsfaktoren für ein traumatisches Ereignis
- die subjektiven Situationsfaktoren für ein traumatisches Ereignis
- fünf unterschiedliche Reaktionen des Wiedererlebens (DSM IV)
- sieben unterschiedliche Reaktionen des Vermeidens (DSM IV)
- fünf unterschiedliche Reaktionen der Erregung (DSM IV)
- die Dauer der Belastungen
- der Beginn der Belastungen nach dem Ereignis
- die Anzahl der Beeinträchtigungen in verschiedenen Lebensbereichen

Auf Grund dieser Angaben kann mit diesem Fragebogen nach dem DSM IV diagnostiziert werden, ob eine Posttraumatische Belastungsstörung (akut oder chronisch) vorliegt. Wenn mindestens zwei der drei geforderten Vollkriterien (1x Wiedererleben, 3x Vermeidung, 2x Erregung) vorliegen und objektive und subjektive Bedingungen erfüllt sind, kann man eine subsyndromale Belastungsstörung diagnostizieren. (vgl. Heinrichs et. al., 2001; Teegen, 1999)

6.1.2.3 Trier Inventar zur Erfassung von chronischem Stress (TICS)

Zur Erfassung des chronischen Stress wurde dieses Erhebungsinstrument von Schulz und Scholtz (1999) ausgewählt. Dieser Fragebogen umfasst 39 Items, die mit dem Satz beginnen: „Ich hatte im letzten Jahr ...“. Damit

wird andauernde chronische Belastung erfasst. Nach den Autoren lässt sich chronischer Stress nicht durch einen Aspekt erfassen, sondern er entsteht aus der Interaktion der Person mit verschiedenen Bereichen:
a) ihren Aufgaben und Verpflichtungen
b) anderen Personen privat/beruflich
c) zukünftigen Ereignissen und
d) vergangenen Ereignissen.

Um diese Bereiche zu erfassen, werden von den Verfassern aus 39 Items 6 Skalen gebildet:
- Arbeitsüberlastung (zu a)
- Unzufriedenheit mit der Arbeit (zu a)
- Soziale Belastungen (zu b)
- Mangel an sozialer Anerkennung (zu b)
- Sorgen und Besorgnisse (zu c)
- Belastende Erinnerungen (zu d).

Da die einzelnen Skalen sehr wichtige unterschiedliche Bereiche erfassen, wurden in dieser Untersuchung die Mittelwertsvergleiche mit den Einzelskalen durchgeführt. Lediglich für die Endauswertung – zum Zwecke einer Gesamtübersicht – wurde eine Gesamtskala „chronischer Stress (TICS)" gebildet.

6.1.2.4 Einstellungen zur Arbeit/Unsicherheiten im Dienst

Für diese Abschnitte konnten keine geeigneten standardisierten Tests gefunden werden. Es wurde daher für jeden Teil eine größere Anzahl von Items entwickelt und dann in den vorliegenden Fragebogen, für jeden einzelnen Aspekt, diejenigen *sechs Items* aufgenommen, die vermutlich die betreffende Skala am besten erfassen. Die Analyse der Fragebogenteile und Erfassung der Skalenkonsistenz erfolgt mit der Auswertung.
Somit wurde in diesen Fragebogenteilen Folgendes erfasst:
- Unsicherheit gegenüber Kollegen im Einsatz
- Unsicherheit/Ängstlichkeit beim Einsatz
- Wertigkeit der eigenen Tätigkeit/Arbeit

6.1.2.5 Grundwerteinstellungen

Auch hier wurde kein standardisierter Fragebogen verwendet, da die dazu vorliegenden Fragebögen sehr umfangreich sind und dies die Kapazität der vorliegenden Untersuchung überschreiten würde. Es wurden daher bezüglich der Grundwerteinstellungen 3 Items mit allgemeinen Glaubensansätzen über Welt (Bsp.: Welt ist gerecht) und 3 Items mit allgemeinen Glaubensansätzen über die Menschen (Bsp.: alle Menschen sind gleich) konstruiert. Da diese Grundannahmen für sich allein stehen können und zwischen ihnen nicht unbedingt ein unmittelbarer Zusammenhang bestehen muss, wurden sie einzeln in die Auswertung aufgenommen.
Dabei wurden folgende Grundwertannahmen ausgewählt:

- Annahme – alle Menschen sind gut
- Annahme – alle Menschen sind gleich
- Annahme – allen Menschen kann man vertrauen
- Annahme – die Welt ist gerecht
- Annahme – die Welt ist allgemein in Ordnung
- Annahme – die Welt ist schön und lebenswert

6.1.2.6 Fragebogen zur Kompetenz- und Kontrollüberzeugung (FKK)

Die Kompetenz- und Kontrollüberzeugung wurde mit diesem Fragebogen von Krampen (1991) erfasst. Der Fragebogen besteht aus 32 Items, die sich zu vier Skalen zusammenfassen lassen:

- Selbstkonzept eigener Fähigkeiten
- Internale Kontrollüberzeugung
- Externale Kontrollüberzeugung/andere Personen
- Externale Kontrollüberzeugung/Zufall.

Nach dem Autor würden sich die Primärskalen „Selbstkonzept eigener Fähigkeiten“ und „Internale Kontrollüberzeugung“ zu einer Sekundärskala „Selbstwirksamkeitsüberzeugungen“ und die Primärskalen der beiden „externalen Kontrollüberzeugungen“ zu der Sekundärskala „Externalität“ zusammenfassen lassen. Diese Sekundärskalen wurden in der vorliegenden Untersuchung nur in der Endauswertung zur Darstellung einer Gesamtübersicht verwendet.

6.1.2.7 Symptomchecklist 90 R (SCL 90R)

Der letzte Teil des vorliegenden Fragebogens wurde aus der deutschen Version der Symptom-Checkliste von Derogatis (1995) gebildet. Die 90 Items dieses klinischen Fragebogens erfassen 10 Skalen mit somatischen und affektiven Reaktionen. Alle 10 Skalen zusammengefasst ergeben zusätzliche eine Gesamtskala über die grundsätzliche psychische Belastung. Der Fragebogen erfasst somit folgende Skalen:

- Somatisierung
- Zwanghaftigkeit
- Unsicherheit im Sozialkontakt
- Depressivität
- Ängstlichkeit
- Aggressivität
- Phobische Angst
- Paranoides Denken
- Psychotizismus
- Zusatzitems (Schlafstörungen/Essstörungen/Schuldgefühle)
- Gesamtskala psychischer Belastungen

6.2 Beschreibung der Untersuchungsdurchführung

Für die Untersuchungsdurchführung wurde von mir der vorhin beschriebene Fragebogen erstellt. Mit diesem Fragebogen versuchte ich je eine größere Stichprobe der verschiedenen Einsatzkräfte bei Rettung (Rotes Kreuz), Feuerwehr und Exekutive zu erfassen. Dabei lag mein Augenmerk darauf, dass nur Einsatzkräfte erfasst werden, die aktiv im Außendienst tätig sind und mit belastenden Ereignissen konfrontiert werden

Zu diesem Zweck nahm ich Kontakt zu den verschiedenen Einsatzorganisation auf.

a) Beim Roten Kreuz Tirol mit dem Landesverband (MMag. Franz Tichy). Ich ersuchte diesen um ein Unterstützungsschreiben an die Bezirksstellen bzw. anderen Landesverbände.
b) Bei der Berufsfeuerwehr Innsbruck mit Branddirektor Ing. Christoph Wegscheider. Ich ersuchte ihn um Unterstützung bei den anderen Feuerwehren in Österreich.

c) Beim Bundesministerium für Inneres mit der Präsidialsektion – Gruppe I/A – mit dem Ersuchen um Genehmigung der Durchführung einer wissenschaftlichen Untersuchung bei der Exekutive.

6.2.1 Rotes Kreuz

Beim Roten Kreuz in Innsbruck wurde von der Geschäftsleitung des Landesverbandes Tirol (MMag. Franz Tichy) ein Referenzschreiben verfasst. Mit diesem Referenzschreiben habe ich an die verschiedenen Bezirksstellen in Tirol und an die Landesverbände in Salzburg, Kärnten und Burgenland insgesamt ca. 700 Fragebögen verschickt. Dabei kam mir zugute, dass ich selbst Mitglied des Roten Kreuzes in Innsbruck und hier in der Krisenintervention tätig bin. Daher konnte ich bei fast allen angeschriebenen Stellen einen direkten Ansprechpartner finden, der mich beim Austeilen der Fragebögen unterstützte und sie dann gesammelt retournierte.

Von den 700 ausgegebenen Fragebögen beim Roten Kreuz wurden 194 vollständig ausgefüllt retourniert und in die Untersuchung aufgenommen. Das ergibt eine *Rücklaufquote von 27,7%.*

6.2.2 Feuerwehr

Bei der Feuerwehr sicherte mir Brandirektor Ing. Wegscheider zu, mit seinen Amtskollegen der anderen Berufsfeuerwehren in Österreich zu reden, damit diese mich bei der Untersuchung unterstützen. Ich habe darauf an alle sechs Berufsfeuerwehren in Österreich (Wien, Linz, Graz, Salzburg, Klagenfurt und Innsbruck) je 50 Fragebögen versendet. Von diesen Fragebögen erhielt ich nur von Innsbruck, Salzburg, Linz und einen geringen Anteil von Graz zurück. So hatte ich vorerst nur 76 verwertbare Fragebögen für die Untersuchung. Ich habe mich daraufhin entschlossen, auch auf die freiwilligen Feuerwehren zurückzugreifen und habe an die größeren freiwilligen Feuerwehren in Tirol noch ca. 200 Fragebögen versandt. Von hier bekam ich dann weitere 55 auswertbare Fragebögen retourniert.

So konnte ich von den ursprünglich 500 ausgesandten Fragebögen 131 in die Untersuchung aufnehmen. Dies ergibt eine *Rücklaufquote von 26,2%.*

6.2.3 Exekutive

Bei der Exekutive kam mir zugute, dass ich selbst Kriminalbeamter in Innsbruck bin und zusätzlich Betreuer von Kollegen nach belastenden Ereignissen. Daher hatte ich bei den verschiedensten Dienststellen der Polizei und der Gendarmerie in Österreich Ansprechpartner im Form der Kollegen, die ebenfalls Betreuer nach belastenden Ereignissen sind. Diese Kollegen wurden gebeten, die Fragebögen grundsätzlich an Exekutivbeamte auszugeben, die auch immer wieder mit belastenden Ereignissen konfrontiert werden, wie Unfallkommandos, Erhebungsbeamte bei Gewaltdeliktegruppen, Mitglieder von Sondereinheiten, Tatort- und Spurengruppen usw.

Dabei wurden im Zuge er Untersuchung insgesamt 700 Fragebögen bei der Exekutive (Polizei und Gendarmerie) in ganz Österreich ausgegeben. Es wurden davon 272 auswertbare Fragebögen retourniert und in die Untersuchung aufgenommen. Das ergibt eine *Rücklaufquote von 38,9%.*

6.2.4 Gesamt

Insgesamt wurden also mit dieser Untersuchung *597 Einsatzkräfte* von Rettung, Feuerwehr und Exekutive erfasst. Bezüglich der ausgegebenen 1900 Fragebögen in ganz Österreich ergibt dies eine *Rücklaufquote von 31,4%.*

Tab. 1 – Rücklaufquoten der Fragebögen

Rücklaufquote der Fragebögen			
Einheit	ausgegebene Fragebögen	retournierte Fragebögen	Rücklaufquote %
Rettung	700	194	27,7%
Feuerwehr	500	131	26,2%
Exekutive	700	272	38,9%
Gesamt	1900	597	31,4%

6.3 Beschreibung der Untersuchungsgruppen

Es wurden in dieser Untersuchung *nur männliche Einsatzkräfte* erfasst. Dies aus dem Grund, weil bei der Exekutive in Einheiten, die viel mit belastenden Ereignissen konfrontiert sind, noch wenig Frauen tätig sind und bei der Feuerwehr praktisch gar keine. Daher wurden in diese Untersuchung nur männliche Probanden aufgenommen, um homogene Gruppen zu bekommen und so einen Vergleich zwischen den Einsatzeinheiten zu ermöglichen.

Bei der Untersuchungsdurchführung wurde darauf Bedacht genommen, dass *nur Einsatzkräfte,* die auch *mit belastenden Ereignissen* im Dienst konfrontiert werden, den Fragebogen bekommen, also keine Einsatzkräfte, die aus dem Innendienst oder dem Verwaltungsbereich kommen.

Bei den Einsatzeinheiten *Rotes Kreuz und Feuerwehr* ließ es sich nicht vermeiden, dass bei der Erfassung *hauptamtliche* (hauptberufliche) Einsatzkräfte *und freiwillige* Einsatzkräfte vermischt wurden. Eine Trennung bzw. ein Ausschluss einer der Gruppen hätte die Untersuchung noch weiter kompliziert und daher wurde darauf verzichtet.
Bezüglich der soziodemographischen Daten ergaben sich folgende Werte:

Tab. 2 – Alter der Untersuchungsgruppen

Alter in Lebensjahren					
Einheit	N	Min	Max	Stdab	MW
Rettung	194	17	69	11,17	31,93
Feuerwehr	131	16	67	11,01	35,98
Exekutive	272	22	59	7,65	39,81
Gesamt	597	16	69	10,26	36,41

Tab. 3 – Einsatztätigkeit in Jahren (Erfahrung)

Einsatztätigkeit in Jahren					
Einheit	N	Min	Max	Stdab	MW
Rettung	194	1	38	8,14	9,69
Feuerwehr	131	1	46	10,44	16,26
Exekutive	272	2	42	7,87	18,91
Gesamt	597	1	46	9,48	15,33

Tab. 4 – Anzahl der Freunde

Anzahl der Freunde					
Einheit	N	Min	Max	Stdab	MW
Rettung	194	0	100	14,11	11,50
Feuerwehr	131	0	150	21,64	13,35
Exekutive	272	0	60	8,67	8,36
Gesamt	597	0	150	14,31	10,36

Tab. 5 – Familienstand

Familienstand													
		allein		Lebensg		verh		gesch		verw		Gesamt	
Einheit	N	Anz	%	Anz	%	Anz	%	Anz	%	Anz	%	Anz	%
Rettung	194	80	41,2	32	16,5	72	37,1	8	4,1	2	1,0	194	100
Feuer-wehr	131	26	19,8	30	22,9	66	50,4	9	6,9	0	0	131	100
Exe-kutive	272	16	5,9	52	19,1	189	69,5	14	5,1	1	0,4	272	100
Gesamt	597	122	20,4	114	19,1	327	54,8	31	5,2	3	0,5	597	100

7 Untersuchungsergebnisse

7.1 Analyse der Skalen des Fragebogens

Nach der Erfassung der einzelnen Werte der 567 Fragebogen in eine *SPSS* Tabelle wurden die Skalen der einzelnen Teile des Fragebogens in der Gesamtauswertung (über alle Einsatzkräfte) mit einer *Faktorenanalyse* – Hauptkomponentenanalyse mit anschließender Varimax Rotation – überprüft und die Skalenkonsistenzen (Cronbach-Alpha-Werte) berechnet. Dabei wurden auch die Skalen der standardisierten Fragebögen analysiert. Es zeigte sich bei einigen wenigen Skalen eine unbefriedigende Konsistenz bzw. eine Aufsplittung in mehrere Faktoren. Da es sich um standardisierte Skalen handelt, wurden sie dennoch in der ursprünglichen Form belassen.

7.1.1 Skalen der „Posttraumatic Stress Scale“ (PSS)

Aus diesem standardisierten Fragebogen (im Teil 1 des Untersuchungsfragebogens – siehe Anhang) ergeben sich drei Skalen, welche die *„Reaktionen nach dem traumatischen Ereignis“* erfassen. Die restlichen Teile dieses Fragebogens (Art des Traumas, Zeit seit dem Trauma, objektive und subjektive Faktoren, Belastungsstörungen usw.), können nicht in Skalen erfasst werden, sondern wurden mit händischer Auswertung bzw. mit Häufigkeitsberechnungen erfasst und sind in der folgenden Ergebnisauswertung zu diesem Fragebogen ersichtlich.

a) Wiedererleben

Die Faktorenanalyse der fünf Items dieser Skala ergaben einen einzigen Faktor:

Tab. 6 – Faktorenanalyse der Items Wiedererleben

	Item	Faktor	h^2
22	Hatten Sie belastende Gedanken oder Erinnerungen an das Erlebnis, die ungewollt auftraten und Ihnen durch den Kopf gingen, obwohl Sie nicht daran denken wollten?	.79	.63
23	Hatten Sie schlechte Träume oder Alpträume über das Erlebnis?	.75	.56
24	War es, als würden Sie das Ereignis plötzlich noch einmal erleben oder handelten oder fühlten Sie so, als würde es wieder passieren ?	.74	.55
25	Belastete es Sie, wenn Sie an das Ereignis erinnert wurden (fühlten Sie sich z. B. ängstlich, ärgerlich, traurig, schuldig usw.)	.73	.53
26	Hatten Sie körperliche Reaktionen (z.B. Schweißausbruch, Herzklopfen usw.), wenn Sie an das Ereignis erinnert wurden?	.72	.52
Aufgeklärte Gesamtvarianz: 55,57%			

Anmerkung: h^2 = Kommunalität, * Item wurde umgepolt

Die Skala erklärt eine recht gute Gesamtvarianz von 55,57%. Die Reliabilitätsprüfung ergab einen zufrieden stellenden Cronbach-Alpha-Wert von .80, wobei die Konsistenz der Skala durch kein Item verringert wird.

Tab. 7 – Statistische Kennwerte der Skala „Wiedererleben"

	MW	Stdabw	Min	Max	α
Wiedererleben	0,40	0,49	0,00	3,00	.80

b) Vermeiden

Die sieben Items dieser Skala ergaben ebenfalls nur einen einzigen Faktor:

Tab. 8 – Faktorenanalyse der Items „Vermeiden“

	Item	Faktor	h^2
31	Fühlten Sie sich gegenüber Menschen Ihrer Umgebung entfremdet oder isoliert?	.75	.56
30	Hatten Sie deutlich weniger Interesse an Aktivitäten, die vor dem Ereignis für Sie wichtig waren oder haben Sie diese deutlich seltener unternommen?	.72	.52
32	Fühlten Sie sich abgestumpft oder taub (z. B. nicht weinen können, nicht liebevoll empfinden, usw.)?	.69	.47
27	Haben Sie sich bemüht nicht an das Ereignis zu denken, nicht darüber zu reden oder damit verbundene Gefühle zu unterdrücken?	.67	.45
28	Haben Sie sich bemüht, Aktivitäten, Menschen oder Orte zu meiden, die Sie an das Erlebnis erinnern?	.63	.39
33	Hatten Sie das Gefühl, dass sich Ihre Zukunftspläne und Hoffnungen nicht erfüllen werden (z.B. kein Erfolg im Beruf, keine Kinder, kein langes Leben usw.)?	.58	.33
29	Konnten/Können Sie sich an einen wichtigen Bestandteil des Ereignisses nicht erinnern?	.45	.20
Aufgeklärte Gesamtvarianz: 41,73			

Anmerkung: h^2 = Kommunalität, * Item wurde umgepolt

Diese Skala klärt eine Gesamtvarianz von 41,73% auf. Die Reliabilitätsprüfung ergab einen zufrieden stellenden Cronbach-Alpha-Wert von .76, wobei die Konsistenz der Skala durch kein Item verringert wird.

Tab. 9 – Statistische Kennwerte der Skala „Vermeiden“

	MW	Stdabw	Min	Max	α
Vermeiden	0,27	0,41	0,00	3,00	.76

c) Erregung

Die fünf Items dieser Skala ergaben ebenfalls nur einen einzigen Faktor:

Tab. 10 – Faktorenanalyse der Items „Erregung"

	Item	Faktor	h^2
35	Waren Sie reizbar oder hatten Sie Wutausbrüche?	.78	.61
36	Hatten Sie Schwierigkeiten sich zu konzentrieren (z. B. bei einem Gespräch gedanklich abschweifen, beim Lesen oder Fernsehen den Faden verlieren usw.)?	.75	.57
38	Waren Sie nervös oder schreckhaft (z. B. wenn jemand hinter Ihnen geht)?	.74	.54
34	Hatten Sie Schwierigkeiten ein- oder durchzuschlafen?	.73	.53
37	Waren Sie übermäßig wachsam (z. B. schauen, wer in Ihrer Nähe ist, mit dem Rücken zur Tür sitzen usw.)?	.70	.49
Aufgeklärte Gesamtvarianz: 54,51%			

Anmerkung: h2 = Kommunalität, * Item wurde umgepolt

Die fünf Items erklären eine gute Gesamtvarianz von 54,51% auf. Die Reliabilitätsprüfung ergab einen zufrieden stellenden Cronbach-Alpha-Wert von .79, wobei die Konsistenz der Skala durch kein Item verringert wird.

Tab. 11 – Statistische Kennwerte der Skala „Erregung"

	MW	Stdabw	Min	Max	α
Erregung	0,39	0,51	0,00	3,00	.79

7.1.2 Skalen des „Trier Inventar zur Erfassung von chronischem Stress" (TICS)

Aus diesem standardisierten Fragebogen (siehe Teil 2 im Untersuchungsfragebogen) ergeben sich nach den Autoren insgesamt sechs Skalen, welche die unterschiedlichen Aspekte von chronischem Stress erfassen.

a) Arbeitsüberlastung

Die acht Items dieser Skala ergaben einen einzigen Faktor:

Tab. 12 – Faktorenanalyse der Items „Arbeitsüberlastung“

	Item	Faktor	h^2
35	Ich hatte im letzten Jahr das Gefühl, dass mir meine Aufgaben über den Kopf wuchsen.	.84	.70
31	Ich hatte im letzten Jahr die Erfahrung, dass alles zu viel ist, was ich zu tun hatte.	.82	.68
14	Ich hatte im letzten Jahr zu viele Verpflichtungen, die ich unbedingt erfüllen musste.	.82	.67
24	Ich hatte im letzten Jahr Überforderung durch verschiedene Aufgaben, die ich zu erledigen hatte.	.79	.62
4	Ich hatte im letzten Jahr zu viele Aufgaben, die ich zu erledigen hatte.	.76	.57
28	Ich hatte im letzten Jahr Zeiten, in denen sich die Schwierigkeiten so häuften, dass sie kaum zu bewältigen waren.	.72	.52
19	Ich hatte im letzten Jahr zu wenig Zeit, um meine täglichen Aufgaben zu erledigen.	.69	.47
8	Ich hatte im letzten Jahr dringend notwendige Erholung aufgeschoben.	.58	.34
Aufgeklärte Gesamtvarianz: 57,09			

Anmerkung: h^2 = Kommunalität, * Item wurde umgepolt

Die Skala mit den acht Items klärt eine gute Gesamtvarianz von 57,09% auf. Die Reliabilitätsprüfung ergab einen zufrieden stellenden Cronbach-Alpha-Wert von .89, wobei die Konsistenz der Skala durch kein Item verringert wird.

Tab. 13 – Statistische Kennwerte der Skala „Arbeitsüberlastung“

	MW	Stdabw	Min	Max	α
Arbeitsüberlastung	1,16	0,82	0,00	4,00	.89

b) Unzufriedenheit mit der Arbeit

Die fünf Items dieser Skala ergaben bei der durchgeführten Faktorenanalyse zwei Faktoren, Items 3, 27, 37 und Items 12, 18. Von der Bezeichnung her würden sich Faktoren trennen lassen in „negative Einstellung zur Arbeit“ und „mangelnde Freude an der Arbeit“. Auch die Konsistenz dieser Skala ist nicht zufrieden stellend. Mit einer Trennung der Skala würde sich die Varianzaufklärung auf insgesamt 69.97% erhöhen und sich relativ zufrieden stellende Konsistenzen von .67 und .74 ergeben. Da es sich aber um einen Teil eines standardisierten Fragebogen handelt, wurde die Skala in der ursprünglichen Form belassen.

Tab. 14 – Faktorenanalyse der Items „Unzufriedenheit mit der Arbeit“

	Item	Faktor	h^2
3	Ich hatte im letzten Jahr den Wunsch, meinen jetzigen Beruf zu wechseln.	.72	.52
27	Ich hatte im letzten Jahr negative Einstellung zu den Arbeiten, die ich täglich zu verrichten habe.	.71	.51
18	Ich hatte im letzten Jahr Situationen, in denen ich spürte, dass ich meine Arbeit gerne mache. *	.71	.50
12	Ich hatte im letzten Jahr Befriedigung durch die Arbeit, die ich täglich zu erledigen habe. *	.70	.49
37	Ich hatte im letzten Jahr Zeiten, wo ich Aufgaben zu erledigen hatte, die ich gar nicht gern mache.	.55	.30
Aufgeklärte Gesamtvarianz: 46,42%			

Anmerkung: h^2 = Kommunalität, * Item wurde umgepolt

Die Analyse ergab eine Gesamtvarianzaufklärung von 46,42%. Die Reliabilitätsprüfung ergab einen nicht zufrieden stellenden Cronbach-Alpha-Wert von .15, wobei die Konsistenz der Skala durch vier Items verringert wird.

Tab. 15 – Statistische Kennwerte der Skala „Unzufriedenheit mit der Arbeit“

	MW	Stdabw	Min	Max	α
Unzufriedenheit mit der Arbeit	1,23	0,73	0,00	4,00	.15

c) Soziale Belastungen

Die sechs Items dieser Skala ergaben bei der Faktorenanalyse einen einzigen Faktor:

Tab. 16 – Faktorenanalyse der Items „Soziale Belastungen“

	Item	Faktor	h^2
26	Ich hatte im letzten Jahr Zeiten, in denen ich mit anderen Menschen in Konflikt geriet.	.79	.62
39	Ich hatte im letzten Jahr Auseinandersetzungen mit anderen, die zu längeren Konflikten führten.	.77	.59
20	Ich hatte im letzten Jahr Situationen, in denen ich Konflikte mit anderen nicht lösen konnte.	.76	.57
10	Ich hatte im letzten Jahr Situationen, in denen ich mit anderen um wichtige Dinge stritt.	.64	.41
22	Ich hatte im letzten Jahr Kritik von anderen Menschen.	.60	.36
1	Ich hatte im letzten Jahr Erlebnisse mit anderen Menschen, die mich sehr belasteten.	.58	.34
Aufgeklärte Gesamtvarianz: 48,16			

Anmerkung: h^2 = Kommunalität, * Item wurde umgepolt

Die Skala klärt eine Gesamtvarianz von 48,16% auf. Die Reliabilitätsprüfung ergab einen zufrieden stellenden Cronbach-Alpha-Wert von .78, wobei die Konsistenz der Skala durch keines der Items verringert wird.

Tab. 17 – Statistische Kennwerte der Skala „Soziale Belastungen“

	MW	Stdabw	Min	Max	α
Soziale Belastungen	1,18	0,64	0,00	3,67	.78

d) Mangel an sozialer Anerkennung

Die 8 Items dieser Skala ergaben bei der durchgeführten Faktorenanalyse 2 Faktoren, Items 5, 21, 29, 30 und Items 6, 15, 32, 34. Von der Bezeichnung her würden sich Faktoren trennen lassen in „Mangel an sozialer Anerkennung“ und „Mangel an persönlicher Anerkennung“. Auch die Konsistenz dieser Skala ist nicht zufrieden stellend. Mit einer Trennung der Skala würde sich die Varianzaufklärung auf insgesamt 57,39% erhöhen und sich relativ zufrieden stellende Konsistenzen von .76 und .73 ergeben. Da es sich hier aber um einen Teil eines standardisierten Fragebogen handelt, wurde die Skala in der ursprünglichen Form belassen und die Items auf einen Faktor reduziert.

Tab. 18 – Faktorenanalyse der Items „Mangel an sozialer Anerkennung"

	Item	Faktor	h^2
29	Ich hatte im letzten Jahr das Gefühl, dass ich bei anderen Menschen wenig Ansehen genieße.	.71	.50
34	Ich hatte im letzten Jahr die Erfahrung, dass man mich mit Respekt behandelte. *	.69	.48
30	Ich hatte im letzten Jahr das Gefühl, von anderen Menschen schlecht behandelt zu werden.	.69	.47
21	Ich hatte im letzten Jahr Zeiten, in denen ich für meine Arbeit wenig Anerkennung fand.	.59	.35
6	Ich hatte im letzten Jahr Anerkennung von anderen für das, was ich getan und geleistet habe. *	.58	.34
32	Ich hatte im letzten Jahr Zeiten, in denen ich mit anderen Menschen gut ausgekommen bin. *	.57	.32
5	Ich hatte im letzten Jahr Erfahrungen, dass andere Menschen kein Vertrauen zu mir hatten.	.56	.31
15	Ich hatte im letzten Jahr Erfahrungen, dass andere mich so akzeptierten wie ich bin.*	.51	.26
Aufgeklärte Gesamtvarianz: 37,83%			

Anmerkung: h^2 = Kommunalität, * Item wurde umgepolt

Die Skala mit den acht Items erklärt eine Gesamtvarianz von 37,83%. Die Reliabilitätsprüfung ergab einen nicht zufrieden stellenden Cronbach-Alpha-Wert von .41, wobei die Konsistenz der Skala allerdings nur durch ein Item geringfügig verringert wird.

Tab. 19 – Statistische Kennwerte der Skala „Mangel an sozialer Anerkennung"

	MW	Stdabw	Min	Max	α
Mangel an sozialer Anerkennung	1,14	0,61	0,00	3,50	.41

e) Sorgen – Besorgnisse

Die sechs Items dieser Skala ergaben bei der Faktorenanalyse einen einzigen Faktor:

Tab. 20 – Faktorenanalyse der Items „Sorgen – Besorgnisse“

	Item	Faktor	h^2
36	Ich hatte im letzten Jahr Zeiten, in denen ich mir viel Sorgen machte und nicht damit aufhören konnte.	.83	.69
25	Ich hatte im letzten Jahr Zeiten, in denen mir die Sorgen über den Kopf wuchsen.	.81	.65
16	Ich hatte im letzten Jahr Zeiten, in denen ich sorgenvolle Gedanken nicht unterdrücken konnte.	.73	.53
9	Ich hatte im letzten Jahr Befürchtungen, dass irgend etwas Unangenehmes passiert.	.69	.48
11	Ich hatte im letzten Jahr Befürchtungen, meine Aufgaben nicht erfüllen zu können.	.64	.41
2	Ich hatte im letzten Jahr Zeiten, in denen ich mir überhaupt keine Sorgen machen musste. *	.49	.24
Aufgeklärte Gesamtvarianz: 49,95			

Anmerkung: h^2 = Kommunalität, * Item wurde umgepolt

Die Skala erklärt eine Gesamtvarianz von 49,95%. Die Reliabilitätsprüfung ergab einen Cronbach-Alpha-Wert von .61, wobei die Konsistenz der Skala allerdings nur durch das Item mit der Nr.2 deutlich verringert wird. Beim Entfernen diese Items würde die Konsistenz auf .81 steigen. Da es sich hier um eine standardisierte Skala handelt, wurde das Item in der Skala belassen.

Tab. 21 – Statistische Kennwerte der Skala „Sorgen – Besorgnisse“

	MW	Stdabw	Min	Max	α
Sorgen – Besorgnisse	1,16	0,76	0,00	3,67	.61

f) Belastende Erinnerungen

Die sechs Items dieser Skala ergaben bei der durchgeführten Faktorenanalyse einen einzigen Faktor:

Tab. 22 – Faktorenanalyse der Items „Belastende Erinnerungen“

	Item	Faktor	h^2
13	Ich hatte im letzten Jahr Erinnerungen an Ereignisse, die mich sehr belasteten.	.82	.68
38	Ich hatte im letzten Jahr unabsichtliche Gedanken an belastende Ereignisse in der Vergangenheit.	.82	.68
17	Ich hatte im letzten Jahr sich aufdrängende Gedanken an ein unangenehmes Erlebnis.	.81	.65
7	Ich hatte im letzten Jahr wiederkehrende Erinnerungen an unangenehme Erlebnisse der Vergangenheit.	.80	.64
33	Ich hatte im letzten Jahr wiederkehrende Erinnerungen an Misserfolge.	.73	.53
23	Ich hatte im letzten Jahr Gedanken an Situationen, in denen ich versagt hatte.	.65	.43
Aufgeklärte Gesamtvarianz: 60,05			

Anmerkung: h^2 = Kommunalität, * Item wurde umgepolt

Die Skala erklärt eine gute Gesamtvarianz von 60,05%. Die Reliabilitätsprüfung ergab einen zufrieden stellenden Cronbach-Alpha-Wert von .87, wobei die Konsistenz der Skala durch keines der Items verringert wird.

Tab. 23 – Statistische Kennwerte der Skala „Belastende Erinnerungen“

	MW	Stdabw	Min	Max	α
Belastende Erinnerungen	1,04	0,76	0,00	4,00	.87

7.1.3 Skalen „Einstellungen zur Arbeit/Unsicherheiten im Dienst“

Die Skalen dieses Fragebogenteils (Teil 3 – A und B) wurden selbst erstellt. Sie sollen einerseits die Wertigkeit bzw. die Einstellung zur eigenen Tätigkeit als Einsatzkraft erfassen und andererseits das Verhalten im Einsatz und gegenüber den Kollegen im Dienst. Dabei wurde für jede Skala eine größere Anzahl von Items erstellt und diejenigen sechs ausgesucht, die augenscheinlich die Skala am besten erfassen. So ergaben sich 3 Skalen mit je sechs Items.

a) Unsicherheit gegenüber Kollegen im Einsatz

Bei der Faktorenanalyse der sechs Items dieser Skala ergab sich nur ein einziger Faktor. Es zeigte sich aber, dass das Item UNSKOL 2 – im Fragebogen (Teil 3 – A) das Item Nr. 4 – „Probleme, die ich im Einsatz hatte, vertraue ich meinen Kollegen an" – eine geringe Faktorenladung hatte. Es ergab sich mit diesem Item eine Varianzaufklärung von 50,80%. Bei der Reliabiltätsüberprüfung ergab sich ein Cronbach-Alpha-Wert von .70 – wobei das Weglassen dieses Items diesen Wert deutlich erhöhen würde. So wurde dieses Item weggelassen und die Skala mit den restlichen 5 Items neu analysiert. Dabei ergaben sich folgende Werte:

Tab. 24 – Faktorenanalyse der Items „Unsicherheiten gegenüber Kollegen im Dienst"

	Item	Faktor	h^2
7	Ich mache mir Sorgen, dass Kollegen einmal meine Schwächen bemerken könnten.	.82	.67
9	Es wäre mir peinlich, wenn andere von meinen Emotionen bei Einsätzen wüssten.	.80	.65
5	Ich habe Angst davor, dass andere denken könnten ich sei ein Schwächling.	.78	.62
12	Wenn ich im Einsatz Probleme bekomme, versuche ich das zu verheimlichen.	.78	.60
1	Körperliche Reaktionen im Einsatz (Zittern, Schwitzen, Herzklopfen usw.) versuche ich vor anderen zu verstecken.	.67	.45
Aufgeklärte Gesamtvarianz: 59,78			

Anmerkung: h^2 = Kommunalität, * Item wurde umgepolt

Die Skala mit den restlichen fünf Items klärt eine gute Gesamtvarianz von 59,78% auf. Die Reliabilitätsprüfung ergab einen zufrieden stellenden Cronbach-Alpha-Wert von .83, wobei die Konsistenz der Skala durch kein Item mehr verringert wird.

Tab. 25 – Statistische Kennwerte der Skala „Unsicherheit gegenüber Kollegen im Dienst"

	MW	Stdabw	Min	Max	α
Unsicherheit gegenüber Kollegen im Dienst	0,98	0,71	0,00	3,80	.83

b) Unsicherheit/Ängstlichkeit im Einsatz

Die sechs Items dieser Skala ergaben bei der Faktorenanalyse nur einen einzigen Faktor:

Tab. 26 – Faktorenanalyse der Items „Unsicherheit/Ängstlichkeit im Einsatz"

	Item	Faktor	h^2
3	Ich fürchte mich davor, in einer Einsatzsituation zu nervös zu werden.	.80	.64
2	Ich habe Angst bei manchen Einsätzen, die Kontrolle zu verlieren.	.80	.63
8	Manchmal befürchte ich, bestimmte Situationen im Einsatz nicht ertragen zu können.	.79	.62
10	Ich fürchte mich vor körperlichen Reaktionen (Zittern, Schwitzen und Herzklopfen) beim Einsatz.	.73	.53
11	Vor manchen Situationen im Dienst habe ich Angst.	.66	.43
6	Ich mache mir Sorgen, dass mich bei bestimmten Einsätzen die Gefühle übermannen könnten.	.64	.41
Aufgeklärte Gesamtvarianz: 54,36%			

Anmerkung: h^2 = Kommunalität, * Item wurde umgepolt

Die Skala klärt eine gute Gesamtvarianz von 54,36% auf. Die Reliabilitätsprüfung ergab einen zufrieden stellenden Cronbach-Alpha-Wert von .83, wobei die Konsistenz der Skala durch kein Item verringert wird.

Tab. 27 – Statistische Kennwerte der Skala „Unsicherheit/Ängstlichkeit im Einsatz"

	MW	Stdabw	Min	Max	α
Unsicherheit/Ängstlichkeit im Einsatz	1,07	0,69	0,00	3,80	.83

c) Wertigkeit der eigenen Tätigkeit/Arbeit

Auch die Überprüfung dieser Skala (im Untersuchungsfragebogen Teil 3–B) mit sechs Items ergab bei der Faktorenanalyse nur einen einzigen Faktor:

Tab. 28 – Fktorenanalyse der Items „Wertigkeit der eigen Tätigkeit/Arbeit"

	Item	Faktor	h^2
1	Durch meine Arbeit wird viel bewirkt.	.83	.69
11	Meine Arbeit ist wert- und sinnvoll.	.83	.68
4	Durch meine Arbeit wird einiges bewegt.	.81	.66
8	Ich kann mich mit meiner Arbeit identifizieren.	.77	.60
9	Meine Arbeit ist absolut notwendig.	.76	.58
5	Der Wert meiner Arbeit lässt mich die Belastungen ertragen.	.76	.57
Aufgeklärte Gesamtvarianz: 63,09%			

Anmerkung: h^2 = Kommunalität, * Item wurde umgepolt

Die Skala mit den sechs Items klärt eine gute Gesamtvarianz von 63,09% auf. Die Reliabilitätsprüfung ergab einen zufrieden stellenden Cronbach-Alpha-Wert von .88, wobei die Konsistenz der Skala durch kein Item verringert wird.

Tab. 29 – Statistische Kennwerte der Skala „Wertigkeit der eigen Tätigkeit/Arbeit"

	MW	Stdabw	Min	Max	α
Wertigkeit der eigen Tätigkeit/Arbeit	2,94	0,67	0,17	4,00	.88

7.1.4 Items zu „Grundwertannahmen"

Die Grundwertannahmen wurden mit sechs Einzelitems erfasst, wobei sich drei davon allgemein auf die „Welt" beziehen und drei allgemein auf die „Menschen". Diese Items sind im Untersuchungsfragebogen Teil 3 – B ersichtlich. Diese Items wurden nicht in eine Skala zusammengefasst, da sie für sich alleine stehen.

Tab. 30 – Statistische Kennwerte des Items Nr.2 „Die Menschen sind im Allgemeinen gut"

	MW	Stdabw	Min	Max
Die Menschen sind im Allgemeinen gut	2,61	0,78	0,00	4,00

Tab. 31 – Statistische Kennwerte des Items Nr. 3 „Menschen aller Rassen und Klassen sind prinzipiell gleich“

	MW	Stdabw	Min	Max
Menschen aller Rassen und Klassen sind prinzipiell gleich	2,86	1,07	0,00	4,00

Tab. 32 – Statistische Kennwerte des Items Nr. 6 „Im Normalfall kann man sich auf andere Menschen verlassen“

	MW	Stdabw	Min	Max
Im Normalfall kann man sich auf andere Menschen verlassen	2,57	0,76	0,00	4,00

Tab. 33 – Statistische Kennwerte des Items Nr. 7 „Die Welt ist ein schöner, lebenswerter Platz“

	MW	Stdabw	Min	Max
Die Welt ist ein schöner, lebenswerter Platz	3,23	0,80	0,00	4,00

Tab. 34 – Statistische Kennwerte des Items Nr. 10 „Die Welt ist nicht vollkommen, aber prinzipiell in Ordnung“

	MW	Stdabw	Min	Max
Die Welt ist nicht vollkommen, aber prinzipiell in Ordnung	2,89	0,80	0,00	4,00

Tab. 35 – Statistische Kennwerte des Items Nr. 12 „Es gibt Gerechtigkeit auf der Welt“

	MW	Stdabw	Min	Max
Es gibt Gerechtigkeit auf der Welt	2,04	0,88	0,00	4,00

7.1.5 Skalen des „Fragebogens zur Kompetenz- und Kontrollüberzeugung“ (FKK)

Die insgesamt 32 Items dieses standardisierten Fragebogens sind im Teil 4 des Untersuchungsfragebogens ersichtlich. Daraus ergeben sich nach dem Autor – Krampen (1991) – vier Primärskalen, welche in der Folge analysiert werden.

a) Selbstkonzept eigener Fähigkeiten

Diese Skala ergibt sich aus 8 Items des erwähnten standardisierten Fragebogens. Bei der durchgeführten Faktorenanalyse ergaben sich dabei zwei Faktoren. Die Items 4, 8, 12 und 24 und die Items 16, 20, 28 und 32 ergeben dabei je einen Faktor. Nach dem Inhalt der Items könnte man sie in „Selbstkonzept Ideen“ und „Selbstkonzept Handlungen“ trennen. Das Trennen der Items in zwei Faktoren würde die Varianzaufklärung um 16,02% auf 53,55% erhöhen und ergäbe zufrieden stellende Konsistenzen von .69 und .70. Da es sich jedoch um eine standardisierte Fragebogenskala handelt, wurden die Items zu einem Faktor reduziert. Dabei ergaben sich folgende Werte:

Tab. 36 – Faktorenanalyse der Items „Selbstkonzept eigener Fähigkeiten“

	Item	Faktor	h2
28	Auch in schwierigen Situationen fallen mir immer viele Handlungsalternativen ein.	.72	.51
32	Für die Lösung von Problemen fallen mir immer viele Möglichkeiten ein.	.69	.48
24	Manchmal weiß ich überhaupt nicht, was ich in einer Situation machen soll.*	.69	.47
4	Ich komme mir manchmal ideen- und tatenlos vor. *	.64	.41
12	Ich weiß oft nicht, wie ich meine Wünsche verwirklichen soll.*	.61	.37
20	In unklaren oder gefährlichen Situationen weiß ich immer, was ich tun kann.	.60	.37
8	Mehrdeutige Situationen mag ich nicht, da ich nicht weiß wie ich mich verhalten soll.*	.48	.23
16	Ich kenne viele Möglichkeiten, mich vor Erkrankungen zu schützen.	.40	.16
Aufgeklärte Gesamtvarianz: 37,54%			

Anmerkung: h2 = Kommunalität, * Item wurde umgepolt

Diese Skala klärt eine Gesamtvarianz von 37,54% auf. Die Reliabilitätsprüfung ergab einen nicht zufrieden stellenden Cronbach-Alpha-Wert von .23, wobei die Konsistenz der Skala durch die Entfernung von vier Items verbessern würde. Da es sich um eine standardisierte Skala handelt, wurde sie so belassen.

Tab. 37 – Statistische Kennwerte der Skala „Selbstkonzept eigener Fähigkeiten“

	MW	Stdabw	Min	Max	α
Selbstkonzept eigener Fähigkeiten	2,61	0,47	1,00	3,88	.23

b) Internale Kontrollüberzeugung

Auch bei diesen 8 Items ergab die Faktorenanalyse 2 Faktoren. Die Items 5, 11 und 30 und die Items 1, 6, 23, 25 und 27 ergaben je einen Faktor. Dabei könnte man sie vom Inhalt der Items her „Überzeugung vom eigenen Verhalten“ und „Internale Kontrollüberzeugung“ nennen. Mit einer Trennung würde die aufgeklärte Varianz auf 48,93% steigen. Die Konsistenz der Skalen würde sich dabei aber verringern. Die Skala wurde in der ursprünglichen Form belassen und auf einen Faktor reduziert. Dabei ergaben sich folgende Werte:

Tab. 38 – Faktorenanalyse der Items „Internale Kontrollüberzeugung“

	Item	Faktor	h^2
6	Wenn ich Pläne schmiede, bin ich mir ganz sicher, dass das Geplante auch Wirklichkeit wird.	.69	.48
27	Wenn ich bekomme, was ich will, so ist das immer eine Folge meiner Anstrengung und meines persönlichen Einsatzes.	.68	.46
25	Gewöhnlich kann ich meine Interessen selbst vertreten und erreiche dabei das, was ich will.	.63	.40
23	Ich kann sehr viel von dem, was in meinem Leben passiert, selbst bestimmen.	.63	.39
30	Mein Lebenslauf und mein Alltag werden alleine durch mein Verhalten und meine Wünsche bestimmt.	.61	.38
1	Es hängt hauptsächlich von mir ab, ob sich andere Menschen nach meinen Wünschen richten oder nicht.	.54	.29
11	Ich kann mich am besten selbst durch mein Verhalten vor Krankheiten schützen.	.47	.22
5	Ob ich einen Unfall habe oder nicht, hängt alleine von mir und meinem Verhalten ab.	.37	.14
Aufgeklärte Gesamtvarianz: 34,40			

Anmerkung: h^2 = Kommunalität, * Item wurde umgepolt

Die Skala mit den acht Items klärt eine Gesamtvarianz von 34,40% auf. Die Reliabilitätsprüfung ergab allerdings einen relativ zufrieden stellenden Cronbach-Alpha-Wert von .72, wobei sich die Konsistenz der Skala nur durch die Entfernung von einem Item geringfügig verbessern würde. Da es sich aber, wie erwähnt, um eine standardisierte Skala handelt, wurde sie so belassen.

Tab. 39 – Statistische Kennwerte der Skala „Internale Kontrollüberzeugung"

	MW	Stdabw	Min	Max	α
Internale Kontrollüberzeugung	2,45	0,45	1,13	3,88	.72

c) Externale Kontrollüberzeugung – Personen

Auch bei dieser Skala ergaben sich nach der Faktorenanalyse mit den 8 Items 2 Faktoren. Die Items 10, 14 und 17 und die Items 3, 19, 22, 26 und 29 würden je einen Faktor ergeben. Vom Inhalt der Items her könnte man sie „Bestimmung durch andere Menschen" und „Abhängigkeit von anderen Menschen" bezeichnen. Die Trennung würde die Varianzaufklärung auf 46, 42% erhöhen, aber die Konsistenz nicht verbessern. Auch hier wurde die Skala in der ursprünglichen Form belassen und auf einen Faktor reduziert. Dies ergab folgende Werte:

Tab. 40 – Faktorenanalyse der Items „Externale Kontrollüberzeugung – Personen"

	Item	Faktor	h^2
14	Mein Leben und Alltag werden in vielen Bereichen von anderen Menschen bestimmt.	.72	.52
3	Ich habe das Gefühl, dass vieles von dem, was in meinem Leben passiert, von anderen Menschen abhängt.	.66	.44
22	Mein Wohlbefinden hängt im starken Maße vom Verhalten anderer Menschen ab.	.65	.42
17	Ich habe nur geringe Möglichkeiten, meine Interessen gegen andere Leute durchzusetzen.	.55	.30
10	Andere Menschen verhindern oft die Verwirklichung meiner Pläne.	.53	.28
26	Ob ich einen Unfall habe oder nicht, hängt in starkem Maße von dem Verhalten anderer ab.	.51	.26

29	Damit meine Pläne eine Chance haben, richte ich mich beim Planen nach den Wünschen anderer Leute.	.46	.21
19	Um das zu bekommen, was ich will, muss ich zu anderen Menschen freundlich und zuvorkommend sein.	.42	.17
Aufgeklärte Gesamtvarianz: 32,62			

Anmerkung: h^2 = Kommunalität, * Item wurde umgepolt

Diese Skala mit ebenfalls acht Items klärt eine Gesamtvarianz von 32,62% auf. Die Reliabilitätsprüfung ergab allerdings einen relativ zufrieden stellenden Cronbach-Alpha-Wert von .70, wobei sich die Konsistenz der Skala durch die Entfernung von keinem Item verbessern würde.

Tab. 41 – Statistische Kennwerte der Skala „Externale Kontrollüberzeugung – Personen"

	MW	Stdabw	Min	Max	α
Externale Kontrollüberzeugung – Personen	1,62	0,45	0,25	3,13	.70

d) Externale Kontrollüberzeugung – Zufall

Hier ergab die Faktorenanalyse der 8 Items nur einen einzigen Faktor:

Tab. 42 – Faktorenanalyse der Items „Externale Kontrollüberzeugung – Zufall"

	Item	Faktor	h^2
13	Vieles von dem, was in meinem Leben passiert, hängt vom Zufall ab.	.71	.51
15	Ob ich einen Unfall habe oder nicht, ist vor allem Glückssache.	.61	.37
7	Ich habe oft einfach keine Möglichkeit, mich vor Pech zu schützen.	.60	.36
18	Es ist für mich nicht gut, weit im Voraus zu planen, da häufig das Schicksal dazwischenkommt.	.60	.36
9	Wenn ich bekomme, was ich will, so spielt Glück meistens auch eine Rolle.	.58	.34
31	Es hängt vom Schicksal ab, ob ich krank werde oder nicht.	.58	.34
2	Zufällige Geschehnisse bestimmen einen großen Teil meines Lebens und Alltags.	.53	.29

21	Es ist reiner Zufall, wenn sich andere Menschen einmal nach meinen Wünschen richten.	.50	.25
Aufgeklärte Gesamtvarianz: 35,10			

Anmerkung: h^2 = Kommunalität, * Item wurde umgepolt

Diese Skala klärt eine Gesamtvarianz von 35,10% auf. Die Reliabilitätsprüfung ergab allerdings einen relativ zufrieden stellenden Cronbach-Alpha-Wert von .73, wobei sich die Konsistenz der Skala durch die Entfernung von keinem Item verbessern würde.

Tab. 43 – Statistische Kennwerte der Skala „Externale Kontrollüberzeugung – Zufall"

	MW	Stdabw	Min	Max	α
Externale Kontrollüberzeugung – Zufall	1,58	0,50	0,00	3,25	.73

7.1.6 Skalen der „Symptomcheckliste 90 R" (SCL 90R)

Diese *zehn Skalen* setzen sich aus 90 Items zusammen, die im Teil 5 des vorliegenden Untersuchungsfragebogens ersichtlich sind. Es handelt sich bei diesem Teil um einen klinischen Fragebogen und er erhebt den „aktuellen Zustand" der Probanden. Es beginnt daher jedes Item mit der Einleitung – „Litten Sie in den letzten Tagen unter ...". Aus den zehn einzelnen Skalen lässt sich zusätzlich eine Gesamtskala „Gesamtskala Psychische Belastungen" (GSI) bilden. (vgl. Franke, 1995)

a) Somatik

Die zwölf Items dieser Skala ergaben 2 Faktoren. Die Items 27, 42, 52, 56 und 58 und die Items 1, 4, 12, 40, 48, 49 und 53 ergeben dabei je einen Faktor. Vom Inhalt der Items könnte man die Faktoren in „Gliederschmerzen" und „Organreaktionen" trennen. Mit der Trennung würde sich die Varianzaufklärung auf 50,82% erhöhen. Die Konsistenz der Skalen würde sich aber dabei nicht verbessern. Die Items wurden auf einen Faktor reduziert und ergaben sich folgende Werte:

Tab. 44 – Faktorenanalyse der Items „Somatik“

	Item	Faktor	h^2
56	Litten Sie in den letzten Tagen unter Schwächegefühl in einzelnen Körperteilen?	.75	.56
58	Litten Sie in den letzten Tagen unter Schwergefühl in den Armen oder Beinen?	.72	.52
12	Litten Sie in den letzten Tagen unter Herz- und Brustschmerzen?	.71	.51
52	Litten Sie in den letzten Tagen unter Taubheit oder Kribbeln in einzelnen Körperteilen?	.71	.50
49	Litten Sie in den letzten Tagen unter Hitzewallungen und Kälteschauern?	.69	.48
48	Litten Sie in den letzten Tagen unter Schwierigkeiten beim Atmen?	.69	.47
40	Litten Sie in den letzten Tagen unter Übelkeit oder Magenverstimmung?	.62	.39
42	Litten Sie in den letzten Tagen unter Muskelschmerzen (Muskelkater, Gliederreißen)?	.62	.39
53	Litten Sie in den letzten Tagen unter dem Gefühl, einen Klumpen (Kloß) im Hals zu haben?	.62	.38
27	Litten Sie in den letzten Tagen unter Kreuzschmerzen?	.59	.34
4	Litten Sie in den letzten Tagen unter Ohnmachts- oder Schwindelgefühlen?	.57	.32
1	Litten Sie in den letzten Tagen unter Kopfschmerzen?	.44	.19
Aufgeklärte Gesamtvarianz: 42,09			
Anmerkung: h^2 = Kommunalität, * Item wurde umgepolt			

Die Skala mit den zwölf Items erklärt eine Gesamtvarianz von 42,09%. Die Reliabilitätsprüfung ergibt einen zufrieden stellenden Cronbach-Alpha-Wert von .87, wobei die Konsistenz der Skala durch kein Item verringert wird.

Tab. 45 – Statistische Kennwerte der Skala „Somatik“

	MW	Stdabw	Min	Max	α
Somatik	0,40	0,43	0,00	3,00	.87

b) Zwanghaftigkeit

Die zehn Items dieser Skala ergaben bei der durchgeführten Faktorenanalyse nur einen einzigen Faktor. Es ergaben sich dabei folgende Werte:

Tab. 46 – Faktorenanalyse der Items „Zwanghaftigkeit“

	Item	Faktor	h2
55	Litten Sie in den letzten Tagen unter Konzentrationsschwierigkeiten?	.77	.59
45	Litten Sie in den letzten Tagen unter dem Zwang, wieder und wieder nachzukontrollieren, was Sie tun?	.75	.57
51	Litten Sie in den letzten Tagen unter Leere im Kopf?	.72	.52
9	Litten Sie in den letzten Tagen unter Gedächtnisschwierigkeiten?	.71	.50
28	Litten Sie in den letzten Tagen unter dem Gefühl, dass es Ihnen schwerfällt, etwas anzufangen?	.69	.48
46	Litten Sie in den letzten Tagen unter Schwierigkeiten sich zu entscheiden?	.69	.48
3	Litten Sie in den letzten Tagen unter immer wieder auftauchenden unangenehmen Gedanken, Worten oder Ideen, die Ihnen nicht mehr aus dem Kopf gehen?	.67	.45
38	Litten Sie in den letzten Tagen unter der Notwendigkeit, alles sehr langsam zu tun, um sicher zu sein, dass alles richtig ist?	.67	.44
10	Litten Sie in den letzten Tagen unter Beunruhigung wegen Achtlosigkeit und Nachlässigkeit?	.62	.39
65	Litten Sie in den letzten Tagen unter zwanghafter Wiederholung derselben Tätigkeit, wie Berühren, Zählen, Waschen?	.50	.25
Aufgeklärte Gesamtvarianz: 46,45%			

Anmerkung: h2 = Kommunalität, * Item wurde umgepolt

Die Skala klärt, wie aus der Tabelle ersichtlich, bei der durchgeführten Faktorenanalyse eine Gesamtvarianz von 46,45% auf. Die Reliabilitätsprüfung ergibt einen zufrieden stellenden Cronbach-Alpha-Wert von .87, wobei die Konsistenz der Skala durch kein Item verringert wird.

Tab. 47 – Statistische Kennwerte der Skala „Zwanghaftigkeit“

	MW	Stdabw	Min	Max	α
Zwanghaftigkeit	0,48	0,48	0.00	2,70	.87

c) Unsicherheit im sozialen Kontakt

Die neun Items dieser Skala ergaben bei der durchgeführten Faktorenanalyse wiederum zwei Faktoren. Die Items 21, 41 und 73 bildeten dabei einen separaten Faktor. Dieser könnte nach dem Inhalt der Items als „Scham, Schüchternheit" bezeichnet werden. Die restlichen Items 6, 34, 36, 37, 61 und 69 bilden einen Faktor, bei dem man die ursprüngliche Bezeichnung „Unsicherheit im sozialen Kontakt" belassen kann. Beim Trennen der Skala in zwei Faktoren, würde sich die aufgeklärte Varianz um 11,48% auf 57,44% erhöhen. Die Konsistenz der Skalen würde sich aber nicht verbessern.

Da es sich hier um die Skala eines standardisierten Fragebogens handelt, wurden die Items – wie vorgesehen – auf einen Faktor reduziert. Dabei ergaben sich folgende Werte:

Tab. 48 – Faktorenanalyse der Items „Unsicherheit im sozialen Kontakt"

	Item	Faktor	h^2
34	Litten Sie in den letzten Tagen unter Verletzlichkeit in Gefühlsdingen?	.75	.57
36	Litten Sie in den letzten Tagen unter dem Gefühl, dass andere Sie nicht verstehen oder teilnahmslos sind?	.74	.54
41	Litten Sie in den letzten Tagen unter Minderwertigkeitsgefühlen gegenüber anderen?	.73	.53
61	Litten Sie in den letzten Tagen unter einem unbehaglichen Gefühl, wenn andere Leute sie beobachten oder über Sie reden?	.72	.52
37	Litten Sie in den letzten Tagen unter dem Gefühl, dass die Leute unfreundlich sind oder Sie nicht leiden können?	.72	.52
73	Litten Sie in den letzten Tagen unter Unbehagen beim Essen oder Trinken in der Öffentlichkeit?	.69	.48
6	Litten Sie in den letzten Tagen unter allzu kritischer Einstellung gegenüber anderen?	.67	.44
21	Litten Sie in den letzten Tagen unter Schüchternheit oder Unbeholfenheit im Umgang mit dem anderen Geschlecht?	.57	.33
73	Litten Sie in den letzten Tagen unter Unbehagen beim Essen oder Trinken in der Öffentlichkeit?	.46	.22
Aufgeklärte Gesamtvarianz: 45,96			

Anmerkung: h^2 = Kommunalität, * Item wurde umgepolt

Die Skala klärt, wie aus der Tabelle ersichtlich, bei der durchgeführten Faktorenanalyse eine Gesamtvarianz von 46,45% auf. Die Reliabilitätsprüfung ergibt einen zufrieden stellenden Cronbach-Alpha-Wert von .85, wobei die Konsistenz der Skala durch keines der Items verringert wird.

Tab. 49 – Statistische Kennwerte der Skala „Unsicherheit im sozialen Kontakt“

	MW	Stdabw	Min	Max	α
Unsicherheit im sozialen Kontakt	0,45	0,45	0,00	2,78	.85

d) Depressionen

Die durchgeführte Faktorenanalyse über diese Skala mit insgesamt dreizehn Items ergab nur einen Faktor:

Tab. 50 – Faktorenanalyse der Items „Depressionen“

	Item	Faktor	h^2
31	Litten Sie in den letzten Tagen unter dem Gefühl, sich viele Sorgen machen zu müssen?	.80	.64
30	Litten Sie in den letzten Tagen unter Schwermut?	.79	.62
54	Litten Sie in den letzten Tagen unter einem Gefühl der Hoffnungslosigkeit angesichts der Zukunft?	.78	.61
32	Litten Sie in den letzten Tagen unter dem Gefühl, sich für nichts zu interessieren?	.76	.57
71	Litten Sie in den letzten Tagen unter einem Gefühl, dass alles sehr anstrengend ist?	.74	.55
79	Litten Sie in den letzten Tagen unter dem Gefühl wertlos zu sein?	.74	.55
26	Litten Sie in den letzten Tagen unter Selbstvorwürfen über bestimmte Dinge?	.69	.48
29	Litten Sie in den letzten Tagen unter Einsamkeitsgefühlen?	.68	.47
20	Litten Sie in den letzten Tagen unter Neigung zum Weinen?	.68	.46
14	Litten Sie in den letzten Tagen unter Energielosigkeit oder Verlangsamung in den Bewegungen oder im Denken?	.67	.45
15	Litten Sie in den letzten Tagen unter Gedanken sich das Leben zu nehmen?	.59	.35
22	Litten Sie in den letzten Tagen unter der Befürchtung, ertappt oder erwischt zu werden?	.58	.33

5	Litten Sie in den letzten Tagen unter Verminderung Ihres Interesses oder Ihrer Freude an Sexualität?	.47	.22
Aufgeklärte Gesamtvarianz: 48,42%			

Anmerkung: h^2 = Kommunalität, * Item wurde umgepolt

Die Skala klärt bei der durchgeführten Faktorenanalyse eine Gesamtvarianz von 48,42% auf. Die Reliabilitätsprüfung ergibt einen sehr zufrieden stellenden Cronbach-Alpha-Wert von .91, wobei die Konsistenz der Skala durch keines der Items verringert wird.

Tab. 51 – Statistische Kennwerte der Skala „Depressionen"

	MW	Stdabw	Min	Max	α
Depressionen	0,37	0,46	0,00	2,85	.91

e) Ängstlichkeit

Die zehn Items dieser Skala ergaben bei der Faktorenanalyse nur einen Faktor:

Tab. 52 – Faktorenanalyse der Items „Ängstlichkeit"

	Item	Faktor	h^2
33	Litten Sie in den letzten Tagen unter Furchtsamkeit?	.73	.53
86	Litten Sie in den letzten Tagen unter schreckerregenden Gedanken und Vorstellungen?	.73	.53
72	Litten Sie in den letzten Tagen unter Schreck- und Panikanfällen?	.70	.50
57	Litten Sie in den letzten Tagen unter dem Gefühl, gespannt oder aufgeregt zu sein?	.68	.47
17	Litten Sie in den letzten Tagen unter Zittern?	.68	.46
2	Litten Sie in den letzten Tagen unter Nervosität oder innerem Zittern?	.68	.46
39	Litten Sie in den letzten Tagen unter Herzklopfen oder Herzjagen?	.67	.45
80	Litten Sie in den letzten Tagen unter dem Gefühl, dass Ihnen etwas Schlimmes passieren wird?	.66	.44
23	Litten Sie in den letzten Tagen unter plötzlichem Erschrecken ohne Grund?	.66	.43

78	Litten Sie in den letzten Tagen unter so starker Ruhelosigkeit, dass Sie nicht stillsitzen können?	.63	.39
Aufgeklärte Gesamtvarianz: 46,46%			

Anmerkung: h^2 = Kommunalität, * Item wurde umgepolt

Die Skala klärt bei der durchgeführten Faktorenanalyse eine Gesamtvarianz von 46,46% auf. Die Reliabilitätsprüfung ergibt einen zufrieden stellenden Cronbach-Alpha-Wert von .87, wobei die Konsistenz der Skala durch keines der Items verringert wird.

Tab. 53 – Statistische Kennwerte der Skala „Ängstlichkeit“

	MW	Stdabw	Min	Max	α
Ängstlichkeit	0,28	0,39	0,00	2,60	.87

f) Aggressionen

Die sechs Items dieser Skala ergaben bei der Faktorenanalyse nur einen Faktor:

Tab. 54 – Faktorenanalyse der Items „Aggressionen“

	Item	Faktor	h^2
81	Litten Sie in den letzten Tagen unter dem Bedürfnis, laut zu schreien oder mit Gegenständen zu werfen?	.82	.67
67	Litten Sie in den letzten Tagen unter dem Drang Dinge zu zerbrechen oder zu zerschmettern?	.76	.58
63	Litten Sie in den letzten Tagen unter dem Drang, jemanden zu schlagen, zu verletzen oder ihm Schmerz zuzufügen?	.74	.57
74	Litten Sie in den letzten Tagen unter der Neigung immer wieder in Erörterungen oder Auseinandersetzungen zu geraten?	.62	.39
11	Litten Sie in den letzten Tagen unter dem Gefühl, leicht reizbar und verärgerbar zu sein?	.59	.35
24	Litten Sie in den letzten Tagen unter Gefühlsausbrüchen, gegenüber denen sie machtlos waren?	.59	.35
Aufgeklärte Gesamtvarianz: 48,05%			

Anmerkung: h^2 = Kommunalität, * Item wurde umgepolt

Diese Skala erklärt bei der durchgeführten Faktorenanalyse eine Gesamtvarianz von 48,05%. Die Reliabilitätsprüfung ergibt einen zufrieden stellenden Cronbach-Alpha-Wert von .78, wobei die Konsistenz der Skala durch keines der Items verringert wird.

Tab. 55 – Statistische Kennwerte der Skala „Aggressionen“

	MW	Stdabw	Min	Max	α
Aggressionen	0,35	0,41	0,00	2,83	.78

g) Phobische Angst

Auch bei der Faktorenanalyse mit den 7 Items dieser Skala ergab sich nur ein Faktor:

Tab. 56 – Faktorenanalyse der Items „Phobische Angst“

	Item	Faktor	h^2
25	Litten Sie in den letzten Tagen unter Befürchtungen, wenn Sie alleine aus dem Haus gehen?	.77	.60
13	Litten Sie in den letzten Tagen unter Furcht auf offenen Plätzen oder auf der Straße?	.73	.53
82	Litten Sie in den letzten Tagen unter der Furcht, in der Öffentlichkeit in Ohnmacht zu fallen?	.66	.44
50	Litten Sie in den letzten Tagen unter der Notwendigkeit, bestimmte Dinge, Tätigkeiten oder Orte zu meiden, weil Sie durch diese erschreckt werden?	.66	.43
75	Litten Sie in den letzten Tagen unter Nervosität, wenn Sie allein gelassen werden?	.60	.36
47	Litten Sie in den letzten Tagen unter Furcht vor Fahrten in Bus, Zug, U-Bahn oder Straßenbahn?	.59	.35
70	Litten Sie in den letzten Tagen unter Abneigung gegen Menschenmengen, z. B. beim Einkaufen oder im Kino?	.51	.26
Aufgeklärte Gesamtvarianz: 42,26%			

Anmerkung: h^2 = Kommunalität, * Item wurde umgepolt

Bei der durchgeführten Faktorenanalyse klärte diese Skala eine Gesamtvarianz von 42,26% auf. Die Reliabilitätsprüfung ergibt einen zufrieden stellenden Cronbach-Alpha-Wert von .77, wobei die Konsistenz der Skala durch kein Item verringert wird.

Tab. 57 – Statistische Kennwerte der Skala „Phobische Angst“

	MW	Stdabw	Min	Max	α
Phobische Angst	0,15	0,28	0,00	2,29	.77

h) Paranoides Denken

Bei dieser Skala mit sechs Items ergab sich ebenfalls nur ein Faktor:

Tab. 58 – Faktorenanalyse der Items „Paranoides Denken“

	Item	Faktor	h^2
83	Litten Sie in den letzten Tagen unter dem Gefühl, dass die Leute Sie ausnutzen, wenn Sie es zulassen würden?	.81	.65
76	Litten Sie in den letzten Tagen unter mangelnder Anerkennung Ihrer Leistungen durch andere?	.78	.61
43	Litten Sie in den letzten Tagen unter dem Gefühl, dass andere Sie beobachten oder über Sie reden?	.77	.59
18	Litten Sie in den letzten Tagen unter dem Gefühl, dass man den meisten Menschen nicht trauen kann?	.74	.54
68	Litten Sie in den letzten Tagen unter Ideen oder Anschauungen, die andere nicht mit Ihnen teilen?	.70	.49
8	Litten Sie in den letzten Tagen unter dem Gefühl, dass andere an den meisten Ihrer Schwierigkeiten Schuld sind?	.68	.46
Aufgeklärte Gesamtvarianz: 55,83%			

Anmerkung: h^2 = Kommunalität, * Item wurde umgepolt

Bei der durchgeführten Faktorenanalyse klärte diese Skala eine recht gute Gesamtvarianz von 55,83% auf. Die Reliabilitätsprüfung ergibt einen zufrieden stellenden Cronbach-Alpha-Wert von .84, wobei die Konsistenz der Skala durch kein Item verringert wird.

Tab. 59 – Statistische Kennwerte der Skala „Paranoides Denken“

	MW	Stdabw	Min	Max	α
Paranoides Denken	0,54	0,57	0,00	3,50	.84

i) Psychotizismus

Die Faktorenanalyse über die zehn Items dieser Skala ergaben drei Faktoren. Dabei bilden die Items 7, 35, 62 und 88, die Items 16 und 84 und die Items 77, 85, 87 und 90 je einen Faktor. Vom Inhalt der Items könnte man sie folgendermaßen bezeichnen: „Psychotizismus- Einfluss anderer", „Psychotizismus – Wahnvorstellungen" und „Psychotizismus – Selbstentwertung". Bei der Trennung der Items in drei Skalen würde sich die Varianzaufklärung auf 57,60% erhöhen. Die Konsistenz der Skalen wäre aber nicht sehr zufrieden stellend.

Die Items wurden, wie in der standardisierten Fassung vorgesehen, auf einen Faktor reduziert und ergaben dabei folgende Werte:

Tab. 60 – Faktorenanalyse der Items „Psychotizismus"

	Item	Faktor	h^2
77	Litten Sie in den letzten Tagen unter Einsamkeitsgefühlen, selbst wenn sie in Gesellschaft sind?	.73	.53
90	Litten Sie in den letzten Tagen unter dem Gedanken, dass irgend etwas mit Ihrem Verstand nicht in Ordnung ist?	.63	.40
62	Litten Sie in den letzten Tagen unter dem Auftauchen von Gedanken, die nicht ihre eigenen sind?	.63	.40
85	Litten Sie in den letzten Tagen unter dem Gedanken, dass Sie für Ihre Sünden bestraft werden sollten?	.63	.39
84	Litten Sie in den letzten Tagen unter sexuellen Vorstellungen, die ziemlich unangenehm für sie sind?	.61	.37
88	Litten Sie in den letzten Tagen unter dem Eindruck, sich einer anderen Person nie so richtig nahe fühlen zu können?	.60	.37
87	Litten Sie in den letzten Tagen unter dem Gedanken, dass etwas ernstlich mit Ihrem Körper nicht in Ordnung ist?	.59	.34
7	Litten Sie in den letzten Tagen unter der Idee, dass irgend jemand Macht über Ihre Gedanken hat?	.57	.33
35	Litten Sie in den letzten Tagen unter der Idee, dass andere Leute von Ihren geheimsten Gedanken wissen?	.56	.31
16	Litten Sie in den letzten Tagen unter Hören von Stimmen, die sonst keiner hört?	.53	.28
Aufgeklärte Gesamtvarianz: 37,11%			

Anmerkung: h^2 = Kommunalität, * Item wurde umgepolt

Bei der durchgeführten Faktorenanalyse klärte diese Skala eine Gesamtvarianz von 37,11% auf. Die Reliabilitätsprüfung ergab einen zufrieden stellenden Cronbach-Alpha-Wert von .81, wobei die Konsistenz der Skala durch kein Item verringert wird.

Tab. 61 – Statistische Kennwerte der Skala „Psychotizismus"

	MW	Stdabw	Min	Max	α
Psychotizismus	0,23	0,34	0,00	2,50	.81

j) Zusatzitems

Die sieben Items dieser Zusatzskala – man könnte sie auch „allgemein psychische Befindlichkeit" nennen – ergaben bei der durchgeführten Faktorenanalyse nur einen Faktor:

Tab. 62 – Faktorenanalyse der Items „Zusatzitems"

	Item	Faktor	h^2
66	Litten Sie in den letzten Tagen unter unruhigem oder gestörtem Schlaf?	.83	.68
44	Litten Sie in den letzten Tagen unter Einschlafschwierigkeiten?	.79	.63
64	Litten Sie in den letzten Tagen unter frühem Erwachen am Morgen?	.69	.48
89	Litten Sie in den letzten Tagen unter Schuldgefühlen?	.62	.38
59	Litten Sie in den letzten Tagen unter Gedanken an den Tod oder ans Sterben?	.61	.37
19	Litten Sie in den letzten Tagen unter schlechtem Appetit?	.58	.34
60	Litten Sie in den letzten Tagen unter dem Drang, sich zu überessen?	.54	.29
Aufgeklärte Gesamtvarianz: 45,42%			

Anmerkung: h^2 = Kommunalität, * Item wurde umgepolt

Die durchgeführte Faktorenanalyse ergibt bei dieser Skala eine Gesamtvarianzaufklärung von 45,42%. Die Reliabilitätsprüfung ergab einen zufrieden stellenden Cronbach-Alpha-Wert von .79, wobei die Konsistenz der Skala durch kein Item verringert wird.

Tab. 63 – Statistische Kennwerte der Skala „Zusatzitems“

	MW	Stdabw	Min	Max	α
Zusatzitems	0,45	0,53	0,00	3,00	.79

k) Gesamtskala Psychische Belastungen (GSI)

Eine Faktorenanalyse über alle zehn Skalen des SCL-90 R für die „Gesamtskala Psychische Belastungen“ (GSI) ergab nur einen einzigen Faktor:

Tab. 64 – Faktorenanalyse der Items „Gesamtskala Psychische Belastungen“

	Item	Faktor	h^2
2	SCL – Zwanghaftigkeit	.91	.83
4	SCL – Depressionen	.91	.83
9	SCL – Psychotizismus	.89	.79
5	SCL – Ängstlichkeit	.89	.78
3	SCL – Unsicherheit im sozialen Kontakt	.88	.77
8	SCL – Paranoides Denken	.83	.68
10	SCL – Zusatzitems	.82	.68
6	SCL – Aggressionen	.82	.67
7	SCL – Phobisches Denken	.79	.63
1	SCL – Somatik	.78	.61
Aufgeklärte Gesamtvarianz: 72,72%			

Anmerkung: h^2 = Kommunalität, * Item wurde umgepolt

Die Gesamtskala klärt somit eine hohe Gesamtvarianz von 72,72% auf. Die Reliabilitätsprüfung ergibt einen sehr zufrieden stellenden Cronbach-Alpha-Wert von .96, wobei die Konsistenz der Skala durch keine der Skalen verringert wird.

Tab. 65 – Statistische Kennwerte der Skala „Gesamtskala Psychische Belastungen“

	MW	Stdabw	Min	Max	α
Gesamtskala Psychische Belastungen	0,37	0,37	0,00	2,19	.96

7.2 Unterschiede zwischen den Einsatzkräften

Bevor ich auf die Auswertung bezüglich Häufigkeit von Stress- und Belastungsstörungen sowie deren Einfluss näher eingehe, zeige ich hier Unterschiede zwischen den Einsatzkräften auf, die sich in den Mittelwerten auf den beobachteten Skalen gezeigt haben. Es ist nicht unwesentlich dies am Anfang aufzuzeigen, weil eventuell vorhandene Unterschiede die Interpretation der noch folgenden Ergebnisse beeinflussen können. Wie im Literaturteil ja bereits mehrfach zum Ausdruck kam, sind Faktoren, wie Kontrollüberzeugungen, Grundwerteinstellungen u. a. zum Teil Schutzfaktoren – um die Ausbildung von Störungen oder die Manifestierung von Beeinträchtigungen hintanzuhalten.

Es wurde daher (mittels SPSS) über die in der Untersuchung verwendeten Skalen eine Anova durchgeführt, wobei als Faktor die Einsatzeinheiten eingegeben wurden. Dabei kam es zu einigen signifikanten Ergebnissen.

7.2.1 Ergebnisse des Mittelwertvergleichs der Einsatzkräfte

a) Posttraumatic Stress Scale

Hier ergab sich bei der durchgeführten Anova ein tendenziell signifikanter MW-Unterschied zwischen den Gruppen mit einem Wert von .053 bei der Skala Erregung. Dabei zeigte sich, dass die Einsatzkräfte der Exekutive hier gegenüber den anderen, insbesondere denen der Rettungskräfte deutlich höhere Werte aufwiesen (Scheffè-Test .061). *Dies bedeutet, dass Exekutivkräfte nach traumatischen Ereignissen mehr Erregungssymptome zeigen als Rettungskräfte.*

Tab. 66 – ANOVA – Unterschied Einsatzkräfte „Skala Erregung“

Skala	Einheit	N	MW	Stdab	F-Wert	Sign
Erregung	Feuerwehr	131	,3668	,4614	2,949	.053
	Rettung	194	,3268	,4245		
	Exekutive	272	,4399	,5775		
	Einsatzkräfte gesamt	597	,3871	,5089		

b) Kontrollüberzeugungen

Bei den Kontrollüberzeugungen ergaben die Gruppenvergleiche zwei signifikante Werte. Beim „Selbstkonzept eigener Fähigkeiten“ ergab sich bei der Anova eine Signifikanz von .005. Wie der Scheffè-Test zeigte, war bei der Skala Selbstkonzept eigener Fähigkeiten der Unterschied zwischen Exekutive und Rettung signifikant .013 und es zeigte sich gegenüber der Feuerwehr eine Tendenz zur Signifikanz mit .068. *Dies bedeutet, die Einsatzkräfte der Exekutive haben ein signifikant höheres Selbstkonzept eigener Fähigkeiten als die anderen Einsatzkräfte.*

Bei der „Externalen Kontrollüberzeugung – Personen“ ergab sich eine Signifikanz von .005. Der durchgeführte Scheffè-Test zeigte hier eine Signifikanz zwischen den Rettungskräften und der Exekutive von .006. *Dies bedeutet, dass Rettungskräfte signifikant mehr an den Einfluss anderer Menschen glauben als Einsatzkräfte der Polizei.*

Tab. 67 – ANOVA – Unterschied Einsatzkräfte „Skalen – Kontrollüberzeugungen“

Skala	Einheit	N	MW	Stdab	F-Wert	Sign
Selbstkonzept eigener Fähigkeiten	Feuerwehr	131	2,5655	,4587	5,290	.005
	Rettung	194	2,5505	,4750		
	Exekutive	272	2,6811	,4673		
	Einsatzkräfte gesamt	597	2,6133	,4713		
Externale Kontrollüberzeugung – Personen	Feuerwehr	131	1,6424	,4354	5,379	.005
	Rettung	194	1,6893	,4750		
	Exekutive	272	1,5548	,4322		
	Einsatzkräfte gesamt	597	1,6177	,4505		

c) Trier Inventar zum Erfassung von chronischem Stress

Bei diesen sechs Skalen zeigte sich nur bei der Skala „Unzufriedenheit mit der Arbeit“ ein signifikanter Wert bei der durchgeführten Anova von .044.

Es zeigte sich zwischen der Exekutive und den anderen Einsatzkräften ein deutlicher Unterschied. Insbesondere zwischen Exekutive und Rettung (Scheffè-Test .059). *Das heißt, die Exekutive weist eine signifikant höhere Unzufriedenheit mit der Arbeit auf.*

Tab. 68 – ANOVA – Unterschied Einsatzkräfte „Skala – Unzufriedenheit mit der Arbeit“

Skala	Einheit	N	MW	Stdab	F-Wert	Sign
Unzufriedenheit mit der Arbeit	Feuerwehr	131	1,1889	,6454		
	Rettung	194	1,1503	,6934	3,151	.044
	Exekutive	272	1,3140	,7926		
	Einsatzkräfte gesamt	597	1,2333	,7334		

d) Symptomcheckliste 90R

Bei diesen elf Skalen ergab sich kein signifikanter Unterschied zwischen den Einsatzkräften.

e) Einstellungen zur Arbeit

Bei diesen drei Skalen zeigten sich bei der Anova zwei signifikante Werte.

Bei der Skala „Unsicherheit im Einsatz“ ergab sich bei der Anova eine Signifikanz von .020.

Der Scheffè-Test zeigte, dass der Unterschied zwischen Einsatzkräften der Rettung und der Exekutive mit .020 signifikant ist. *Dies bedeutet, dass die Unsicherheit/Ängstlichkeit im Einsatz bei der Exekutive am geringsten und bei der Rettung am höchsten ist.*

Bei der Skala Wertigkeit der Tätigkeit/Arbeit ergab sich bei der Anova eine hohe Signifikanz von .000. Der dazu durchgeführte Scheffè-Test zeigte, dass die Unterschiede zwischen den Einsatzkräften der Rettung und denen der Exekutive mit .000 und zwischen der Feuerwehr und der Exekutive mit .000 signifikant ist. *Dies bedeutet, dass die Wertigkeit der eigenen Tätigkeit/Arbeit von hier erfassten Einsatzkräften bei der Exekutive deutlich am geringsten eingeschätzt wird.*

Tab. 69 – ANOVA – Unterschied Einsatzkräfte „Skalen – Einstellungen zur Arbeit“

Skala	Einheit	N	MW	Stdab	F-Wert	Sign
Unsicherheiten Ängstlichkeit im Einsatz	Feuerwehr	131	1,0889	,6196		
	Rettung	194	1,1764	,7204	3,960	.020
	Exekutive	272	0,9955	,6938		
	Einsatzkräfte gesamt	597	1,0748	,6906		

Wertigkeit der Tätigkeit/Arbeit	Feuerwehr	131	3,0856	,6133		
	Rettung	194	3,1307	,5992	26,971	.000
	Exekutive	272	2,7282	,6776		
	Einsatzkräfte gesamt	597	2,9374	,6664		

f) Grundwertannahmen

Hier zeigten sich bei den sechs Skalen vier signifikante Ergebnisse bei der durchgeführten Anova.

Beim Item „Es gibt Gerechtigkeit auf der Welt" ergab sich bei der Anova eine Signifikanz von .008. Beim durchgeführten Scheffè-Test zeigte sich wieder ein signifikanter Unterschied zwischen Rettung und Exekutive mit .028 und Feuerwehr und Exekutive mit .049. *Dies bedeutet, dass die Exekutive gegenüber den anderen Einsatzeinheiten weniger an Gerechtigkeit auf der Welt glaubt.*

Beim Item „Menschen aller Rassen und Klassen sind prinzipiell gleich" ergab sich bei der Anova eine hohe Signifikanz von .000. Beim durchgeführten Scheffè-Test zeigte sich ein hochsignifikanter Unterschied zwischen Rettung und Exekutive mit .000 und Rettung und Feuerwehr mit .000. *Dies heißt, dass die Einsatzkräfte der Rettung an die Gleichheit der Menschen mehr glauben als Einsatzkräfte von Exekutive und Feuerwehr.*

Beim Item „Die Menschen sind im Allgemeinen gut" ergab sich bei der Anova eine hohe Signifikanz von .000. Beim durchgeführten Scheffè-Test zeigten sich hohe signifikante Unterschiede zwischen Rettung und Exekutive mit .000 und Feuerwehr und Exekutive mit .004. *Dies heißt, Einsatzkräfte der Exekutive glauben am wenigsten daran, dass Menschen im Allgemeinen gut sind.*

Beim Item „Im Normalfall kann man sich auf andere Menschen verlassen" ergab sich bei der Anova eine hohe Signifikanz von .000. Beim durchgeführten Scheffè-Test zeigte sich wieder ein signifikanter Unterschied zwischen Rettung und Exekutive mit .018 und Feuerwehr und Exekutive mit .000. *Dies bedeutet, dass das Vertrauen in andere Menschen bei der Exekutive am geringsten ist.*

Tab. 70 – ANOVA – Unterschied Einsatzkräfte „Items – Grundwertannahmen“

Item	Einheit	N	MW	Stdab	F-Wert	Sign
Es gibt Gerechtigkeit auf der Welt	Feuerwehr	131	2,1527	,8364	4,857	.008
	Rettung	194	2,1443	,8756		
	Exekutive	272	1,9228	,8997		
	Einsatzkräfte gesamt	597	2,0452	,8840		
Menschen aller Rassen und Klassen sind prinzipiell gleich	Feuerwehr	131	2,7557	1,0890	17,781	.000
	Rettung	194	3,2268	1,0026		
	Exekutive	272	2,6544	1,0583		
	Einsatzkräfte gesamt	597	2,8626	1,0765		
Die Menschen sind im Allgemeinen gut	Feuerwehr	131	2,7252	2,7252	11,288	.000
	Rettung	194	2,7668	2,7668		
	Exekutive	272	2,4522	2,4522		
	Einsatzkräfte gesamt	597	2,6141	2,6141		
Im Normalfall kann man sich auf andere Menschen verlassen	Feuerwehr	131	2,7557	2,7557	9,141	.000
	Rettung	194	2,6373	2,6373		
	Exekutive	272	2,4375	2,4375		
	Einsatzkräfte gesamt	597	2,5721	2,5721		

7.2.2 Zusammenfassung

Zusammengefasst zeigt sich, dass es einige signifikante Unterschiede zwischen den Einsatzeinheiten gibt, wobei sich bei den drei Einsatzeinheiten meistens die deutlichsten Unterschiede zwischen Exekutive und Rettung zeigen.

Die Exekutive ist am wenigsten mit der eigenen Arbeit zufrieden und bewertet sie auch negativer. Sie ist aber von den eigenen Fähigkeiten und Kompetenzen mehr überzeugt und glaubt am wenigsten an den Einfluss anderer Personen. Sie zeigt daher auch wenig Unsicherheit/Ängstlichkeit beim Einsatz.

Nach belastenden Einsätzen zeigt sie aber am deutlichsten Erregungssymptome. Sie glaubt am wenigsten an die Gerechtigkeit der Welt und hat negativere Einstellungen zu den anderen Menschen als die restlichen Einsatzeinheiten.

7.3 Auswertung der „Posttraumatic Stress Scale" (PSS)

Die Auswertung der Posttraumatic Stress Scale (PSS) ergab außer den bereits genannten drei Skalen, betreffend die Reaktionen nach belastenden Ereignissen (Wiedererleben, Vermeiden, Erregung), zahlreiche andere Werte und Ergebnisse.

7.3.1 Ergebnisse zu den erlebten Traumen

a) Art der Traumatas

Im ersten Teil des Fragebogens (PSS) wird abgefragt, welche Art von Traumen von den Probanden erlebt wurden und welches davon sie als das Belastendste erlebten, weiters wann sich dieses ereignete (siehe Items 1-15 im Teil 1 des Untersuchungsfragebogens im Anhang).

Zur Art des Traumas wurden Kategorien gebildet und folgende Angaben erfasst:

- keine Angabe
- dienstliche Ursachen
- familiäre Ursachen
- krankheitsbedingte Ursachen
- sonstige Ursachen

Dazu gab es folgende Ergebnisse:

Tab. 71 – Auswertung PSS „Traumaursachen"

Einheit	N	Traumaursache	Anzahl	Prozent	Kumul.%
Feuerwehr	131	keines	1	0,8	0,8
		dienstlich	119	90,8	91,6
		familiär	2	1,5	93,1
		krankheitsbedingt	3	2,3	95,4
		sonstige Ursachen	6	4,6	100

Rettung	194	keines	5	2,6	2,6
		dienstlich	148	76,3	78,9
		familiär	13	6,7	85,6
		krankheitsbedingt	15	7,7	93,3
		sonstige Ursachen	13	6,7	100
Exekutive	272	keines	14	5,1	5,1
		dienstlich	186	68,4	73,5
		familiär	33	12,1	85,7
		krankheitsbedingt	21	7,7	93,4
		sonstige Ursachen	18	6,6	100
Einsatzeinheiten gesamt	597	keines	20	3,4	3,4
		dienstlich	453	75,9	79,2
		familiär	48	8,0	87,3
		krankheitsbedingt	39	6,5	93,8
		sonstige Ursachen	37	6,2	100

Dieses Ergebnis zeigt auf, dass im Durchschnitt fast 97% aller Einsatzkräfte angaben, mindestens ein traumatisches Erlebnis gehabt zu haben, wobei der Großteil davon dieses auf dienstliche Ursachen zurückführte.

Bei den *Angaben zum belastendsten Ereignis* wurden von vielen Einsatzkräften Kommentare eingefügt – hier einige Beispiele, damit man eine Vorstellung bekommt, welchen traumatischen Situationen Einsatzkräfte im Dienst ausgesetzt sind:

Feuerwehr:

- Schwerer Verkehrsunfall mit eingeklemmten Personen
- Pkw im Vollbrand – Personen im Pkw
- während dem Einsatz Explosion einer Gasflasche
- Notaufstieg aus 48 m beim Tauchen
- Verkehrsunfall mit mehreren Toten
- Suizid eines Kollegen
- tödlicher Absturz eines Kollegen
- Bergung nach Bahnunfall
- Busunfall auf Autobahn (7 Tote, 40 Verletzte)

- Unfall auf Autobahn, 5 Tote, 1 Kind wurde geköpft
- Explosion von Gasflaschen, Tod zweier Kollegen
- ...

Rettung:
- Verkehrsunfall – Mutter und Kind eingeklemmt
- Verkehrsunfall mit mehreren Toten
- erfolglose Reanimation
- Amoklauf – 4 getötete Familienmitglieder
- schwere Verletzungen eine Kleinkindes
- Gasthausrauferei – Verletzung mit Bierkrug – Tod
- Naturkatastrophe – Hilflosigkeit
- Heckenschützen in Kroatien
- Großunfall auf Autobahn
- ...

Exekutive:
- Mord an einem Kleinkind
- die toten Mädchen am Berg Isel
- Auffinden eines Kollegen nach Selbstmord
- Angriff mit Pkw – Schusswaffengebrauch
- Verkehrsunfall mit Schwerverletzten und Toten
- Selbstmord mit Bahn – Leichenteile
- tödlicher Schusswaffengebrauch
- Busunfall – eingeklemmte und sterbende Personen
- Bergung in Kaprun
- Mann sprang bei Einvernahme aus dem Fenster
- eigene Tochter wurde Opfer einer Vergewaltigung
- Banküberfall mit Schusswechsel – ein Täter getötet
- Messerattacke von Betrunkenem
- ...

Diese Beispiele zeigen deutlich auf, welchen belastenden Situationen Einsatzkräften während ihres Dienstes immer wieder ausgesetzt sind.

Zur Frage, *wann das belastendste Ereignis passiert ist,* wurden von den Einsatzkräften folgende Angaben gemacht:

Tab. 72 – Auswertung PSS „Zeit seit dem Trauma“

Einheit	N	Zeit seit dem Trauma	Anzahl	Prozent	Kumul.%
Feuerwehr	131	keine Angabe	2	1,5	1,5
		weniger als 1 Monat	6	4,6	6,1
		weniger als 3 Monate	12	9,2	15,3
		bis zu 3 Jahren	59	45,0	60,3
		mehr als 3 Jahre	52	39,7	100
Rettung	194	keine Angabe	11	5,7	5,7
		weniger als 1 Monat	1	0,5	6,2
		weniger als 3 Monate	14	7,2	13,4
		bis zu 3 Jahren	87	44,8	58,2
		mehr als 3 Jahre	81	41,8	100
Exekutive	272	keine Angabe	17	6,3	6,3
		weniger als 1 Monat	5	1,8	8,1
		weniger als 3 Monate	6	2,2	10,3
		bis zu 3 Jahren	84	30,9	41,2
		mehr als 3 Jahre	160	58,8	100
Einsatzeinheiten gesamt	597	keine Angabe	30	5,0	5,0
		weniger als 1 Monat	12	2,0	7,1
		weniger als 3 Monate	32	5,4	12,4
		bis zu 3 Jahren	230	38,5	50,9
		mehr als 3 Jahre	293	49,1	100

Dieses Ergebnis wirkt vorerst überraschend, da deutlich wird, dass der Großteil der Einsatzkräfte *traumatische Situationen, die länger als 3 Monate her sind,* als *das* belastendste Ereignis bezeichneten. Wenn man jedoch die Vielzahl von belastenden Ereignissen und die *Wertigkeit des „belastendsten Ereignisses“* betrachtet, wird klar, dass Einsatzkräfte irgendwann während ihrer Tätigkeit „das belastendste Ereignis“ hatten und dies relativiert diese Zeitangabe. Gasch (1998) kam in ihrer Untersuchung von 158 Polizeibeamten zu einem ähnlichen Ergebnis. Im Durchschnitt lagen dort die belastendsten Ereignisse 6,6 Jahre zurück. Diese Erkenntnis zeigt dadurch aber auch deutlich die *Gefahr der Chronifizierung* von Belastungsreaktionen bei Einsatzkräften auf.

b) Objektives und subjektives Erleben beim Trauma

Zu den objektiven Situationsbedingungen (Tod, Verletzung, Gefährdung) eines traumatischen Erlebnisses, die im Fragebogen mit den Items 16-19 (im Teil 1 des Untersuchungsfragebogens) erfasst werden, gab es folgende Ergebnisse:

Tab. 73 – Auswertung PSS „objektive Situationsbedingungen“

Einheit	N	objektive Bedingungen	Anzahl	Prozent	Kumul.%
Feuerwehr	131	keine Angabe	3	2,3	2,3
		selbst verletzt	37	28,2	30,5
		andere verletzt	79	60,3	90,8
		mein Leben in Gefahr	10	7,6	98,5
		Leben anderer in Gefahr	2	1,5	100
Rettung	194	keine Angabe	10	5,2	5,2
		selbst verletzt	53	27,3	32,5
		andere verletzt	113	58,2	90,7
		mein Leben in Gefahr	17	8,8	99,5
		Leben anderer in Gefahr	1	0,5	100
Exekutive	272	keine Angabe	27	9,9	9,9
		selbst verletzt	78	28,7	38,6
		andere verletzt	118	43,4	82,0
		mein Leben in Gefahr	38	14,0	96,0
		Leben anderer in Gefahr	11	4,0	100
Einsatzeinheiten gesamt	597	keine Angabe	40	6,7	6,7
		selbst verletzt	168	28,1	34,8
		andere verletzt	310	51,9	86,8
		mein Leben in Gefahr	65	10,9	97,7
		Leben anderer in Gefahr	14	2,3	100

Bei den subjektiven Situationsbedingungen gab es folgende Ergebnisse:

Tab. 74 – Auswertung PSS „subjektive Situationsbedingungen"

Einheit	N	subjektives Erleben	Anzahl	Prozent	Kumul.%
Feuerwehr	131	keine Angabe	51	38,9	38,9
		hilflos	22	16,8	55,7
		Furcht/Entsetzen	28	21,4	77,1
		hilflos und Entsetzen	30	22,9	100
Rettung	194	keine Angabe	71	36,6	36,6
		hilflos	32	16,5	53,1
		Furcht/Entsetzen	33	17,0	70,1
		hilflos und Entsetzen	58	29,9	100
Exekutive	272	keine Angabe	75	27,6	27,6
		hilflos	59	21,7	49,3
		Furcht/Entsetzen	51	18,8	68,0
		hilflos und Entsetzen	87	32,0	100
Einsatzein-heiten gesamt	597	keine Angabe	197	33,0	33,0
		hilflos	113	18,9	51,9
		Furcht/Entsetzen	112	18,8	70,7
		hilflos und Entsetzen	175	29,3	100

Es zeigte sich hier also, dass im Durchschnitt 93,3% der untersuchten Einsatzkräfte ein Erlebnis hatten, das objektiv mit den Traumakriterien übereinstimmt und ca. 67% (400) auch subjektiv das Gefühl von Furcht/Entsetzen und/oder Hilflosigkeit hatten. Bei diesen wäre die Ausbildung einer Belastungsstörung möglich.

c) Reaktionen nach dem Trauma

Bei den Reaktionen nach dem Trauma werden im PSS auch die klassischen Reaktionen „Wiedererleben", „Vermeidung" und „Erregung" erfasst, worüber in dieser Untersuchung auch eigene „Skalen" gebildet wurden. Diese 12 Items sind im Fragebogen (Teil 1 des Untersuchungsfragebogens) als Items 22 - 38 ersichtlich. Dabei gibt es zu diesen Items vier Antwortmöglichkeiten:

- 0 = gar nicht
- 1 = nur einmal oder seltener die Woche
- 2 = zwei bis vier Mal die Woche
- 3 = fünf Mal oder öfter die Woche

Da es auch nicht unerheblich erscheint, ob die einzelnen Reaktionen überhaupt aufgetreten sind und welche der Reaktionen am häufigsten auftreten, wird zu diesen Items eine Häufigkeitsauswertung durchgeführt.

Tab. 75 – Auswertung PSS „Items Wiedererleben"

Einheit	N	Wiedererleben	Wert 0	Prozent	Wert 1-3	Prozent
Feuerwehr	131	Gedanken/Erinnerungen	69	52,7	62	47,3
		Träume	104	79,4	27	20,6
		Intrusionen	97	74,0	34	26,0
		Emotionen bei Erinnerung	79	60,3	52	39,7
		Somatik bei Erinnerung	104	79,4	27	20,6
Rettung	194	Gedanken/Erinnerungen	108	55,7	86	44,3
		Träume	158	81,4	36	18.6
		Intrusionen	159	82,0	35	18,0
		Emotionen bei Erinnerung	113	58,2	81	41,7
		Somatik bei Erinnerung	163	84,0	31	16,0
Exekutive	272	Gedanken/Erinnerungen	142	52,2	130	47,8
		Träume	213	78,3	59	21,7
		Intrusionen	208	76,5	64	23,5
		Emotionen bei Erinnerung	149	54,8	123	45,2
		Somatik bei Erinnerung	202	74,3	70	25,7
Einsatzkräfte gesamt	597	Gedanken/Erinnerungen	319	53,4	278	46,8
		Träume	476	79,8	121	20,2
		Intrusionen	467	78,2	130	21,8
		Emotionen bei Erinnerung	341	57,1	256	42,9
		Somatik bei Erinnerung	469	78,6	128	21,3

Es zeigt sich hier, dass von den Wiedererlebensreaktionen am *häufigsten belastende Gedanken und Erinnerungen* und *Emotionen bei Erinnerungen* an das traumatische Geschehen auftreten.

Tab. 76 – Auswertung PSS „Items – Vermeidung“

Einheit	N	Vermeidung	Wert 0	Prozent	Wert 1-3	Prozent
Feuerwehr	131	Gedanken/Gefühle	98	74,8	33	25,2
		Orte/Menschen/Handlung	116	88,5	15	11,5
		Amnesie	103	78,7	28	21,3
		wichtige Aktivitäten	108	82,4	23	17,6
		Entfremdung	115	87,8	16	12,2
		emotionale Taubheit	102	77,9	29	22,1
		neg. Zukunftserwartung	106	80,9	25	19,1
Rettung	194	Gedanken/Gefühle	150	77,3	44	22,7
		Orte/Menschen/Handlung	170	87,6	24	12,4
		Amnesie	161	83,0	33	17,0
		wichtige Aktivitäten	161	83,0	33	17,0
		Entfremdung	169	87,1	25	12,9
		emotionale Taubheit	157	80,9	37	19,1
		neg. Zukunftserwartung	156	80,4	38	19,6
Exekutive	272	Gedanken/Gefühle	202	74,2	70	25,8
		Orte/Menschen/Handlung	239	87,9	33	12,1
		Amnesie	221	81,3	51	18,7
		wichtige Aktivitäten	217	79,8	55	20,2
		Entfremdung	235	86,4	37	13,6
		emotionale Taubheit	211	77,6	61	22,4
		neg. Zukunftserwartung	223	82,0	49	18,0
Einsatz-kräfte gesamt	597	Gedanken/Gefühle	450	75,4	147	24,6
		Orte/Menschen/Handlung	525	88,0	72	12,0
		Amnesie	485	81,2	112	18,8
		wichtige Aktivitäten	486	81,4	111	18,6
		Entfremdung	519	86,9	78	13,1
		emotionale Taubheit	470	78,7	127	21,3
		neg. Zukunftserwartung	485	81,2	112	18,8

Es zeigten sich bei den Häufigkeiten dieser sieben Reaktionen, dass „Vermeidung von Gedanken und Gefühlen“, „emotionale Abgestumpftheit/Taubheit“, „Amnesie“ und „Vermeidung wichtiger Aktivitäten“ von den Probanden am öftesten genannt wurden.

Tab. 77 – Auswertung PSS „Items – Erregung“

Einheit	N	Erregung	Wert 0	Prozent	Wert 1-3	Prozent
Feuerwehr	131	Schlafstörungen	75	57,3	56	42,7
		Reizbarkeit/Aggressivität	91	69,5	40	30,5
		Konzentrationsprobleme	88	67,2	43	32,8
		Vigilanz	104	79,4	27	20,6
		Schreckhaftigkeit/Nervos.	115	87,8	16	12,2
Rettung	194	Schlafstörungen	130	67,0	64	33,0
		Reizbarkeit/Aggressivität	139	71,6	55	28,4
		Konzentrationsprobleme	131	67,5	65	32,5
		Vigilanz	167	86,1	27	13,9
		Schreckhaftigkeit/Nervos.	171	88,1	23	11,9
Exekutive	272	Schlafstörungen	166	61,0	106	39,0
		Reizbarkeit/Aggressivität	182	66,9	90	33,1
		Konzentrationsprobleme	177	65,1	95	34,9
		Vigilanz	204	75,0	68	25,0
		Schreckhaftigkeit/Nervos.	219	80,5	53	19,5
Einsatzkräfte gesamt	597	Schlafstörungen	371	62,1	226	37,9
		Reizbarkeit/Aggressivität	412	69,0	185	31,0
		Konzentrationsprobleme	396	66,3	201	33,6
		Vigilanz	475	79,6	122	20,4
		Schreckhaftigkeit/Nervos.	505	84,6	92	15,4

Hier ergab sich, dass bei den Erregungsreaktionen die „Schlafstörungen“, „Konzentrationsprobleme“ und „Reizbarkeit/Aggressivität“ am häufigsten auftreten.

7.3.2 Belastungsstörungen

Die händische Auswertung des PSS lässt eine Diagnostizierung einer Belastungsstörung nach dem DSM IV zu. Diese Diagnose kann dann getroffen werden, wenn jemand ein Ereignis erlebte, das

a) objektiv geeignet war (Verletzung, Tod, Bedrohung)
b) der Betreffende subjektiv dabei Furcht/Entsetzen oder Hilflosigkeit empfand
c) mindestens eine Reaktion des Wiedererlebens auftritt
d) mindestens drei Reaktionen des Vermeidens auftreten
e) mindestens zwei Reaktionen der Erregung auftreten
f) all diese Reaktionen seit mindestens 1 Monat erlebt werden und
g) der Betreffende subjektiv das Gefühl hat, dass er in einem seiner Lebensbereiche (Arbeit, Familie, Freizeit, ...) beeinträchtigt ist.

Wenn alle diese Voraussetzungen erfüllt sind spricht man von einer „Posttraumatischen Belastungsstörung“. Dauern die Reaktionen länger als drei Monate an spricht man von einer „Chronischen Posttraumatischen Belastungsstörung“.

In dieser Untersuchung sind einige wenig Probanden, die ein belastendes Ereignis hatten, das „weniger als 1 Monat“ her ist, die aber die Vollkriterien einer Belastungsstörung zeigen. Sie wurden hier als „akut belastet“ angeführt. Dazu wird angemerkt, dass zur Diagnose einer „Akuten Belastungsstörung“ die Erfassung von Dissoziationen notwendig wäre. Diese werden durch den vorliegenden Fragebogen nicht erfasst. Da die Belastungsreaktionen dieser wenigen Probanden aber offensichtlich ist, wurden sie als „akut belastet“ berücksichtigt.

Wenn alle vorhin genannten Bedingungen vorliegen und mind. zwei Vollkriterien der Reaktionen nach traumatischen Ereignissen (1 x Wiedererleben, 3 x Vermeidung, 2 x Erregung) vorliegen, spricht man von einer „subsyndromalen posttraumatischen Belastungsstörung“. Probanden mit einem derartigen Ergebnis sind zumindest stark durch das belastende Ereignis beeinträchtigt.

Die Auswertung der Fragebögen erbrachte dann folgendes Ergebnis:

Tab. 78 – Auswertung PSS „Belastungsstörungen“

Einheit	N	Wiedererleben	Anzahl	Prozent	Kumul.%
Feuerwehr	131	keine Störung	82	62,6	62,6
		akut belastet	0	0,0	62,6
		Belastungsstörung	3	2,3	64,9
		chron. Belastungsstörung	16	12,2	77,1
		subsyndromale Belastungsst.	30	22,9	100
Rettung	194	keine Störung	125	64,4	64,4
		akut belastet	0	0,0	64,4
		Belastungsstörung	1	0,5	64,9
		chron. Belastungsstörung	12	6,2	71,1
		subsyndromale Belastungsst.	56	28,9	100
Exekutive	272	keine Störung	164	60,3	60,3
		akut belastet	3	1,1	61,4
		Belastungsstörung	4	1,5	62,9
		chron. Belastungsstörung	26	9,6	72,4
		subsyndromale Belastungsst.	75	27,6	100
Einsatz-einheiten Gesamt	597	keine Störung	371	62,1	62,1
		akut belastet	3	0,5	62,6
		Belastungsstörung	8	1,3	64,0
		chron. Belastungsstörung	54	9,0	73,0
		subsyndromale Belastungsst.	161	27,0	100

Mit diesen Ergebnissen wurde mit den erfassten Einsatzkräften daraufhin eine Dreiteilung in

- *nicht/gering belastet*
- *beeinträchtigt* (subsyndromale Belastungsstörung)
- *Belastungsstörung* (akute Belastungsstörung, Belastungsstörung, chronische Belastungsstörung)

vorgenommen.

Tab. 79 – Auswertung PSS „Einteilung Beeinträchtigung“

Einheit	N	Beeinträchtigung	Anzahl	Prozent	Kumul.%
Feuerwehr	131	nicht belastet	82	62,6	62,6
		beeinträchtigt	30	22,9	85,5
		Belastungsstörung	19	14,5	100
Rettung	194	nicht belastet	125	64,4	64,4
		beeinträchtigt	56	28,9	93,3
		Belastungsstörung	13	6,7	100
Exekutive	272	nicht belastet	164	60,3	60,3
		beeinträchtigt	75	27,6	87,9
		Belastungsstörung	33	12,1	100
Einsatz-kräfte gesamt	597	nicht belastet	371	62,1	62,1
		beeinträchtigt	161	27,0	89,1
		Belastungsstörung	65	10,9	100

Somit ergab sich bezüglich der Beeinträchtigungen folgendes Bild:

Feuerwehr –	PTSD 14,5% Beeinträchtigung 22,9% *Gesamt – beeinträchtigt* 37,4%
Rettung –	PTSD 6,7% Beeinträchtigung 28,9% *Gesamt – beeinträchtigt* 35,6%
Exekutive –	PTSD 12,1% Beeinträchtigung 27,6% Gesamt – *beeinträchtigt* 39,7%

Bezüglich der Gesamtbeeinträchtigung (Belastungsstörung und subsyndromale Belastungsstörung) ergibt sich kein besonderer Unterschied. Bei der Ausbildung des Vollbildes einer Belastungsstörung zeigt sich jedoch, *dass die Einsatzkräfte der Rettung deutlich unter den anderen Einsatzkräften* liegen.

7.4 Auswirkungen des Grades der Belastung

Um die Auswirkungen auf Grund des Beeinträchtigungsgrades festzustellen, wurden die Einsatzkräfte nach der Auswertung der Posttraumatic Stress Scale in drei Gruppen geteilt:

- nicht beeinträchtigt
- beeinträchtigt
- Belastungsstörung.

Mit dieser Gruppenaufteilung wurde mit den hier erfassten Skalen eine ANOVA mit den folgenden Ergebnissen durchgeführt.

7.4.1 Chronischer Stress

a) Skala „Arbeitsüberlastung“

Tab. 80 – ANOVA – Auswirkungen auf Chronischen Stress – die Skala „Arbeitsüberlastung“

Einheit	Beeinträchtigung	N	MW	Stdab	F-Wert	Sign
Feuerwehr N = 131	nicht beeinträchtigt	82	0,9959	0,67	10,582	.000
	beeinträchtigt	30	1,5458	0,69		
	Belastungsstörung	19	1,5987	0,77		
Rettung N = 194	nicht beeinträchtigt	125	1,0884	0,81	5,146	.007
	beeinträchtigt	56	1,3734	0,77		
	Belastungsstörung	13	1,7212	0,95		
Exekutive N = 272	nicht beeinträchtigt	164	0,8699	0,72	22,970	.000
	beeinträchtigt	75	1,2217	0,83		
	Belastungsstörung	33	1,8436	0,96		
Einsatzkräfte N = 597 gesamt	nicht beeinträchtigt	371	0,9726	0,74	33,792	.000
	beeinträchtigt	161	1,3359	0,79		
	Belastungsstörung	65	1,7488	0,90		

Es zeigen sich hier durchwegs hochsignifikante Unterschiede zwischen den Gruppen, was bedeutet, dass mit dem Maß der Beeinträchtigung auch das subjektive Empfinden der „Arbeitsüberlastung“ steigt.

b) Skala „Arbeitsunzufriedenheit“

Tab. 81 – ANOVA – Auswirkungen auf Chronischen Stress – Skala „Arbeitsunzufriedenheit“

Einheit	Beeinträchtigung	N	MW	Stdab	F-Wert	Sign
Feuerwehr N = 131	nicht beeinträchtigt	82	1,0433	0,62	6,086	.003
	beeinträchtigt	30	1,4067	0,60		
	Belastungsstörung	19	1,4737	0,67		

Rettung N = 194	nicht beeinträchtigt	125	1,0652	0,65	2,969	.054
	beeinträchtigt	56	1,2750	0,74		
	Belastungsstörung	13	1,4308	0,80		
Exekutive N = 272	nicht beeinträchtigt	164	1,1845	0,72	12,237	.000
	beeinträchtigt	75	1,3360	0,83		
	Belastungsstörung	33	1,9030	0,96		
Einsatzkräfte N = 597 gesamt	nicht beeinträchtigt	371	1,1135	0,67	19,675	.000
	beeinträchtigt	161	1,3280	0,74		
	Belastungsstörung	65	1,6831	0,86		

Es zeigen sich auch hier fast durchwegs (ausgenommen Rettung) hochsignifikante Unterschiede, was bedeutet, mit zunehmender Beeinträchtigung nimmt das subjektive Gefühl der Arbeitsunzufriedenheit zu.

c) Skala „Soziale Belastungen"

Tab. 82 – ANOVA – Auswirkungen auf Chronischen Stress – Skala „Soziale Belastungen"

Einheit	Beeinträchtigung	N	MW	Stdab	F-Wert	Sign
Feuerwehr N = 131	nicht beeinträchtigt	82	0,9569	0,58	10,664	.000
	beeinträchtigt	30	1,4444	0,59		
	Belastungsstörung	19	1,4298	0,58		
Rettung N = 194	nicht beeinträchtigt	125	1,0595	0,59	7,857	.001
	beeinträchtigt	56	1,3378	0,61		
	Belastungsstörung	13	1,6128	0,60		
Exekutive N = 272	nicht beeinträchtigt	164	1,0839	0,61	9,243	.000
	beeinträchtigt	75	1,2956	0,78		
	Belastungsstörung	33	1,5909	0,57		
Einsatzkräfte N = 597 gesamt	nicht beeinträchtigt	371	1,0475	0,60	25,146	.000
	beeinträchtigt	161	1,3380	0,69		
	Belastungsstörung	65	1,5485	0,57		

Auch hier zeigen sich durchwegs hochsignifikante Unterschiede. Dies bedeutet, dass das subjektive Empfinden von vermehrter sozialer Belastung mit der Stärke der Beeinträchtigung zunimmt.

d) Skala „Mangel an sozialer Anerkennung"

Tab. 83 – ANOVA – Auswirkungen auf Chronischen Stress – Skala „Mangel an sozialer Anerkennung"

Einheit	Beeinträchtigung	N	MW	Stdab	F-Wert	Sign
Feuerwehr N = 131	nicht beeinträchtigt	82	0,9558	0,49	11,406	.000
	beeinträchtigt	30	1,2327	0,53		
	Belastungsstörung	19	1,5329	0,54		
Rettung N = 194	nicht beeinträchtigt	125	1,0076	0,54	10,567	.000
	beeinträchtigt	56	1,3383	0,65		
	Belastungsstörung	13	1,6154	0,73		
Exekutive N = 272	nicht beeinträchtigt	164	1,0117	0,57	17,486	.000
	beeinträchtigt	75	1,2300	0,63		
	Belastungsstörung	33	1,6807	0,74		
Einsatzkräfte N = 597 gesamt	nicht beeinträchtigt	371	0,9993	0,54	37,882	.000
	beeinträchtigt	161	1,2696	0,62		
	Belastungsstörung	65	1,6256	0,68		

Auch hier zeigen sich deutlich hochsignifikante Unterschiede zwischen den Gruppen. Dies heißt, dass das subjektive Gefühl, zuwenig soziale Anerkennung zu bekommen mit der Zunahme der Beeinträchtigung steigt.

e) Skala „Sorgen Besorgnisse"

Tab. 84 – ANOVA – Auswirkungen auf Chronischen Stress – Skala „Sorgen Besorgnisse"

Einheit	Beeinträchtigung	N	MW	Stdab	F-Wert	Sign
Feuerwehr N = 131	nicht beeinträchtigt	82	0,9423	0,65	17,272	.000
	beeinträchtigt	30	1,5711	0,73		
	Belastungsstörung	19	1,7193	0,55		
Rettung N = 194	nicht beeinträchtigt	125	0,9755	0,69	17,786	.000
	beeinträchtigt	56	1,4524	0,79		
	Belastungsstörung	13	2,000	0,55		

Exekutive N = 272	nicht beeinträchtigt	164	0,8974	0,65	28,674	.000
	beeinträchtigt	75	1,2844	0,76		
	Belastungsstörung	33	1,8687	0,84		
Einsatzkräfte N = 597 gesamt	nicht beeinträchtigt	371	0,9337	0,66	60,640	.000
	beeinträchtigt	161	1,3962	0,77		
	Belastungsstörung	65	1,8516	0,71		

Es ergeben sich auch bei dieser Skala hochsignifikante Unterschiede zwischen den Gruppen, was bedeutet, dass mit der Zunahme der Beeinträchtigung auch subjektiv vermehrt Sorgen und Besorgnisse empfunden werden.

f) Skala „Belastende Erinnerungen"

Tab. 85 – ANOVA – Auswirkungen auf Chronischen Stress – Skala „Belastende Erinnerungen"

Einheit	Beeinträchtigung	N	MW	Stdab	F-Wert	Sign
Feuerwehr N = 131	nicht beeinträchtigt	82	0,6878	0,62	23,735	.000
	beeinträchtigt	30	1,2889	0,65		
	Belastungsstörung	19	1,6667	0,64		
Rettung N = 194	nicht beeinträchtigt	125	0,8360	0,64	21,828	.000
	beeinträchtigt	56	1,3298	0,69		
	Belastungsstörung	13	1,8333	0,49		
Exekutive N = 272	nicht beeinträchtigt	164	0,8120	0,68	37,544	.000
	beeinträchtigt	75	1,2751	0,76		
	Belastungsstörung	33	1,9293	0,79		
Einsatzkräfte N = 597 gesamt	nicht beeinträchtigt	371	0,7926	0,65	81,791	.000
	beeinträchtigt	161	1,2968	0,71		
	Belastungsstörung	65	1,8333	0,70		

Hier zeigen sich ebenfalls durchgehend hochsignifikante Unterschiede. Dies heißt, mit der Zunahme der Belastung steigen auch die belastenden Erinnerungen deutlich an.

7.4.1.1 Zusammenfassung

Zusammengefasst lässt sich auf Grund dieser Ergebnisse sagen, dass der „Chronische Stress“ mit der Zunahme der Beeinträchtigung deutlich steigt. Dies wird durch die nachstehende Graphik (Ergebnisse bezüglich der „Einsatzkräfte gesamt“) nochmals zusammengefasst aufgezeigt.

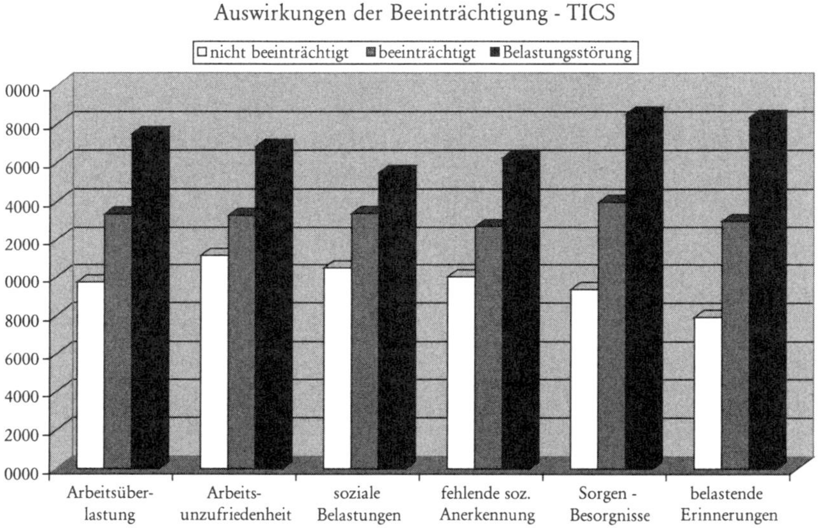

Abb. 8: Auswirkungen der Beeinträchtigungen auf „Chronischen Stress“

7.4.2 Einstellungen im Dienst

a) Unsicherheit gegenüber Kollegen im Einsatz

Tab. 86 – ANOVA – Auswirkungen auf Einstellungen/Arbeit – Skala „Unsicherheit geg. Kollegen im Einsatz"

Einheit	Beeinträchtigung	N	MW	Stdab	F-Wert	Sign
Feuerwehr N = 131	nicht beeinträchtigt	82	0,8000	0,58	3,958	.021
	beeinträchtigt	30	1,1267	0,72		
	Belastungsstörung	19	1,0842	0,55		
Rettung N = 194	nicht beeinträchtigt	125	0,8672	0,58	12,839	.000
	beeinträchtigt	56	1,2179	0.69		
	Belastungsstörung	13	1,6615	0,91		
Exekutive N = 272	nicht beeinträchtigt	164	0,8341	0,72	11,899	.000
	beeinträchtigt	75	1,0533	0,75		
	Belastungsstörung	33	1,5152	0,89		
Einsatzkräfte N = 597 gesamt	nicht beeinträchtigt	371	0,8377	0,64	24,685	.000
	beeinträchtigt	161	1,1242	0,73		
	Belastungsstörung	65	1,4185	0,83		

Hier zeigen sich durchwegs signifikante Unterschiede, wobei sie bei der Feuerwehr am geringsten sind. Im Gesamten lässt sich sagen, mit der Beeinträchtigung steigt auch die Unsicherheit gegenüber der Kollegen im Einsatz.

b) Unsicherheit/Ängstlichkeit im Einsatz

Tab. 87 – ANOVA – Auswirkungen auf Einstellungen/Arbeit – Skala „Unsicherheit/Ängstlichkeit im Einsatz"

Einheit	Beeinträchtigung	N	MW	Stdab	F-Wert	Sign
Rettung N = 194	nicht beeinträchtigt	125	1,1187	0,70	2,399	.094
	beeinträchtigt	56	1,2149	0,73		
	Belastungsstörung	13	1,5641	0,83		
Exekutive N = 272	nicht beeinträchtigt	164	0,8343	0,62	14,715	.000
	beeinträchtigt	75	1,1467	0,71		
	Belastungsstörung	33	1,4525	0,72		

Einsatzkräfte N = 597 gesamt	nicht beeinträchtigt	371	0,9699	0,67	13,952	.000
	beeinträchtigt	161	1,1874	0,69		
	Belastungsstörung	65	1,3942	0,70		

Es zeigt sich bei der Exekutive ein hochsignifikanter Unterschied. Bei der Rettung ist nur eine Tendenz festzustellen. Über die gesamten Einsatzkräfte zeigt sich ein hochsignifikantes Ergebnis. Mit der Beeinträchtigung nimmt auch die Unsicherheit/Ängstlichkeit im Einsatz zu.

c) Wertigkeit der eigenen Tätigkeit/Arbeit

Tab. 88 – ANOVA – Auswirkungen auf Einstellungen/Arbeit – Skala „Wertigkeit der eigenen Tätigkeit/Arbeit"

Einheit	Beeinträchtigung	N	MW	Stdab	F-Wert	Sign
Exekutive N = 272	nicht beeinträchtigt	164	2,7839	0,62	4,890	.008
	beeinträchtigt	75	2,7556	0,72		
	Belastungsstörung	33	2,3889	0,79		
Einsatzkräfte N = 597 gesamt	nicht beeinträchtigt	371	2,9796	0,63	5,019	.007
	beeinträchtigt	161	2,9371	0,65		
	Belastungsstörung	65	2,6976	0,83		

Die Auswertung der einzelnen Einsatzkräfte zeigt hier lediglich bei der Exekutive ein signifikantes Ergebnis. Über die gesamten Einsatzkräfte ergibt sich aber ein signifikantes Ergebnis, wonach mit der Beeinträchtigung die Wertigkeit der eigenen Tätigkeit/Arbeit abnimmt.

7.4.2.1 Zusammenfassung

Auf Grund dieser Ergebnisse zeigt sich, dass sich die „Einstellungen im Dienst" mit der Zunahme der Beeinträchtigung negativ verändern. Dies wird durch die nachstehende Graphik (Ergebnisse bezüglich der „Einsatzkräfte gesamt") nochmals zusammengefasst angezeigt.

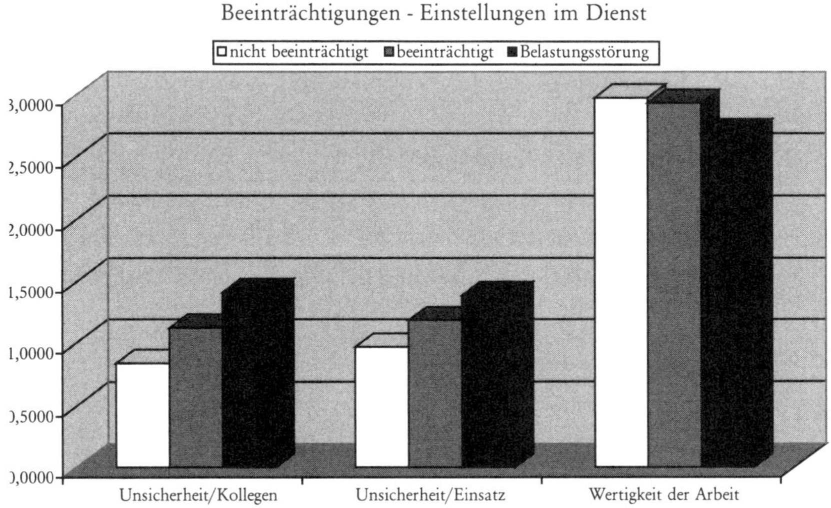

Abb. 9: Auswirkungen der Beeinträchtigungen auf „Einstellungen im Dienst"

7.4.3 Grundwerteinstellungen

a) Menschen sind gut

Tab. 89 – ANOVA – Auswirkungen auf Grundwerteinstellungen – Skala „Menschen sind gut"

Einheit	Beeinträchtigung	N	MW	Stdab	F-Wert	Sign
Exekutive N = 272	nicht beeinträchtigt	164	2,5244	0,68	2,751	.066
	beeinträchtigt	75	2,2800	0,89		
	Belastungsstörung	33	2,4848	0,76		

Hier zeigt sich lediglich bei der Exekutive eine Tendenz, dass der Glaube daran, dass die Menschen allgemein gut sind, mit der Beeinträchtigung abnimmt.

b) Alle Menschen sind gleich

Bei diesem Item zeigte sich keine Signifikanz bzw. Tendenz.

c) Menschen sind vertrauenswürdig

Tab. 90 – ANOVA – Auswirkungen auf Grundwerteinstellungen – Skala „Menschen sind vertrauenswürdig“

Einheit	Beeinträchtigung	N	MW	Stdab	F-Wert	Sign
Feuerwehr N = 131	nicht beeinträchtigt	82	2,9024	0,68	4,922	.009
	beeinträchtigt	30	2,5000	0,73		
	Belastungsstörung	19	2,5263	0,70		
Einsatzkräfte N = 597 gesamt	nicht beeinträchtigt	371	2,6514	0,74	5,587	.004
	beeinträchtigt	161	2,4596	0,78		
	Belastungsstörung	65	2,4000	0,70		

Bei der Feuerwehr und den Einsatzkräften insgesamt zeigt sich hier ein hochsignifikanter Mittelwertsunterschied, wonach mit dem Beeinträchtigungsgrad der Glaube an das Vertrauen gegenüber anderen Menschen sinkt.

d) Die Welt ist gerecht

Tab. 91 – ANOVA – Auswirkungen auf Grundwerteinstellungen – Skala „Welt ist gerecht“

Einheit	Beeinträchtigung	N	MW	Stdab	F-Wert	Sign
Exekutive N = 272	nicht beeinträchtigt	164	2,0244	0,80	2,717	.068
	beeinträchtigt	75	1,7867	0,99		
	Belastungsstörung	33	1,7273	1,10		

Es zeigt sich bei dieser Grundwertannahme lediglich bei der Exekutive eine Tendenz, dass mit der Beeinträchtigung der Glaube an die Gerechtigkeit der Welt abnimmt.

e) Welt ist in Ordnung

Tab. 92 – ANOVA – Auswirkungen auf Grundwerteinstellungen – Skala „Welt ist in Ordnung“

Einheit	Beeinträchtigung	N	MW	Stdab	F-Wert	Sign
Rettung N = 194	nicht beeinträchtigt	125	2,8640	0,84	3,271	.040
	beeinträchtigt	56	3,0357	0,83		
	Belastungsstörung	13	2,3846	0,87		
Einsatzkräfte N = 597 gesamt	nicht beeinträchtigt	371	2,9353	0,77	4,098	.017
	beeinträchtigt	161	2,8820	0,85		
	Belastungsstörung	65	2,6308	0,78		

Bei der Auswertung der einzelnen unterschiedlichen Einsatzkräfte zeigt sich lediglich bei den Einsatzkräften der Rettung ein signifikantes Ergebnis. Bei der Gesamtauswertung der Einsatzkräfte ergibt sich jedoch ebenfalls ein signifikantes Ergebnis, wonach mit der Beeinträchtigung der Glaube daran, dass die Welt in Ordnung ist, abnimmt.

f) Die Welt ist schön/lebenswert

Tab. 93 – ANOVA – Auswirkungen auf Grundwerteinstellungen – Skala „Welt ist schön/lebenswert“

Einheit	Beeinträchtigung	N	MW	Stdab	F-Wert	Sign
Einsatzkräfte N = 597 gesamt	nicht beeinträchtigt	371	3,2884	0,74	4,591	.011
	beeinträchtigt	161	3,2050	0,88		
	Belastungsstörung	65	2,9692	0,88		

Hier zeigt sich nur bei der Berechnung über alle Einsatzkräfte ein signifikantes Ergebnis, wonach der Glaube an eine schöne, lebenswerte Welt mit der Beeinträchtigung abnimmt. Die Einzelauswertung der Einsatzkräfte (Feuerwehr, Rettung, Exekutive) ergibt keine Signifikanz und keine Tendenz.

7.4.3.1 Zusammenfassung

Zusammengefasst lässt sich somit sagen, dass es bei den Grundwerteinstellungen einzelne Signifikanzen bzw. Tendenzen bei der Einzelauswertung über die unterschiedlichen Einsatzkräfte gibt, wobei es hier keine Einheitlichkeit gibt.

Bei der Berechnung der Anova über alle Einsatzkräfte gab es drei signifikante Ergebnisse, was in der folgenden Abbildung aufgezeigt wird.

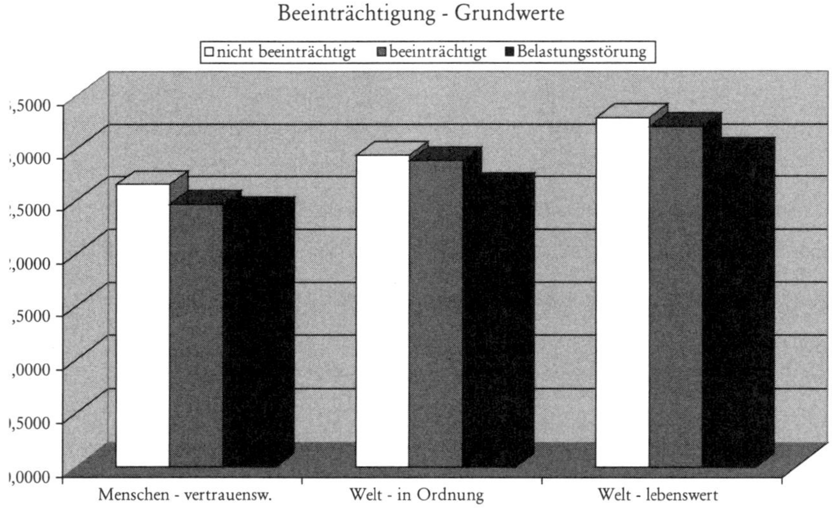

Abb. 10: Auswirkungen der Beeinträchtigungen auf „Grundwerteinstellungen"

7.4.4 Kontrollüberzeugungen

a) Selbstkonzept eigener Fähigkeiten

Tab. 94 – ANOVA – Auswirkungen auf Kontrollüberzeugung – Skala „Selbstkonzept eigener Fähigkeiten"

Einheit		Beeinträchtigung	N	MW	Stdab	F-Wert	Sign
Rettung	N = 194	nicht beeinträchtigt	125	2,5754	0,48	3,198	.043
		beeinträchtigt	56	2,5612	0,44		
		Belastungsstörung	13	2,2308	0,53		

Exekutive N = 272	nicht beeinträchtigt	164	2,7424	0,46	4,262	.015
	beeinträchtigt	75	2,6212	0,45		
	Belastungsstörung	33	2,5130	0,47		
Einsatzkräfte N = 597 gesamt	nicht beeinträchtigt	371	2,6556	0,48	5,957	.003
	beeinträchtigt	161	2,5830	0,44		
	Belastungsstörung	65	2,4472	0,47		

Hier zeigt sich lediglich bei der Feuerwehr kein signifikantes Ergebnis. Bei der Rettung, der Exekutive und bei der Berechnung über alle Einsatzkräfte ergibt sich ein signifikantes Ergebnis, wonach mit der Beeinträchtigung das Selbstkonzept eigener Fähigkeiten (der Glaube an sich selbst) abnimmt.

b) Internale Kontrollüberzeugung

Tab. 95 – ANOVA – Auswirkungen auf Kontrollüberzeugung – Skala „Internale Kontrollüberzeugung“

Einheit	Beeinträchtigung	N	MW	Stdab	F-Wert	Sign
Exekutive N = 272	nicht beeinträchtigt	164	2,5294	0,43	2,988	.052
	beeinträchtigt	75	2,3833	0,46		
	Belastungsstörung	33	2,4470	0,42		
Einsatzkräfte N = 597 gesamt	nicht beeinträchtigt	371	2,4776	0,44	2,458	.086
	beeinträchtigt	161	2,4173	0,47		
	Belastungsstörung	65	2,3609	0,43		

Hier zeigt sich eine Tendenz bei der Exekutive und bei der Gesamtauswertung der Einsatzkräfte. Danach sinkt die internale Kontrollüberzeugung mit der Beeinträchtigung.

c) Externale Kontrollüberzeugung/Personen

Tab. 96 – ANOVA – Auswirkungen auf Kontrollüberzeugung – Skala „Externale Kontrollüberz./Personen“

Einheit	Beeinträchtigung	N	MW	Stdab	F-Wert	Sign
Rettung N = 194	nicht beeinträchtigt	125	1,6214	0,45	4,728	.010
	beeinträchtigt	56	1,7628	0,50		
	Belastungsstörung	13	1,9904	0,48		

Exekutive N = 272	nicht beeinträchtigt	164	1,5072	0,44	2,982	.052
	beeinträchtigt	75	1,6012	0,39		
	Belastungsstörung	33	1,6856	0,48		
Einsatzkräfte N = 597 gesamt	nicht beeinträchtigt	371	1,5678	0,45	6,735	.001
	beeinträchtigt	161	1,6791	0,43		
	Belastungsstörung	65	1,7507	0,49		

Hier zeigt sich bei der Rettung und der Gesamtauswertung über alle Einsatzkräfte ein signifikantes Ergebnis. Bei der Exekutive ist eine Tendenz zu beobachten. Nach diesen Ergebnissen steigt die externale Kontrollüberzeugung betreffend andere Personen (Glaube an den Einfluss anderer Personen) mit der Beeinträchtigung an.

d) Externale Kontrollüberzeugung/Zufall

Tab. 97 – ANOVA – Auswirkungen auf Kontrollüberzeugung – Skala „Externale Kontrollüberzeugung/Zufall"

Einheit	Beeinträchtigung	N	MW	Stdab	F-Wert	Sign
Rettung N = 194	nicht beeinträchtigt	125	1,5344	0,51	3,778	.025
	beeinträchtigt	56	1,7124	0,50		
	Belastungsstörung	13	1,8269	0,49		
Exekutive N = 272	nicht beeinträchtigt	164	1,4849	0,49	4,171	.016
	beeinträchtigt	75	1,6762	0,57		
	Belastungsstörung	33	1,6439	0,45		
Einsatzkräfte N = 597 gesamt	nicht beeinträchtigt	371	1,5183	0,49	7,936	.000
	beeinträchtigt	161	1,6695	0,52		
	Belastungsstörung	65	1,7185	0,47		

Hier ist bei der Feuerwehr kein Ergebnis zu beobachten. Dagegen gibt es bei Rettung, Exekutive und ebenso bei der Gesamtauswertung über alle Einsatzkräfte ein signifikantes Ergebnis. Danach steigt die externale Kontrollüberzeugung bezüglich dem Zufall (Glaube, dass alles vom Zufall abhängt) mit der Beeinträchtigung an.

7.4.4.1 Zusammenfassung

Zusammengefasst zeigen sich bei der Gesamtauswertung über alle Einsatzkräfte bei allen Skalen der Kontrollüberzeugung signifikante Ergebnisse bzw. Tendenzen. Das heißt, die Beeinträchtigung durch ein traumatisches Ereignis verändert im negativen Sinne die Kontrollüberzeugung. Dies wird mit der nachstehenden Graphik aufgezeigt.

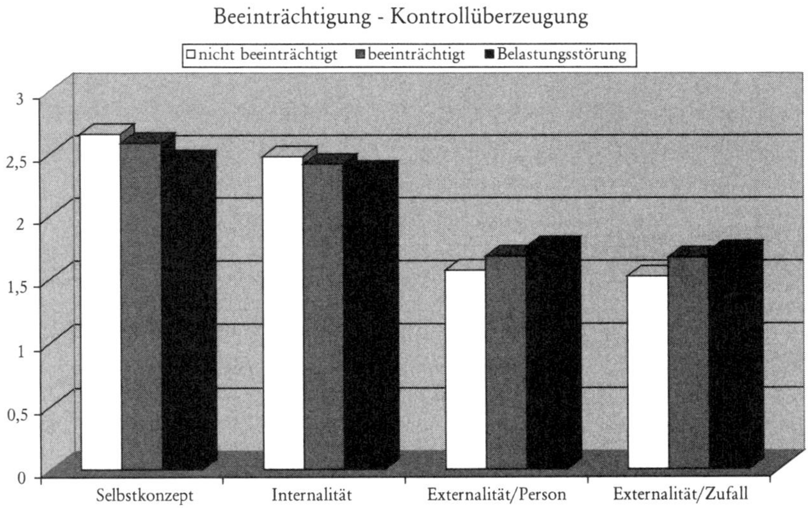

Abb. 11: Auswirkungen der Beeinträchtigung auf „Kontrollüberzeugungen“

7.4.5 Psychische und physische Auswirkungen – SCL 90R

a) Somatik

Tab. 98 – ANOVA – Psychische/Physische Auswirkungen – Skala „Somatik“

Einheit	Beeinträchtigung	N	MW	Stdab	F-Wert	Sign
Feuerwehr N = 131	nicht beeinträchtigt	82	0,3262	0,32	9,115	.000
	beeinträchtigt	30	0,5139	0,42		
	Belastungsstörung	19	0,6866	0,41		
Rettung N = 194	nicht beeinträchtigt	125	0,3047	0,30	7,171	.001
	beeinträchtigt	56	0,4846	0,51		
	Belastungsstörung	13	0,6667	0,69		

Exekutive N = 272	nicht beeinträchtigt	164	0,2998	0,32	15,832	.000
	beeinträchtigt	75	0,4882	0,47		
	Belastungsstörung	33	0,7500	0,79		
Einsatzkräfte N = 597 gesamt	nicht beeinträchtigt	371	0,3071	0,32	32,141	.000
	beeinträchtigt	161	0,4914	0,47		
	Belastungsstörung	65	0,7149	0,67		

Es zeigen sich hier bei allen Einzelauswertungen und bei der Gesamtauswertung über alle Einsatzkräfte hochsignifikante Ergebnisse. Danach steigen die somatischen Beschwerden mit der Beeinträchtigung an.

b) Zwanghaftigkeit

Tab. 99 – ANOVA – Psychische/Physische Auswirkungen – Skala „Zwanghaftigkeit"

Einheit	Beeinträchtigung	N	MW	Stdab	F-Wert	Sign
Feuerwehr N = 131	nicht beeinträchtigt	82	0,3663	0,42	9,709	.000
	beeinträchtigt	30	0,5700	0,32		
	Belastungsstörung	19	0,7895	0,44		
Rettung N = 194	nicht beeinträchtigt	125	0,3692	0,39	12,173	.000
	beeinträchtigt	56	0,6813	0,52		
	Belastungsstörung	13	0,7923	0,68		
Exekutive N = 272	nicht beeinträchtigt	164	0,3256	0,39	32,647	.000
	beeinträchtigt	75	0,5724	0,45		
	Belastungsstörung	33	0,9939	0,69		
Einsatzkräfte N = 597 gesamt	nicht beeinträchtigt	371	0,3492	0,40	51,615	.000
	beeinträchtigt	161	0,6098	0,46		
	Belastungsstörung	65	0,8938	0,62		

Auch hier zeigen sich durchwegs hochsignifikante Ergebnisse. Danach steigt mit der Beeinträchtigung die Zwanghaftigkeit an.

c) Unsicherheit im sozialen Kontakt

Tab. 100 – ANOVA – Psychische/Physische Auswirkungen – Skala „Unsicherheit im sozialen Kontakt“

Einheit	Beeinträchtigung	N	MW	Stdab	F-Wert	Sign
Feuerwehr N = 131	nicht beeinträchtigt	82	0,3442	0,38	10,920	.000
	beeinträchtigt	30	0,5750	0,44		
	Belastungsstörung	19	0,7953	0,49		
Rettung N = 194	nicht beeinträchtigt	125	0,3582	0,40	12,601	.000
	beeinträchtigt	56	0,6721	0,50		
	Belastungsstörung	13	0,8376	0,86		
Exekutive N = 272	nicht beeinträchtigt	164	0,2974	0,30	30,202	.000
	beeinträchtigt	75	0,5378	0,45		
	Belastungsstörung	33	0,8316	0,58		
Einsatzkräfte gesamt N = 597	nicht beeinträchtigt	371	0,3278	0,35	50,158	.000
	beeinträchtigt	161	0,5913	0,47		
	Belastungsstörung	65	0,8219	0,61		

Auch hier zeigen sich durchwegs hochsignifikante Ergebnisse. Danach steigt mit der Beeinträchtigung die Unsicherheit im sozialen Kontakt an.

d) Depression

Tab. 101 – ANOVA – Psychische/Physische Auswirkungen – Skala „Depression“

Einheit	Beeinträchtigung	N	MW	Stdab	F-Wert	Sign
Feuerwehr N = 131	nicht beeinträchtigt	82	0,2646	0,36	10,219	.000
	beeinträchtigt	30	0,4657	0,33		
	Belastungsstörung	19	0,6640	0,46		
Rettung N = 194	nicht beeinträchtigt	125	0,2898	0,38	9,666	.000
	beeinträchtigt	56	0,5260	0,55		
	Belastungsstörung	13	0,7751	0,73		
Exekutive N = 272	nicht beeinträchtigt	164	0,2045	0,27	36,453	.000
	beeinträchtigt	75	0,4749	0,52		
	Belastungsstörung	33	0,8438	0,67		

EinsatzkräfteN = 597 gesamt	nicht beeinträchtigt	371	0,2465	0,34	52,051	.000
	beeinträchtigt	161	0,4909	0,50		
	Belastungsstörung	65	0,7773	0,63		

Hier zeigen sich ebenso nur hochsignifikante Ergebnisse, was bedeutet, mit Zunahme der Beeinträchtigung nehmen die Werte bei der Skala „Depression“ zu.

e) Ängstlichkeit

Tab. 102 – ANOVA – Psychische/Physische Auswirkungen – Skala „Ängstlichkeit“

Einheit	Beeinträchtigung	N	MW	Stdab	F-Wert	Sign
Feuerwehr N = 131	nicht beeinträchtigt	82	0,2379	0,32	6,658	.002
	beeinträchtigt	30	0,3767	0,30		
	Belastungsstörung	19	0,5158	0,35		
Rettung N = 194	nicht beeinträchtigt	125	0,1764	0,27	10,569	.000
	beeinträchtigt	56	0,3827	0,50		
	Belastungsstörung	13	0,5846	0,68		
Exekutive N = 272	nicht beeinträchtigt	164	0,1756	0,25	20,966	.000
	beeinträchtigt	75	0,3110	0,43		
	Belastungsstörung	33	0,6333	0,66		
EinsatzkräfteN = 597 gesamt	nicht beeinträchtigt	371	0,1896	0,27	37,193	.000
	beeinträchtigt	161	0,3482	0,43		
	Belastungsstörung	65	0,5892	0,59		

Auch bei dieser Skala zeigen sich durchgehend hochsignifikante Ergebnisse. Dies bedeutet, mit der Beeinträchtigung steigt die Ängstlichkeit an.

f) Aggression

Tab. 103 – ANOVA – Psychische/Physische Auswirkungen – Skala „Aggression“

Einheit	Beeinträchtigung	N	MW	Stdab	F-Wert	Sign
Feuerwehr N = 131	nicht beeinträchtigt	82	0,2724	0,30	13,380	.000
	beeinträchtigt	30	0,3889	0,31		
	Belastungsstörung	19	0,7018	0,46		

Rettung N = 194	nicht beeinträchtigt	125	0,2447	0,31	8,047	.000
	beeinträchtigt	56	0,4435	0,45		
	Belastungsstörung	13	0,5897	0,73		
Exekutive N = 272	nicht beeinträchtigt	164	0,2319	0,24	23,838	.000
	beeinträchtigt	75	0,4644	0,57		
	Belastungsstörung	33	0,7323	0,61		
EinsatzkräfteN = 597 gesamt	nicht beeinträchtigt	371	0,2454	0,28	43,799	.000
	beeinträchtigt	161	0,4435	0,49		
	Belastungsstörung	65	0,6947	0,59		

Hier zeigen sich bei der Berechnung nur hochsignifikante Werte. Dies bedeutet, mit der Beeinträchtigung steigt auch die Erregbarkeit der Betroffenen und damit dann auch die Aggression an.

g) Phobisches Denken

Tab. 104 – ANOVA – Psychische/Physische Auswirkungen – Skala „Phobisches Denken“

Einheit	Beeinträchtigung	N	MW	Stdab	F-Wert	Sign
Feuerwehr N = 131	nicht beeinträchtigt	82	0,0097	0,20	6,787	.002
	beeinträchtigt	30	0,1762	0,22		
	Belastungsstörung	19	0,3308	0,46		
Rettung N = 194	nicht beeinträchtigt	125	0,1097	0,24	7,890	.001
	beeinträchtigt	56	0,2296	0,37		
	Belastungsstörung	13	0,4505	0,68		
Exekutive N = 272	nicht beeinträchtigt	164	0,0067	0,13	26,594	.000
	beeinträchtigt	75	0,1946	0,25		
	Belastungsstörung	33	0,3420	0,39		
EinsatzkräfteN = 597 gesamt	nicht beeinträchtigt	371	0,0088	0,19	34,387	.000
	beeinträchtigt	161	0,2034	0,29		
	Belastungsstörung	65	0,3604	0,47		

Bei dieser Skala zeigen sich ebenso durchwegs hochsignifikante Werte. Dies bedeutet, mit der Beeinträchtigung nimmt das phobische Denken zu.

h) Paranoides Denken

Tab. 105 – ANOVA – Psychische/Physische Auswirkungen – Skala „Paranoides Denken"

Einheit	Beeinträchtigung	N	MW	Stdab	F-Wert	Sign
Feuerwehr N = 131	nicht beeinträchtigt	82	0,3882	0,44	12,187	.000
	beeinträchtigt	30	0,5889	0,46		
	Belastungsstörung	19	0,9474	0,50		
Rettung N = 194	nicht beeinträchtigt	125	0,4107	0,49	11,156	.000
	beeinträchtigt	56	0,7232	0,60		
	Belastungsstörung	13	1,0641	1,13		
Exekutive N = 272	nicht beeinträchtigt	164	0,3415	0,42	33,641	.000
	beeinträchtigt	75	0,7889	0,67		
	Belastungsstörung	33	1,0051	0,61		
EinsatzkräfteN = 597 gesamt	nicht beeinträchtigt	371	0,3752	0,45	53,208	.000
	beeinträchtigt	161	0,7287	0,61		
	Belastungsstörung	65	1,0006	0,71		

Auch bei dieser Skala ergeben sich bei der Einzelauswertung der Einsatzkräfte und bei der Gesamtauswertung über alle Einsatzkräfte durchgehend hochsignifikante Werte. Dies bedeutet, mit der Beeinträchtigung steigt das paranoide Denken an.

i) Psychotizismus

Tab. 106 – ANOVA – Psychische/Physische Auswirkungen – Skala „Psychotizismus"

Einheit	Beeinträchtigung	N	MW	Stdab	F-Wert	Sign
Feuerwehr N = 131	nicht beeinträchtigt	82	0,1768	0,28	8,929	.000
	beeinträchtigt	30	0,2815	0,24		
	Belastungsstörung	19	0,4947	0,44		
Rettung N = 194	nicht beeinträchtigt	125	0,1728	0,32	10,780	.000
	beeinträchtigt	56	0,3415	0,40		
	Belastungsstörung	13	0,6077	0,60		
Exekutive N = 272	nicht beeinträchtigt	164	0,1098	0,18	26,046	.000
	beeinträchtigt	75	0,2695	0,38		
	Belastungsstörung	33	0,4758	0,43		

EinsatzkräfteN = 597 gesamt	nicht beeinträchtigt	371	0,1458	0,26		
	beeinträchtigt	161	0,2967	0,36	41,715	.000
	Belastungsstörung	65	0,5077	0,47		

Hier bei dieser Skala zeigen sich ebenfalls nur hochsignifikante Werte. Das heißt, mit der Beeinträchtigung steigen auch die Psychotizismuswerte.

j) Zusatzitems

Tab. 107 – ANOVA – Psychische/Physische Auswirkungen – Skala „Zusatzitems“

Einheit	Beeinträchtigung	N	MW	Stdab	F-Wert	Sign
Feuerwehr N = 131	nicht beeinträchtigt	82	0,3754	0,49		
	beeinträchtigt	30	0,5238	0,43	10,278	.000
	Belastungsstörung	19	0,9173	0,47		
Rettung N = 194	nicht beeinträchtigt	125	0,3276	0,46		
	beeinträchtigt	56	0,5281	0,61	4,380	.014
	Belastungsstörung	13	0,6374	0,55		
Exekutive N = 272	nicht beeinträchtigt	164	0,3092	0,43		
	beeinträchtigt	75	0,6000	0,55	25,519	.000
	Belastungsstörung	33	0,9394	0,69		
EinsatzkräfteN = 597 gesamt	nicht beeinträchtigt	371	0,3301	0,45		
	beeinträchtigt	161	0,5607	0,55	38,135	.000
	Belastungsstörung	65	0,8726	0,61		

Auch hier ergeben sich nur signifikante Werte, wobei der Großteil hochsignifikant ist. Dies bedeutet, dass die von dieser Skala erfassten Probleme, wie Schlafstörungen, Essstörungen und Schuldgefühle mit der Beeinträchtigung zunehmen.

k) Gesamtskala Psychische Belastungen

Tab. 108 – ANOVA – Psychische/Physische Auswirkungen – Skala „Gesamtskala Psychische Belastungen“

Einheit	Beeinträchtigung	N	MW	Stdab	F-Wert	Sign
Feuerwehr N = 131	nicht beeinträchtigt	82	0,2849	0,30	14,114	.000
	beeinträchtigt	30	0,4461	0,26		
	Belastungsstörung	19	0,6843	0,38		
Rettung N = 194	nicht beeinträchtigt	125	0,2764	0,30	13,110	.000
	beeinträchtigt	56	0,5013	0,42		
	Belastungsstörung	13	0,7006	0,62		
Exekutive N = 272	nicht beeinträchtigt	164	0,2362	0,24	38,549	.000
	beeinträchtigt	75	0,4702	0,39		
	Belastungsstörung	33	0,7547	0,54		
Einsatzkräfte N = 597 gesamt	nicht beeinträchtigt	371	0,2608	0,27	63,203	.000
	beeinträchtigt	161	0,4764	0,38		
	Belastungsstörung	65	0,7235	0,51		

Bei der Gesamtskala (GSI) des SCL 90R, der die Gesamtstärke der psychischen Belastungen misst, ergeben sich durchwegs hochsignifikante Werte. Das heißt, mit der Stärke der Beeinträchtigung nehmen die psychischen und physischen Auswirkungen zu.

7.4.5.1 Zusammenfassung

Bei allen Skalen des SCL 90 R ergaben sich hochsignifikante Werte. Durch die Beeinträchtigung steigen die psychischen und physischen Reaktionen an.

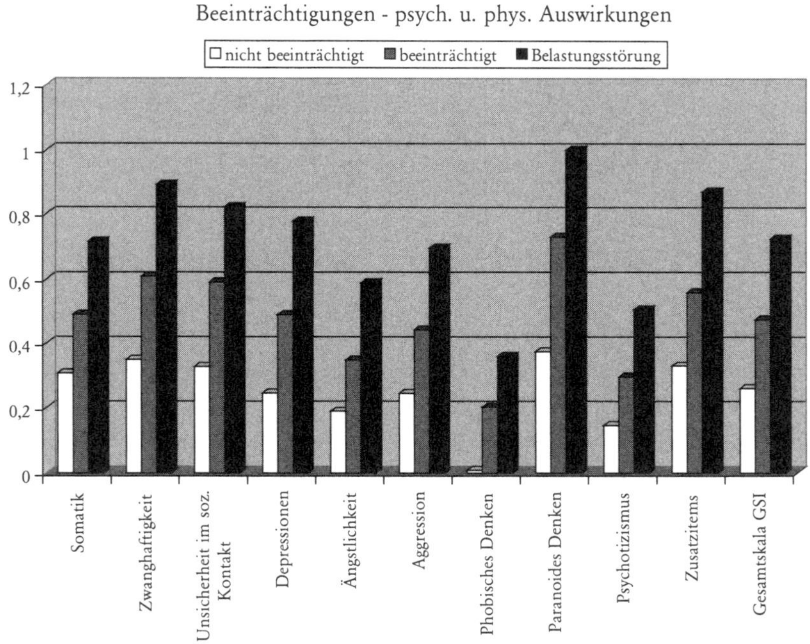

Abb. 12: Psychische/Physische Auswirkungen der Beeinträchtigung

7.5 Schrittweise Regressionsanalysen

Bei einer Querschnittsuntersuchung wie der vorliegenden ist es natürlich nicht möglich, kausale Beziehungen festzustellen. Von der Skalengestaltung ausgehend und mit den vorliegenden Erkenntnissen der bisherigen Forschung in diesem Bereich, wie er im Literaturteil angeführt ist, lässt sich jedoch ein Modell erstellen, bei dem man Ursachen und Auswirkungen einbezieht und darum Hypothesen über mögliche Zusammenhänge ableitet.

Bereits bei den korrelativen Zusammenhängen zwischen den einzelnen Skalen (Abruf der Korrelationstabellen unter www.asanger.de) lässt sich eine gewisse Tendenz erkennen. Die Hypothese, dass sich bei belasteten Einsatzkräften durch die „traumatischen Reaktionen“ insbesondere der „chronische Stress“ erhöht, hat sich bestätigt. Bei den „Kontrollüberzeugungen“ zeigen sich ebenfalls signifikante Werte, die im Einzelnen zwar nicht sehr hoch sind, kumulativ aber (beide internale Kontrollüberzeugungen sinken und beide externale Kontrollüberzeugungen steigen) deutliche Auswirkungen haben. Auch mit durchgeführten Partialkorrelationen wird insbesondere der Einfluss des „chronischen Stresses“ deutlich.

Es kann also hier von einem Modell ausgegangen werden, nach dem die Skalen PSS – Wiedererleben, Vermeiden, Erregung; TICS – Arbeitsüberlastung, Arbeitsunzufriedenheit, soziale Belastungen, Mangel an sozialer Anerkennung, Sorgen/Besorgnisse, belastende Erinnerungen; FKK – Selbstkonzept eigener Fähigkeiten, internale Kontrollüberzeugung, externale Kontrollüberzeugung/Personen und externale Kontrollüberzeugung/Zufall auf der Seite der Ursachen stehen und die anderen erfassten Skalen auf Seiten der Auswirkungen.

Um hypothesenprüfend vorzugehen und die Ergebnisse hier darzustellen, wurden mit SPSS schrittweise Regressionsanalysen durchgeführt und diese Ergebnisse zusätzlich mit Amos 3.62 bildlich dargestellt.

7.5.1 Einflüsse auf „Unsicherheit gegenüber Kollegen im Einsatz“

Von den dreizehn überprüften Skalen wurden bei der schrittweise Regressionsanalyse vier aufgenommen. Diese vier Skalen erklären insgesamt 24% der Varianz.

Tab. 109 – Schrittweise Regressionsanalyse – „Unsicherheit gegenüber Kollegen im Einsatz“

Aufgenommene Skalen	Beta	T-Wert	Signifikanz	R-Quadrat	F-Wert	Signifikanz
TICS-bel. Erinnerungen	,258	6,161	.000	,239	46,392	.000
FKK-Selbstkonzept e. F.	-,240	-5,844	.000			
FKK-extern. KÜ/Zufall	,105	2,558	.011			
PSS-Wiedererleben	,091	2,235	.026			

Mit Amos 3.62 lassen sich die Ergebnisse dieser Regressionsanalyse wie folgt darstellen:

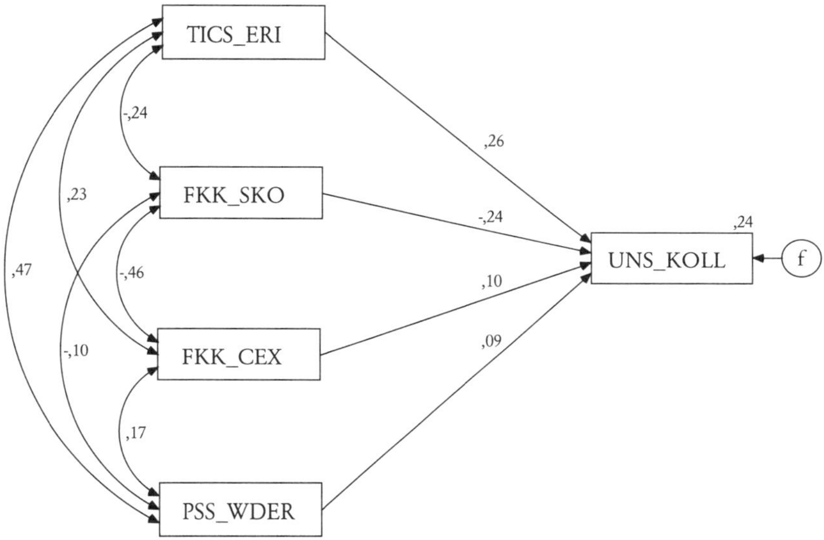

Abb. 13: Die Abbildung zeigt die Kovarianzen, die Regressionsgewichte und die aufgeklärte Varianz.

Es zeigt sich nach diesem Modell, dass belastende Erinnerungen, ein niederes Selbstkonzept eigener Fähigkeiten, externale Kontrollüberzeugung/Zufall und Wiedererlebensreaktionen vom Trauma einen besonderen Einfluss auf die Zunahme der Unsicherheit gegenüber der Kollegen bei Einsätzen haben.

7.5.2 Einflüsse auf „Unsicherheiten/Ängstlichkeit im Einsatz"

Bei dieser Berechnung wurden fünf der dreizehn überprüften Skalen in das Modell aufgenommen. Das Modell erklärt 34,5% der Varianz der Skala „Unsicherheiten/Ängstlichkeit im Einsatz.

Tab. 110 – Schrittweise Regressionsanalyse – „Unsicherheit/Ängstlichkeit im Einsatz“

Aufgenommene Skalen	Beta	T-Wert	Signifikanz	R-Quadrat	F-Wert	Signifikanz
FKK-Selbstkonzept	-,457	-10,789	.000	,345	62,240	.000
TICS-bel. Erinnerungen	,299	6,573	.000			
FKK-internale KÜ	,107	2,703	.007			
TICS-Mangel soz. Anerk.	-,123	-3,091	.002			
TICS-Sorgen/Besorgnisse	,108	2,221	.027			

Dargestellt mit Amos 3,62 zeigt sich dies so:

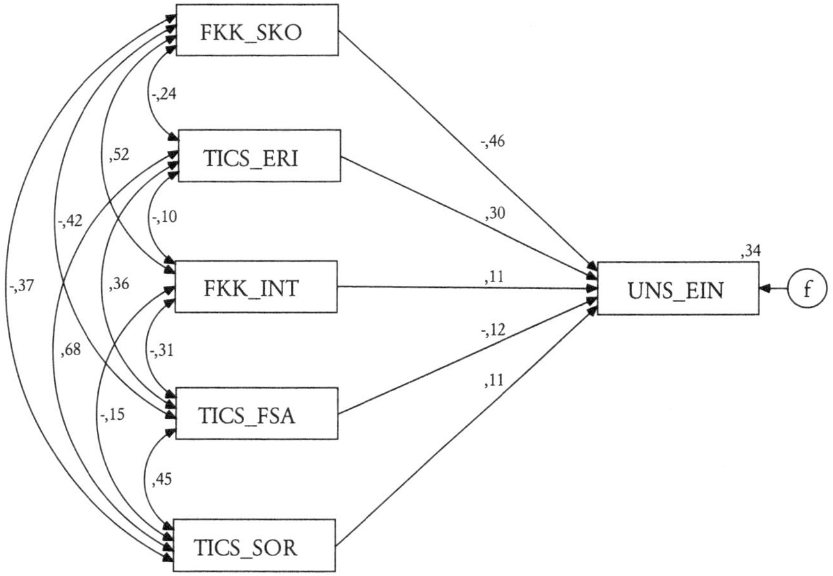

Abb. 14: Die Abbildung zeigt die Kovarianzen, die Regressionsgewichte und die aufgeklärte Varianz.

Nach diesem Modell haben ein niederes Selbstkonzept, belastende Erinnerungen, internale Kontrollüberzeugung, Mangel an sozialer Anerkennung und Sorgen/Besorgnisse einen besonderen Einfluss auf die Unsicherheit, die Ängstlichkeit im Einsatz.

Hier zeigt sich ein überraschendes Ergebnis, nach dem hohe internale Kontrollüberzeugung ein negative Auswirkung hat und die Unsicherheit im Einsatz verstärkt. Dies ist dadurch erklärbar, dass man dieses Ergebnis immer nur im Zusammenhang mit den anderen Einflussfaktoren sehen darf. Bei starker Belastung (niedriges Selbstkonzept, vermehrte belastende Erinnerungen, dem Gefühl, zu wenig soziale Anerkennung zu bekommen und viele Sorgen und Besorgnissen) wirkt sich eine hohe internale Kontrollüberzeugung negativ aus. Dies bestätigt auch die Annahme, dass gerade bei Einsatzkräften mit hoher internaler Kontrollüberzeugung nach einer Belastung, die zum Zweifel an den eigenen Bewältigungsfähigkeiten führt, zusätzliche Selbstzweifel und damit Unsicherheiten entstehen (vgl. Abschnitt 2.3.).

7.5.3 Einflüsse auf „Wertigkeit der Tätigkeit/Arbeit"

Bei dieser Regressionsanalyse wurden fünf der dreizehn Skalen in das Modell aufgenommen. Diese erklären 31,5% der Varianz.

Tab. 111 – Schrittweise Regressionsanalyse – „Wertigkeit der Tätigkeit/Arbeit"

Aufgenommene Skalen	Beta	T-Wert	Signifikanz	R-Quadrat	F-Wert	Signifikanz
TICS-Arbeitsunzufriedh.	-,435	-10,379	.000	,315	54,244	.000
FKK-internale KÜ	,143	3,544	.000			
TICS-Mangel soz. Anerk.	-,114	-2,639	.009			
TICS-Arbeitsüberl.	,123	3,216	.001			
FKK-Selbstkonzept	,083	1,967	.050			

Dargestellt mit Amos 3.62 zeigt sich dies so:

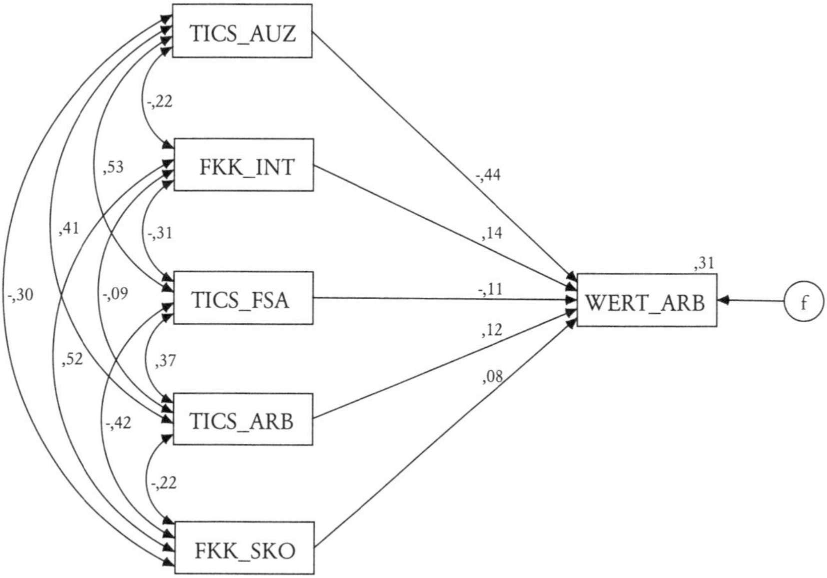

Abb. 15: Die Abbildung zeigt die Kovarianzen, die Regressionsgewichte und die aufgeklärte Varianz.

Die Bewertung der eigenen Tätigkeit bzw. Arbeit als Einsatzkraft hängt demnach (in diesem Modell) von subjektivem Gefühl hoher Arbeitsunzufriedenheit, internaler Kontrollüberzeugung, starkem Mangel an sozialer Anerkennung, dem subjektiven Gefühl der Arbeitsüberlastung und dem Selbstkonzept der eignen Fähigkeiten ab.

Auch bei dieser Berechnung zeigt sich wieder das überraschende Ergebnis, dass hohe internale Kontrollüberzeugung und hier auch ein hohes Selbstkonzept eigener Fähigkeiten negativ wirken können. Die Erklärung mag hier darin zu finden sein: Wenn bei hoher internaler Kontrollüberzeugung und hohem Selbstkonzept eigener Fähigkeiten Gefühle wie Arbeitsunzufriedenheit, Mangel an sozialer Anerkennung und Arbeitsüberlastung auftreten, wird in der psychischen Bewertung die Wertigkeit der eigenen Tätigkeit verringert, um nicht das Vertrauen zu sich selbst zu verlieren.

7.5.4 Einflüsse auf „Psychische und physische Auswirkungen (SCL 90R)"

Hier wurde als abhängige Variable die Gesamtskala „GSI" dieses Testteiles verwendet. Diese scheint auf Grund der durchgeführten statistischen Überprüfungen (Korrelationen, Faktorenanalyse und Reliabiltätsüberprüfung) den Gesamtwert der psychischen und physischen ‚Belastungen sehr gut zu erfassen. Bei der Regressionsanalyse wurden sieben der dreizehn überprüften Skalen in das Modell aufgenommen. Dieses Modell erklärt sehr hohe 51,5% der Varianz.

Tab. 112 – Schrittweise Regressionsanalyse – „Psychische und physische Belastungen – GSI"

Aufgenommene Skalen	Beta	T-Wert	Signifikanz	R-Quadrat	F-Wert	Signifikanz
TICS-Sorgen/Besorgn.	,281	6,560	.000	,515	89,343	.000
PSS-Erregung	,136	3,508	.000			
TICS-Mangel soz. Anerk.	,113	3,254	.001			
TICS-soz. Belastungen	,129	3,610	.000			
FKK-externale KÜ/Zuf.	,139	4,480	.000			
TICS-Arbeitsüberlastung	,126	3,136	.002			
PSS-Vermeidung	,101	2,645	.008			

In der Darstellung mit Amos 3,62 sieht dieses Modell folgendermaßen aus:

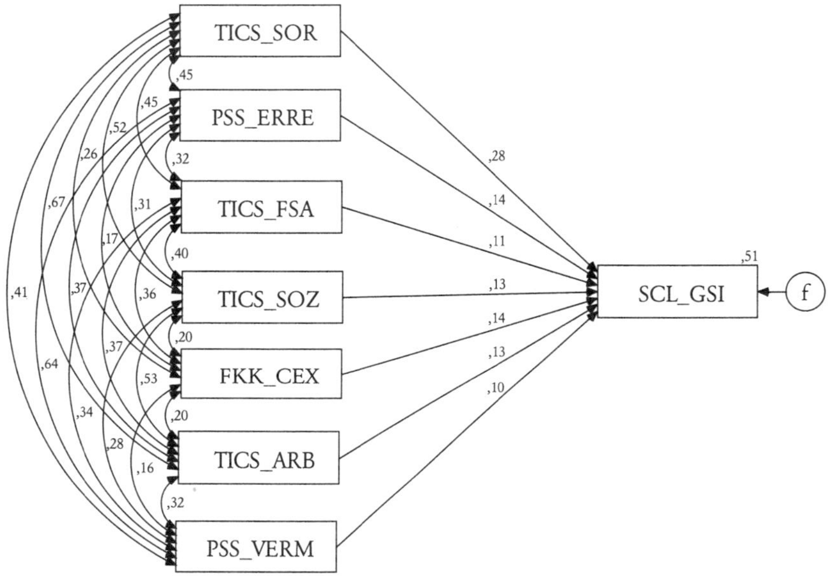

Abb. 16: Die Abbildung zeigt die Kovarianzen, die Regressionsgewichte und die aufgeklärte Varianz.

Es zeigt sich bei diesem Modell, dass Anteile des „chronischen Stresses", wie Sorgen/Besorgnisse, Mangel an sozialer Anerkennung, soziale Belastungen und das Gefühl der Arbeitsüberlastung, eine deutliche Rolle spielen. Von den „Traumareaktionen" haben Erregung und Vermeidung hier ein Gewicht. Von den Kontrollüberzeugungen spielt hier lediglich der Glaube daran, dass vieles im Leben vom Zufall abhängt, eine bedeutende Rolle.

7.6 Einfluss des chronischen Stress

Die vorliegenden Untersuchungsergebnisse (korrelative Zusammenhänge und Mittelwertsvergleiche) zeigen auf, dass dem „chronischen Stress" im Zusammenhang mit Belastungsreaktionen und Auswirkungen eine große Bedeutung zukommt. Im Zuge dieser Querschnittsuntersuchung ist es natürlich nicht möglich, festzulegen, ob chronischer Stress als Moderator die Reaktionen nach einem traumatischen Erlebnis verstärkt oder ob er als Reaktion auf ein traumatisches Erleben entsteht. Anzunehmen ist, dass beides zutrifft. Ein vorhandener chronischer Stress verstärkt Traumareaktionen und Traumareaktionen erzeugen chronischen Stress. Es dürfte hier eine gegenseitige Beeinflussung geben.

Gerade die starken korrelativen Zusammenhänge zwischen den Skalen des „chronischen Stresses" und den „Kontroll- und Kompetenzüberzeugungen – FKK" einerseits und den „psychischen und physischen Auswirkungen – SCL 90R" andererseits zeigen aber auf, dass die „zeitliche Dauer" der Belastung eine wesentliche Rolle bei den Auswirkungen spielt.

Um hier die Zusammenhänge zu visualisieren, wurden mit den vorliegenden statistischen Ergebnissen zwei Modelle (Pfaddiagramme) mit Amos 3.62 erstellt und diese auf ihre „Fitness" mit einem „Chi-Quadrat-Test" überprüft. Das Modell wir dann als „fit" bewertet, wenn sich *keine* Signifikanz (p = < .05) ergibt. (vgl. Paul, 1997)

Um die graphische Darstellung zu vereinfachen, wurden mehrere Skalen zu Gesamtskalen zusammengefasst:

Die sechs Skalen des „Chronischen Stresses – TICS" zu einer Gesamtskala (TICS). Dazu wurde vorerst eine Faktorenanalyse durchgeführt, die nur einen einzigen Faktor ergab, welcher 56,67% der Varianz aufklärt. Die Reliabilitätsanalyse ergab einen sehr zufrieden stellenden Cronbach Alpha Wert von .85.

Beim Modell 2 wurden die Grundwertannahmen in einer Skala zusammengefasst. Die Faktorenanalyse ergab hier ebenfalls nur einen Faktor, der 40,87% der Varianz aufklärt. Die Reliabilitätsanalyse ergab einen Cronbach Alpha Wert von .69.

Bei beiden Modellen wurden bei den Kompetenz- und Kontrollüberzeugungen die standardisierten Sekundärskalen „Selbstwirksamkeitsüberzeugungen – SKI" und „externale Kontrollüberzeugungen – PC" ver-wendet.

7.6.1 Chronischer Stress als Moderator bei einem traumatischen Erlebnis

Dieses Modell zeigt auf, wie „chronischer Stress", der beim Erleben eines traumatischen Ereignisses bereits vorhanden ist, die Traumareaktionen und die Kompetenz- und Kontrollüberzeugungen als Moderator beeinflusst. Daraus wird auch erkennbar, dass eine starke, lang andauernde

Stressbelastung, die eine Einsatzkraft auf Grund verschiedener privater und beruflicher Umstände entwickeln kann, die Vulnerabilität für die Entwicklung einer Belastungsstörung erhöht.

Modell 1 – Chi-Quadrat = 4,026; df = 5; p = 0,546

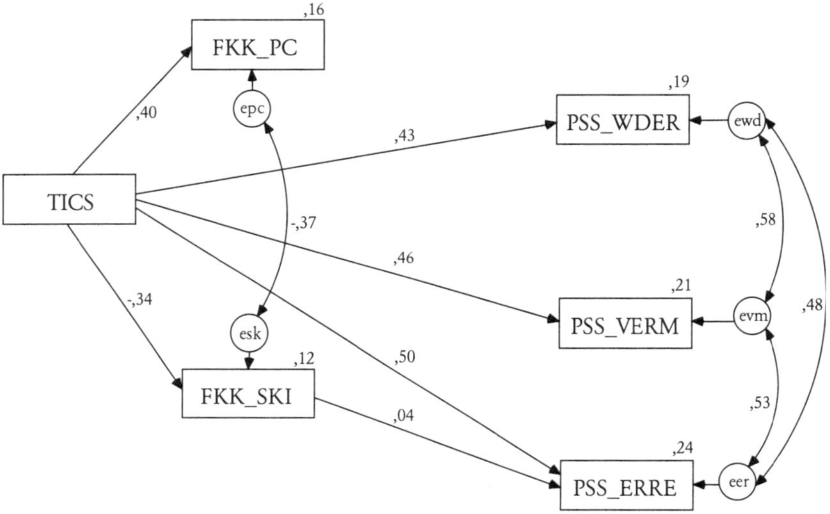

Abb. 17: Chonischer Stress als Moderator bei einem traumatischen Erleben. Das Modell zeigt die Kovarianzen, die Regressionsgewichte und die aufgeklärte Varianz.

Das Modell zeigt, dass der chronische Stress (TICS) seinerseits die Kompetenz- und Kontrollüberzeugungen beeinflusst, dabei wird bezüglich der „externalen Kontrollüberzeugung (FKK PC)“ 16% der Varianz aufgeklärt und bezüglich der „Selbstwirksamkeitsüberzeugungen (FKK SKI)“ 12%.

Der „chronische Stress“ beeinflusst stark alle drei Symptombereiche der Traumareaktionen – „Wiedererleben (PSS WDER)“, „Vermeidung (PSS VERM)“ und „Erregung (PSS ERRE)“. Von den Kompetenz- und Kontrollüberzeugungen haben hier nur die „Selbstwirksamkeitsüberzeugungen“ bezüglich der „Erregung“ einen geringen Anteil an der Varianzaufklärung.

Mit diesem Modell werden bezüglich des „Wiedererlebens“ 19%, bezüglich der Vermeidung 21% und bezüglich der „Erregung“ 24% der Varianz aufgeklärt.

Die Fitness des Modells ist mit einem p von .546 als sehr gut zu bezeichnen.

7.6.2 Chronischer Stress als Folge von traumatischem Stress

Bei diesem Modell wird angenommen, dass chronischer Stress als Folge von traumatischen Erlebnissen entsteht, wenn sich Traumareaktionen manifestieren und chronifizieren. Das Modell zeigt auf, dass der chronische Stress die stärkste Gewichtung bezüglich der Skalen hat, welche die Auswirkungen auf ein traumatisches Erlebnis erfassen.

Modell 2 – Chi-Quadrat = 15,878; df = 20; p = .724

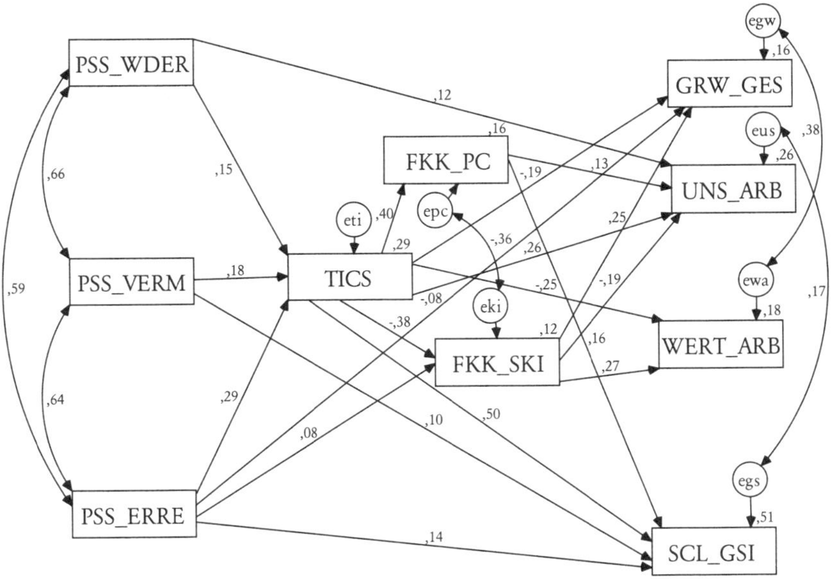

Abb. 18: Chronischer Stress als Folge eines traumatischen Erlebens. Das Modell zeigt die Kovarianzen, die Regressionsgewichte und die aufgeklärte Varianz.

Dieses Modell zeigt auf, dass alle drei Symptombereiche der traumatischen Reaktionen einen Einfluss auf den „chronischen Stress" haben und dabei 29% der Varianz des chronischen Stresses aufgeklärt wird.

Der chronische Stress seinerseits „gewichtet" meist am stärksten gegenüber den anderen Skalen, welche die Auswirkungen auf ein traumatisches Erlebnis erfassen, vor allem auch gegenüber allen dieser Skalen.

Von den Traumareaktionen hat „Wiedererleben" lediglich einen Einfluss auf die „Unsicherheiten bei der Arbeit (UNS ARB). „Vermeidung" hat nur einen Einfluss auf die Gesamtskala des „SCL 90 R (SCL GSI) und „Erregung" hat ebenfalls einen Einfluss auf diese Skala und auf die Gesamtskala der „Grundwertannahmen (GRW GES)".

In diesem Modell zeigt sich aber auch, dass die Kompetenz- und Kontrollüberzeugungen die Skalen, welche die Auswirkungen erfassen, beeinflussen. So haben die „externalen Kontrollüberzeugungen" Einfluss auf die „Unsicherheiten bei der Arbeit" und die Gesamtskala des SCL 90 R. Die „Selbstwirksamkeitsüberzeugungen" haben einen Einfluss auf die „Grundwertannahmen", die „Unsicherheiten bei der Arbeit" und die „Wertigkeit der Arbeit/Tätigkeit (WERT ARB)".

Mit diesem Modell werden von den Skalen, welche die Auswirkungen nach einem traumatischen Erleben erfassen sollen, folgende Varianzen aufgeklärt:

Grundwertannahmen (GRW GES)	16%
Unsicherheiten bei der Arbeit (UNS ARB)	26%
Wertigkeit der Arbeit/Tätigkeit (WERT ARB)	18% und
Psychische und physische Auswirkungen SCL 90 R (SCL GSI)	51%.

Die Fitness des Modells ist mit einem p von .724 sehr gut.

7.7 Einfluss der soziodemographischen Daten

Der Einfluss der, bzw. die Zusammenhänge mit soziodemographischen Daten wurde je nach Art der Datenergebnisse mittels Korrelation nach PEARSON oder einer ANOVA berechnet. Im Folgenden werden nur die signifikanten Ergebnisse dargestellt.

7.7.1 Einfluss des Alters

Der Zusammenhang des Lebensalters (welches hier in Jahren erfasst wurde) mit den anderen Skalen wurde mit einer Korrelation nach Pearson berechnet.

a) Feuerwehr

Tab. 113 – Lebensalter – Untersuchungsgruppe Feuerwehr

N	Min	Max	Standabw	MW
131	16	67	11,01	35,98

Tab. 114 – signifikante Zusammenhänge mit Skalen

SCL 90R – Ängstlichkeit	.284**
SCL 90R – Depressionen	.226**
SCL 90R – Phobisches Denken	.180*
SCL 90R – Psychotiszismus	.211*
SCL 90R – Somatik	.267**
SCL 90R – Zwanghaftigkeit	.246**
SCL 90R – Zusatzitems	.278**
SCL 90R – Gesamtskala GSI	.252**

* Die Korrelation ist auf dem Niveau von 0,05 (2-seitig) signifikant

** Die Korrelation ist auf dem Niveau von 0,01 (2-seitig) signifikant

Es zeigen sich hier bei dieser Einsatzeinheit nur korrelative Zusammenhänge mit den Skalen der psychischen und physischen Auswirkungen. Offenbar nehmen diese Auswirkungen mit steigendem Alter zu.

b) Rettung

Tab. 115 – Lebensalter – Untersuchungsgruppe Rettung

N	Min	Max	Standabw	MW
194	17	69	11,17	31,93

Tab. 116- signifikante Zusammenhänge mit Skalen

TICS – Arbeitsunzufriedenheit	-.236**
SCL 90R – Aggressionen	-,162*
SCL 90R – Phobisches Denken	-.171*

* Die Korrelation ist auf dem Niveau von 0,05 (2-seitig) signifikant

** Die Korrelation ist auf dem Niveau von 0,01 (2-seitig) signifikant

Bei dieser Einsatzeinheit zeigen sich positive Auswirkungen des Alters. Mit zunehmendem Alter nimmt die Arbeitsunzufriedenheit, die Aggressionen und das phobische Denken ab.

c) Exekutive

Tab. 117 – Lebensalter – Untersuchungsgruppe Exekutive

N	Min	Max	Standabw	MW
272	22	59	7,65	39,81

Tab. 118 – signifikante Zusammenhänge mit Skalen

TICS – belastende Erinnerungen	.124*
TICS – Sorgen/Besorgnisse	.127*
Grundwertannahmen – Menschen sind gut	.191**
SCL 90R – Zwanghaftigkeit	.130*
SCL 90 R – Zusatzitems	.131*

* Die Korrelation ist auf dem Niveau von 0,05 (2-seitig) signifikant

** Die Korrelation ist auf dem Niveau von 0,01 (2-seitig) signifikant

Bei der Exekutive zeigt sich, dass mit zunehmendem Alter die belastenden Erinnerungen zunehmen und die Sorgen und Besorgnisse. Überraschend ist das Ergebnis, dass ausgerechnet bei dieser Einsatzeinheit der Glaube daran, dass die Menschen gut sind, mit zunehmendem Alter steigt. Exekutivbeamte sind weiters im Alter zwanghafter und leiden vermehrt unter Schlaf- und Essstörungen.

d) Einsatzkräfte – Gesamt

Tab. 119 – Lebensalter – Untersuchungsgruppe Einsatzkräfte – Gesamt

N	Min	Max	Standabw	MW
597	16	69	10,26	36,41

Tab. 120 – signifikante Zusammenhänge mit Skalen

SCL 90R – Somatik	.083*
SCL 90 R – Zusatzitems	.131*

* Die Korrelation ist auf dem Niveau von 0,05 (2-seitig) signifikant

** Die Korrelation ist auf dem Niveau von 0,01 (2-seitig) signifikant

Über die gesamten Einsatzkräfte gerechnet zeigen sich geringe Zusammenhänge nur mit den somatischen (körperlichen) Beschwerden und den Schlaf- und Essstörungen.

7.7.1.1 Zusammenfassung

Zusammengefasst lässt sich auf Grund der vorliegenden Ergebnisse sagen, dass das Alter lediglich bei der Einsatzeinheit der Feuerwehren deutlich mit den psychischen und physischen Auswirkungen zusammenhängt. Dies könnte mit der starken körperlichen Beanspruchung bei dieser Einsatztätigkeit zusammenhängen.

Überraschend ist die positive Auswirkung des Alters bei der Rettung und die Erhöhung der Grundwertannahme „Die Menschen sind gut" bei der Exekutive.

7.7.2 Einfluss des Dienstalters

Der Zusammenhang des Dienstalters (Dienstzeit), welches hier in Jahren erfasst wurde, mit den anderen Skalen wurde ebenfalls mit einer Korrelation nach Pearson berechnet.

a) Feuerwehr

Tab. 121 – Dienstalter – Untersuchungsgruppe Feuerwehr

N	Min	Max	Standabw	MW
131	1	46	10,44	16,26

Tab. 122 – signifikante Zusammenhänge mit Skalen

SCL 90R – Aggressionen	.184*
SCL 90R – Ängstlichkeit	.295**
SCL 90R – Depressionen	.275**
SCL 90R – paranoides Denken	.177*
SCL 90R – phobisches Denken	.196*
SCL 90R – Psychotizismus	.285**
SCL 90R – Somatik	.293**
SCL 90R – Unsicherheit im sozialen Kontakt	.188*

SCL 90R – Zwanghaftigkeit	.302**
SCL 90R – Zusatzitems	.304**
SCL 90R – Gesamtskala – GSI	.292**

* Die Korrelation ist auf dem Niveau von 0,05 (2-seitig) signifikant

** Die Korrelation ist auf dem Niveau von 0,01 (2-seitig) signifikant

Es zeigen sich bei dieser Einsatzeinheit wieder deutliche Zusammenhänge mit allen elf Skalen des SCL 90R, dem klinischen Fragebogen für physische und psychische Auswirkungen. Dies zeigt auf, dass die Tätigkeit bei der Feuerwehr auf Dauer zu vermehrten körperlichen und psychischen Reaktionen führt. Dies könnte, wie bereits erwähnt, auch mit der starken körperlichen Beanspruchung bei dieser Tätigkeit zusammenhängen. Auch relativiert dieses Ergebnis die Ergebnisse beim Lebensalter. Die Dauer der Tätigkeit als Einsatzkraft bei der Feuerwehr spielt offenbar noch eine stärkere Rolle als das Lebensalter alleine.

b) Rettung

Tab. 123 – Dienstalter – Untersuchungsgruppe Rettung

N	Min	Max	Standabw	MW
194	1	38	8,14	9,69

Tab. 124 – signifikante Zusammenhänge mit Skalen

FKK – Internale Kontrollüberzeugung	.156*
TICS – Arbeitsunzufriedenheit	-.166*
Einstellung/Arbeit – Unsicherheit im Einsatz	-.155*
Einstellung/Arbeit – Unsicherheit gegenüber Kollegen im Einsatz	-.142*

* Die Korrelation ist auf dem Niveau von 0,05 (2-seitig) signifikant

** Die Korrelation ist auf dem Niveau von 0,01 (2-seitig) signifikant

Es zeigen sich hier wieder positive Auswirkungen des Dienstalters. Mit mehr Erfahrung im Dienst nimmt die internale Kontrollüberzeugung zu. Die Arbeitsunzufriedenheit sinkt, ebenso die Unsicherheit im Einsatz und gegenüber den Kollegen. Bei der Rettung hat das höhere Dienstalter somit nur positive Auswirkungen.

c) Exekutive

Tab. 125 – Dienstalter – Untersuchungsgruppe Exekutive

N	Min	Max	Standabw	MW
272	2	42	7,87	18,91

Tab. 126 – signifikante Zusammenhänge mit Skalen

Grundwertannahmen – Menschen sind gut	.179**

* Die Korrelation ist auf dem Niveau von 0,05 (2-seitig) signifikant

** Die Korrelation ist auf dem Niveau von 0,01 (2-seitig) signifikant

Bei der Exekutive gibt es hier nur ein signifikantes Ergebnis, wonach – wie sich schon beim Lebensalter gezeigt hat – mit zunehmenden Dienstalter der Glaube daran, dass die Menschen gut sind, zunimmt. Dieses überraschende Ergebnis hängt also nicht nur mit dem Lebensalter, sondern auch mit dem Dienstalter – der Erfahrung – zusammen.

d) Einsatzkräfte – Gesamt

Tab. 127 – Dienstalter – Untersuchungsgruppe Einsatzkräfte – Gesamt

N	Min	Max	Standabw	MW
597	1	46	9,48	36,41

Tab. 128 – signifikante Zusammenhänge mit Skalen

Grundwertannahmen – alle Menschen sind gleich	-.100*
SCL 90R – Somatik	.111**
SCL 90R – Zusatzitems	.157**
SCL 90R – Gesamtskala GSI	.086*

* Die Korrelation ist auf dem Niveau von 0,05 (2-seitig) signifikant

** Die Korrelation ist auf dem Niveau von 0,01 (2-seitig) signifikant

Über die gesamten Einsatzkräfte gerechnet zeigen sich Zusammenhänge des Dienstalters mit der Grundwertannahme „Alle Menschen sind gleich“ (dieser Glaube nimmt ab), den somatischen Beschwerden, Schlaf- und Essstörungen sowie bei der Gesamtskala der „psychische und physische Belastungen GSI“ (diese Werte nehmen zu).

7.7.2.1 Zusammenfassung

Zusammengefasst lässt sich sagen, dass die Dauer der Dienstzeit – das Dienstalter – nach diesen Ergebnissen nur bei Einsatzeinheit der Feuerwehr negative Auswirkungen zeigt, indem physische und psychische Belastungen steigen.

Bei den anderen Einsatzeinheiten hat das Dienstalter positive Auswirkungen.

Im Gesamtbild – über alle Einsatzkräfte – zeigt sich, dass hauptsächlich somatische Beschwerden und Schlaf- und Essstörungen mit dem Dienstalter zunehmen.

7.7.3 Einfluss der Anzahl der Freunde

Diese Zusammenhänge wurden ebenfalls mit einer Korrelation nach Pearson erfasst, wobei von den Probanden die Bewertung des Ausdruckes „Freunde" offenbar sehr unterschiedlich aufgefasst wurde, was durch die Streuung der Anzahlangabe deutlich wird.

a) Feuerwehr

Tab. 129 – Anzahl der Freunde – Untersuchungsgruppe Feuerwehr

N	Min	Max	Standabw	MW
131	0	150	21,64	13,35

Hier zeigen sich keinerlei signifikante Zusammenhänge.

b) Rettung

Tab. 130 – Anzahl der Freunde – Untersuchungsgruppe Rettung

N	Min	Max	Standabw	MW
194	0	100	14,11	11,15

Tab. 131 – signifikante Zusammenhänge mit Skalen

Grundwertannahmen – Menschen sind gut	.173*
Grundwertannahmen – Welt ist prinzipiell in Ordnung	.158*
Grundwertannahmen – Welt ist schön und lebenswert	.237**
SCL 90R – Depressionen	-.152*

* Die Korrelation ist auf dem Niveau von 0,05 (2-seitig) signifikant

** Die Korrelation ist auf dem Niveau von 0,01 (2-seitig) signifikant

Bei den Rettungskräften zeigt sich, dass mit der Anzahl der Freunde die Grundwertannahmen – „die Menschen sind gut", „die Welt ist prinzipiell in Ordnung" und „die Welt ist schön und lebenswert" – zunehmen. Die Werte bei der Skala „Depressionen" nehmen mit der Anzahl der Freunde ab.

c) Exekutive

Tab. 132 – Anzahl der Freunde – Untersuchungsgruppe Exekutive

N	Min	Max	Standabw	MW
272	0	60	8,67	8,36

Auch bei dieser Einsatzeinheit zeigen sich keinerlei signifikante Ergebnisse.

d) Einsatzeinheit – Gesamt

Tab. 133 – Anzahl der Freunde – Untersuchungsgruppe Einsatzkräfte – Gesamt

N	Min	Max	Standabw	MW
597	0	150	14,31	10,36

Tab. 134 – signifikante Zusammenhänge mit Skalen

FKK – externale Kontrollüberzeugung/Personen	.081*
Grundwertannahmen – Welt ist gerecht	.086*
Grundwertannahmen – Menschen sind gut	.130**

* Die Korrelation ist auf dem Niveau von 0,05 (2-seitig) signifikant

** Die Korrelation ist auf dem Niveau von 0,01 (2-seitig) signifikant

Bei der Gesamtauswertung über alle Einsatzkräfte zeigt sich, dass mit der Anzahl der Freunde die externale Kontrollüberzeugung bezüglich anderer Personen steigt und die Grundwertannahmen – „die Welt ist gerecht" sowie „die Menschen sind gut" – zunehmen.

7.7.3.1 Zusammenfassung

Nach den vorliegenden Ergebnissen hängt die Anzahl der Freunde mit den hier erfassten Skalen bei den Einsatzeinheiten nur wenig zusammen. Lediglich bei der Rettung zeigen sich positive Auswirkungen durch Erhöhung von Grundwertannahmen und Verringerung der Depressionswerte.

Die signifikanten Ergebnisse bei der Gesamtauswertung sind relativ gering und kommen hauptsächlich durch die hohe Stichprobe zustande.

7.7.4 Einfluss des Familienstandes

Der eventuelle Einfluss des Familienstandes wurde mittels einer Anova mit SPSS berechnet. Es werden auch hier die Ergebnisse für die Einsatzeinheiten einzeln und die gesamten Einsatzkräfte aufgezeigt, da der Familienstand – ein Teil des sozialen Netzes – (nach den vorliegenden Forschungsergebnissen) einen Einfluss auf die Verarbeitung von traumatischen Ereignissen haben könnte.

Bei der Auswertung des Fragebogens stellte sich heraus, dass nur sehr wenige Probanden (insgesamt 3 von 597) verwitwet angaben. Daher wurden diese mit den „Geschiedenen" auf einen Wertelabel zusammengefasst.

a) Feuerwehr

Bei der durchgeführten ANOVA kam es zu folgenden signifikanten Ergebnissen:

Kontrollüberzeugungen – FKK

Tab. 135 – Anova/Feuerwehr – signifikante Unterschiede – Familienstand /FKK

Skala	Stand	N	MW	Stand-abw	F-Wert	Sign.
FKK – External Kontroll-überzeugung/Personen	allein	26	1,8496	,3326	3,099	.029
	Lebensgem	30	1,6060	,5116		
	verh	66	1,6077	,4242		
	gesch/verw	9	1,4200	,3370		
	Gesamt	131	1,6424	,4354		

Es zeigt sich hier nur ein signifikanter Unterschied bei der externalen Kontrollüberzeugung/Personen. Dabei haben Geschiedene/Verwitwete die niedrigste externale Kontrollüberzeugung und Alleinstehende die höchste.

Bei allen anderen Testteilen und Skalen, die in dieser Untersuchung verwendet wurden, gab es bei der Feuerwehr hinsichtlich des Familienstandes keinen signifikanten Unterschied.

b) Rettung

Bei der durchgeführten ANOVA kam es zu folgenden signifikanten Ergebnissen:

Kontrollüberzeugungen – FKK

Tab. 136 – Anova/Rettung – signifikante Unterschiede – Familienstand/FKK

Skala	Stand	N	MW	Stand-abw	F-Wert	Sign.
FKK – Externale Kontrollüberzeugung/Zufall	allein	80	1,7016	,5579	2,555	.057
	Lebensgem	32	1,6653	,4962		
	verh	72	1,5021	,4253		
	gesch/verw	10	1,4270	,5842		
	Gesamt	194	1,6074	,5094		

Hier zeigt sich eine Tendenz bei der externalen Kontrollüberzeugung /Zufall, wobei auch bei den Rettungskräften die Geschiedenen/Verwitweten die geringste externale Kontrollüberzeugung aufweisen und die Alleinstehenden die höchste.

Psychische und Physische Auswirkungen - SCL 90R

Tab. 137 – Anova/Rettung – signifikante Unterschiede – Familienstand/SCL 90 R

Skala	Stand	N	MW	Stand-abw	F-Wert	Sign.
SCL 90R – phobisches Denken	allein	80	0,2015	,3986	2,521	.059
	Lebensgem	32	0,2585	,4447		
	verh	72	0,1087	,1851		
	gesch/verw	10	0,0014	,0044		
	Gesamt	194	0,1668	,3374		
SCL 90R – Unsicherheit im sozialen Kontakt	allein	80	0,5574	,5457	2,507	.060
	Lebensgem	32	0,5659	,6559		
	verh	72	0,3882	,3462		
	gesch/verw	10	0,2550	,3016		
	Gesamt	194	0,4804	,4988		

Beim SCL 90R kommt es bei zwei Skalen zu Tendenzen, beim phobischen Denken und bei der Unsicherheit im sozialen Kontakt.

Beim phobischen Denken haben die Geschiedenen/Verwitweten die geringsten Werte und die in Lebensgemeinschaft Lebenden die höchsten.

Bei der Unsicherheit im sozialen Kontakt haben ebenfalls die Geschiedenen/Verwitweten die niedrigsten Werte und die Alleinstehenden und die in Lebensgemeinschaft Lebenden die höchsten.

Einstellungen zur Tätigkeit/Arbeit

Tab. 138 – Anova/Rettung – signifikante Unterschiede – Familienstand/Einstellungen zur Tätigkeit/Arbeit

Skala	Stand	N	MW	Stand-abw	F-Wert	Sign.
Unsicherheit im Einsatz	allein	80	1,2150	,6523	2,434	.066
	Lebensgem	32	1,4275	,9091		
	verh	72	1,0508	,6919		
	gesch/verw	10	0,9680	,5992		
	Gesamt	194	1,1764	,7204		

Wertigkeit der Tätigkeit/Arbeit	allein	80	2,9961	,5914	3,024	.031
	Lebensgem	32	3,3491	,5136		
	verh	72	3,1807	,6033		
	gesch/verw	10	3,1490	,7056		
	Gesamt	194	3,1307	,5992		

Hier ergibt sich eine Tendenz bei der Unsicherheit im Einsatz, wonach Geschiedene/Verwitwete die geringsten Werte haben und Rettungskräfte, die in Lebensgemeinschaft leben, die höchsten.

Bei der Wertigkeit der Tätigkeit als Einsatzkraft gibt es ein signifikantes Ergebnis, wobei hier die Alleinstehenden die geringsten Werte haben und die in Lebensgemeinschaft Lebenden die höchsten.

Bei allen anderen Testteilen und Skalen, die in dieser Untersuchung verwendet wurden, gab es bei der Rettung hinsichtlich des Familienstandes keinen signifikanten Unterschied.

c) Exekutive

Bei der durchgeführten ANOVA mit den Gruppen kam es bei der Exekutive zu folgenden signifikanten Ergebnissen:

Kontrollüberzeugungen – FKK

Tab. 139 – Anova/Exekutive – signifikante Unterschiede – Familienstand/FKK

Skala	Stand	N	MW	Standabw	F-Wert	Sign.
FKK – Externale Kontrollüberzeugung/Zufall	allein	16	1,8996	,6333	3,384	.019
	Lebensgem	52	1,4928	,5100		
	verh	189	1,5322	,4899		
	gesch/verw	15	1,7250	,6017		
	Gesamt	272	1,5569	,5158		

Hier zeigt sich nur bei der externalen Kontrollüberzeugung/Zufall ein signifikantes Ergebnis, wobei erkennbar ist, dass Exekutivbeamte, die in Lebensgemeinschaft leben, die geringsten Werte haben und Alleinstehende die höchsten.

Traumareaktionen – PSS

Tab. 140 – Anova/Exekutive – signifikante Unterschiede – Familienstand/PSS

Skala	Stand	N	MW	Stand-abw	F-Wert	Sign.
PSS –Vermeidung	allein	16	0,2946	,4056	6,059	.001
	Lebensgem	52	0,1456	,2706		
	verh	189	0,3146	,5016		
	gesch/verw	15	0,7333	,6698		
	Gesamt	272	0,3042	,4850		
PSS – Erregung	allein	16	0,4156	,7247	6,114	.000
	Lebensgem	52	0,2615	,3465		
	verh	189	0,4497	,5738		
	gesch/verw	15	0,9600	,7899		
	Gesamt	272	0,4399	,5775		

Bei den drei Skalen der Traumareaktionen gibt es bei der Exekutive zwei hochsignifikante Ergebnisse, einerseits bei den Vermeidungsreaktionen und andererseits bei den Erregungsreaktionen.

Bei den Vermeidungsreaktionen haben die Geschiedenen/Verwitweten die höchsten Werte und die in Lebensgemeinschaft Lebenden die geringsten.

Bei den Erregungsreaktionen haben ebenfalls die Geschiedenen/Verwitweten die höchsten Werte und die in Lebensgemeinschaft Lebenden die geringsten.

Psychische und physische Auswirkungen – SCL 90R

Tab. 141 – Anova/Exekutive – signifikante Unterschiede – Familienstand/SCL 90 R

Skala	Stand	N	MW	Stand-abw	F-Wert	Sign.
SCL 90R – Aggression	allein	16	0,4583	,7391	4,487	.004
	Lebensgem	52	0,2468	,3422		
	verh	189	0,3511	,3777		
	gesch/verw	15	0,7000	,8503		
	Gesamt	272	0,3567	,4450		

SCL 90R – Ängstlichkeit	allein	16	0,1687	,2414	2,657	.049
	Lebensgem	52	0,1447	,1936		
	verh	189	0,3074	,4516		
	gesch/verw	15	0,3133	,3441		
	Gesamt	272	0,2685	,4032		
SCL 90R – Depression	allein	16	0,2500	,4283	4,523	.004
	Lebensgem	52	0,2027	,2594		
	verh	189	0,3846	,4960		
	gesch/verw	15	0,6513	,5446		
	Gesamt	272	0,3566	,4684		
SCL 90R – paranoides Denken	allein	16	0,5521	,7321	4,174	.007
	Lebensgem	52	0,3750	,4365		
	verh	189	0,5591	,5711		
	gesch/verw	15	0,9556	,7572		
	Gesamt	272	0,5453	,5800		
SCL 90R – Psychotizismus	allein	16	0,1500	,2422	3,451	.017
	Lebensgem	52	0,0094	,1434		
	verh	189	0,2202	,3407		
	gesch/verw	15	0,3333	,2944		
	Gesamt	272	0,1982	,3093		
SCL 90R – Somatik	allein	16	0,3802	,4714	2,623	.051
	Lebensgem	52	0,2532	,2334		
	verh	189	0,4543	,5203		
	gesch/verw	15	0,3611	,2329		
	Gesamt	272	0,4064	,4684		
SCL 90R – Unsicherheit im sozialen Kontakt	allein	16	0,4167	,4435	2,707	.046
	Lebensgem	52	0,3120	,3555		
	verh	189	0,4444	,4267		
	gesch/verw	15	0,6444	,5622		
	Gesamt	272	0,4285	,4274		

SCL 90R – Zwanghaftigkeit	allein	16	0,3813	,4593	2,717	.045
	Lebensgem	52	0,3173	,3496		
	verh	189	0,5155	,5299		
	gesch/verw	15	0,6067	,5133		
	Gesamt	272	0,4748	,5005		
SCL 90R – Zusatzitems	allein	16	0,3929	,3670	3,571	.015
	Lebensgem	52	0,2885	,3505		
	verh	189	0,4989	,5731		
	gesch/verw	15	0,7429	,7065		
	Gesamt	272	0,4659	,5436		
SCL 90R – Gesamtskala GSI	allein	16	0,3257	,3858	3,803	.011
	Lebensgem	52	0,2308	,2184		
	verh	189	0,3888	,3973		
	gesch/verw	15	0,5480	,4243		
	Gesamt	272	0,3636	,3766		

Bei der Exekutive kommt es fast bei allen Skalen des SCL 90 R zu signifikanten Ergebnissen:

Bei der Aggression haben die Geschiedenen/Verwitweten die höchsten Werte und die in Lebensgemeinschaft Lebenden die geringsten.

Bei der Ängstlichkeit haben die Geschiedenen/Verwitweten und die Verheirateten deutlich höhere Werte, als die Alleinstehenden und die in Lebensgemeinschaft Lebenden.

Bei der Depression haben wieder die Geschiedenen/Verwitweten die höchsten Werte und die in Lebensgemeinschaft Lebenden die geringsten.

Beim paranoiden Denken zeigt sich das ganz gleiche Ergebnis.

Ebenso bei der Skala Psychotizismus – die Geschiedenen/Verwitweten haben die höchsten Werte und die in Lebensgemeinschaft Lebenden die geringsten.

Bei der Somatik haben die Verheirateten die höchsten Werte, die niedrigsten – auch gegenüber den anderen – haben wieder die in Lebensgemeinschaft lebenden Exekutivbeamten.

Bei der Unsicherheit im sozialen Kontakt haben wieder die Geschiedenen/Verwitweten die höchsten Werte und wiederum die in Lebensgemeinschaft Lebenden die geringsten.

Auch bei der Zwanghaftigkeit zeigt sich das genau gleiche Bild.

Ebenso bei den Zusatzitems (Schlaf- und Essstörungen) haben die Geschiedenen/Verwitweten die höchsten Werte und die in Lebensgemeinschaft Lebenden die geringsten.

Bei der Gesamtskala GSI, welche die psychische und physische Belastung im Gesamten erfasst, kommt es zu einem gleichen Ergebnis.

Chronischer Stress – TICS

Tab. 142 – Anova/Exekutive – signifikante Unterschiede – Familienstand/TICS

Skala	Stand	N	MW	Stand-abw	F-Wert	Sign.
TICS – Arbeitsunzufriedenheit	allein	16	1,2500	,7950	2,177	.091
	Lebensgem	52	1,2231	,6467		
	verh	189	1,3058	,8039		
	gesch/verw	15	1,8000	,9971		
	Gesamt	272	1,3140	,7926		
TICS – belastende Erinnerungen	allein	16	0,9271	,9925	3,174	.025
	Lebensgem	52	0,8141	,7053		
	verh	189	1,1347	,8163		
	gesch/verw	15	1,3889	,5762		
	Gesamt	272	1,0752	,8061		
TICS – Sorgen/Besorgnisse	allein	16	1,0938	,9329	5,463	.001
	Lebensgem	52	0,7564	,5862		
	verh	189	1,2023	,7888		
	gesch/verw	15	1,4067	,6599		
	Gesamt	272	1,1219	,7757		

Beim chronischen Stress zeigt sich bei der Exekutive eine Tendenz beim Vergleich der Mittelwertsunterschiede bezüglich der Arbeitsunzufriedenheit, wobei auch hier die Geschiedenen/Verwitweten die höchsten Werte haben und die in Lebensgemeinschaft lebenden die geringsten.

Ein signifikantes Ergebnis ergibt sich bei den belastenden Erinnerungen, wobei hier die Geschiedenen/Verwitweten die höchsten Werte haben, die Verheirateten aber auch hohe Werte aufweisen. Die geringsten Werte weisen wieder die Exekutivbeamten in Lebensgemeinschaft auf und geringe Werte haben auch die Alleinstehenden.

Ein hochsignifikantes Ergebnis zeigt sich bei den Sorgen/Besorgnissen. Auch hier haben die Geschiedenen/Verwitweten die höchsten Werte, aber auch die Verheirateten haben hohe Werte. Die deutlich geringsten Werte zu allen anderen Gruppen haben wiederum die Exekutivbeamten, die in Lebensgemeinschaft leben.

Zusammengefasst zeigt sich also fast durchgehend bei allen Skalen des SCL 90R, dass die Geschiedenen/Verwitweten die höchsten psychischen und physischen Reaktionen haben und die in Lebensgemeinschaft lebenden Exekutivbeamten die geringsten.

Grundwertannahmen

Tab. 143 – Anova/Exekutive – signifikante Unterschiede – Familienstand/Grundwertannahmen

Skala	Stand	N	MW	Stand-abw	F-Wert	Sign.
Die Welt ist gerecht	allein	16	1,3750	1,1475	2,312	.076
	Lebensgem	52	1,9423	,7518		
	verh	189	1,9735	,8958		
	gesch/verw	15	1,8000	1,0142		
	Gesamt	272	1,9228	,8997		
Die Welt ist prinzipiell in Ordnung	allein	16	2,4375	,8139	2,990	.032
	Lebensgem	52	2,9423	,8498		
	verh	189	2,9471	,7347		
	gesch/verw	15	2,6000	,8281		
	Gesamt	272	2,8971	,7758		
Die Welt ist schön und lebenswert	allein	16	3,0625	,9287	2,404	.068
	Lebensgem	52	3,3462	,7108		
	verh	189	3,2963	,7488		
	gesch/verw	15	2,8000	1,2071		
	Gesamt	272	3,2647	,7896		

Man kann anderen Menschen vertrauen	allein	16	1,9375	1,0625	5,153	.002
	Lebensgem	52	2,4231	,6370		
	verh	189	2,5185	,7116		
	gesch/verw	15	2,0000	,7559		
	Gesamt	272	2,4375	,7413		

Bei der Aussage „die Welt ist gerecht" zeigt sich eine Tendenz, wobei hier die Alleinstehenden die deutlich geringsten Werte haben und die in Lebensgemeinschaft Lebenden und die Verheirateten die höchsten.

Ein signifikantes Ergebnis ist bei der Aussage „die Welt ist prinzipiell in Ordnung" zu beobachten. Es zeigt sich hier das gleiche Ergebnis wie zuvor. Die Alleinstehenden haben die deutlich geringsten Werte und die in Lebensgemeinschaft Lebenden und die Verheirateten die höchsten.

Beim Item „die Welt ist schön und lebenswert" ist wieder eine Tendenz zu beobachten, nach der hier die Geschiedenen/Verwitweten die niedrigsten Werte haben. Die Alleinstehenden haben höhere Werte, aber noch deutlich geringere als die Verheirateten und die in Lebensgemeinschaft Lebenden.

Ein hochsignifikantes Ergebnis zeigt sich bei der Grundwertannahme „man kann anderen Menschen vertrauen". Hier haben die Alleinstehenden und die Geschiedenen/Verwitweten deutlich niederere Werte als die in Lebensgemeinschaft lebenden Exekutivbeamten und die Verheirateten.

d) Einsatzkräfte – Gesamt

Kontrollüberzeugungen – FKK

Tab. 144 – Anova/Einsatzkräfte/Gesamt – signifikante Unterschiede – Familienstand/FKK

Skala	Stand	N	MW	Standabw	F-Wert	Sign.
FKK – Externale Kontrollüberzeugung/Zufall	allein	122	1,7292	,5518	4,613	.003
	Lebensgem	114	1,5594	,4712		
	verh	327	1,5339	,4829		
	gesch/verw	34	1,5713	,5587		
	Gesamt	597	1,5808	,5045		

FKK – Externale Kontrollüberzeugung/ Personen	allein	122	1,7043	,4911	2,594	.052
	Lebensgem	114	1,6166	„4580		
	verh	327	1,5989	,4319		
	gesch/verw	34	1,4920	,4156		
	Gesamt	597	1,6177	,4505		
FKK – Selbstkonzept eigener Fähigkeiten	allein	122	2,5099	,5013	3,620	.013
	Lebensgem	114	2,6910	,5481		
	verh	327	2,6337	,4262		
	gesch/verw	34	2,5272	,4422		
	Gesamt	597	2,6133	,4713		

Über alle Einsatzkräfte gerechnet zeigen sich hier folgende Ergebnisse:

Bei der externalen Kontrollüberzeugung/Zufall ergibt sich ein hochsignifikantes Ergebnis, wonach die Alleinstehenden deutlich mehr an den Zufall glauben, als alle anderen Einsatzkräfte.

Bei der externalen Kontrollüberzeugung/Personen ist eine Tendenz zu beobachten. Es zeigt sich das gleiche Bild wie zuvor. Die Alleinstehenden glauben am meisten an den Einfluss anderer Personen. Hier ist aber auch ersichtlich, dass die Geschiedenen/Verwitweten – deutlich am geringsten daran glauben.

Ein signifikantes Ergebnis zeigt sich beim Selbstkonzept eigener Fähigkeiten. Hier haben die Verheirateten hohe und die in Lebensgemeinschaft Lebenden die höchsten Werte. Die Geschiedenen/Verwitweten haben niedere und die Alleinstehenden die geringsten Werte.

Traumareaktionen – PSS

Tab. 145 – Anova/Einsatzkräfte/Gesamt – signifikante Unterschiede – Familienstand/PSS

Skala	Stand	N	MW	Stand-abw	F-Wert	Sign.
PSS – Vermeidung	allein	122	0,2403	,3218	5,983	.001
	Lebensgem	114	0,2023	,3154		
	verh	327	0,2836	,4460		
	gesch/verw	34	0,5312	,5665		
	Gesamt	597	0,2733	,4141		

PSS – Erregung	allein	122	0,3201	,4775	6,497	.000
	Lebensgem	114	0,3132	,4012		
	verh	327	0,4038	,5204		
	gesch/verw	34	0,7147	,6823		
	Gesamt	597	0,3871	,5089		

Bei den Traumareaktionen sind zwei hochsignifikante Ergebnisse zu beobachten:

Bei den Vermeidungsreaktionen zeigt sich, dass sich die Geschiedenen/Verwitweten deutlich von den anderen Gruppen unterscheiden und die höchsten Werte aufweisen.

Auch bei den Erregungsreaktionen haben die Geschiedenen die höchsten Werte. Aber auch die Verheirateten haben deutlich höhere Werte als die anderen Gruppen.

Psychische und Physische Auswirkungen – SCL 90R

Tab. 146 – Anova/Einsatzkräfte/Gesamt – signifikante Unterschiede – Familienstand/SCL 90 R

Skala	Stand	N	MW	Standabw	F-Wert	Sign.
SCL 90R – Depression	allein	122	0,4202	,5540	2,267	.080
	Lebensgem	114	0,2807	,3892		
	verh	327	0,3748	,4379		
	gesch/verw	34	0,4476	,4872		
	Gesamt	597	0,3702	,4598		
SCL 90R – Psychotizismus	allein	122	0,2754	,4080	2,284	.078
	Lebensgem	114	0,1644	,3109		
	verh	327	0,2252	,3172		
	gesch/verw	34	0,2618	,3085		
	Gesamt	597	0,2259	,3372		
SCL 90R – Zusatzitems	allein	122	0,4005	,5218	3,117	.026
	Lebensgem	114	0,3522	,4195		
	verh	327	0,4907	,5458		
	gesch/verw	34	0,5883	,6448		
	Gesamt	597	0,4514	,5281		

Bei diesen elf Skalen lassen sich bei drei davon Tendenzen oder Signifikanzen beobachten:

Bei der Depression zeigt sich eine Tendenz, wonach die Geschiedenen/Verwitweten und die Alleinstehenden die höchsten Werte aufweisen und die in Lebensgemeinschaft lebenden Einsatzkräfte deutlich die niedrigsten.

Beim Psychotizismus zeigt sich ebenfalls eine Tendenz, wobei auch hier die in Lebensgemeinschaft lebenden Einsatzkräfte die geringsten Werte aufweisen und die Geschiedenen/Verwitweten und die Alleinstehenden die höchsten.

Bei den Zusatzitems (Schlaf- und Essstörungen) zeigt sich ein signifikantes Ergebnis. Die Geschiedenen/Verwitweten haben die höchsten Werte und die Verheirateten haben ebenfalls hohe Werte. Die in Lebensgemeinschaft lebenden Einsatzkräfte haben die niedrigsten Werte.

Chronischer Stress – TICS

Tab. 147 – Anova/Einsatzkräfte/Gesamt – signifikante Unterschiede – Familienstand/TICS

Skala	Stand	N	MW	Standabw	F-Wert	Sign.
TICS – Belastende Erinnerungen	allein	122	1,0136	,7829	2,467	.061
	Lebensgem	114	0,9518	,7581		
	verh	327	1,0520	,7551		
	gesch/verw	34	1,3477	,6647		
	Gesamt	597	1,0419	,7595		
TICS – Sorgen/Besorgnisse	allein	122	1,1401	,8347	2,558	.054
	Lebensgem	114	1,0369	,7525		
	verh	327	1,1788	,7453		
	gesch/verw	34	1,4344	,6653		
	Gesamt	597	1,1584	,7646		

Beim Chronischen Stress lassen sich beim Vergleich der Mittelwertsunterschiede zwei Tendenzen beobachten:

Bei den belastenden Erinnerungen zeigt sich wieder, dass Geschiedene/Verwitwete die höchsten Werte haben und die in Lebensgemeinschaft lebenden Einsatzkräfte die geringsten, wobei auch Verheiratete und Alleinstehende geringe Werte haben. Bei den Sorgen/Besorgnissen ergibt sich das ganz gleiche Bild, die Geschiedenen/Verwitweten haben die höchsten Werte und die in Lebensgemeinschaft lebenden Einsatzkräfte die geringsten.

Grundwertannahmen

Tab. 148 – Anova/Einsatzkräfte/Gesamt – signifikante Unterschiede – Familienstand/Grundwertannahmen

Skala	Stand	N	MW	Stand-abw	F-Wert	Sign.
Die Welt ist prinzipiell in Ordnung	allein	122	2,7213	,8553	3,272	.021
	Lebensgem	114	2,9298	,8593		
	verh	327	2,9541	,7396		
	gesch/verw	34	2,7059	,7988		
	Gesamt	597	2,8878	,7958		
Die Welt ist schön und lebenswert	allein	122	3,0902	,8814	3,540	.015
	Lebensgem	114	3,3421	,7623		
	verh	327	3,2722	,7405		
	gesch/verw	34	2,9706	1,0294		
	Gesamt	597	3,2312	,7984		

Bei den Grundwertannahmen kommt es über alle Einsatzkräfte gerechnet zu zwei signifikanten Ergebnissen:

Bei der Aussage „die Welt ist prinzipiell in Ordnung“ haben die Alleinstehenden und die Geschiedenen/Verwitweten die deutlich geringeren Werte als die anderen Gruppen. Die Geschiedenen/Verwitweten haben dabei die geringsten Werte.

Bei der Aussage „die Welt ist schön und lebenswert“ zeigt sich das ganz gleiche Ergebnis. Auch hier haben die Geschiedenen/Verwitweten die geringsten Werte, aber auch die Alleinstehenden haben niedere Werte.

7.7.4.1 Zusammenfassung

Zusammenfassend kann gesagt werden, dass der Familienstand durchaus einen bedeutenden Einfluss hat.

Kontrollüberzeugung – FKK

Bei den externalen Kontrollüberzeugungen zeigen die signifikanten Ergebnisse, dass die Alleinstehenden hier die höchsten Ausprägungen haben, d. h. am meisten an den Einfluss anderer Personen oder den Zufall glauben. Die Geschiedenen/Verwitweten haben hier meist die geringsten Werte.

Beim Selbstkonzept eigener Fähigkeiten haben Alleinstehende und Geschiedene/Verwitwete die niedrigsten Werte und die Verheirateten und die in Lebensgemeinschaft lebenden Einsatzkräfte die höchsten.

Traumareaktionen – PSS

Hier zeigt sich, das die Geschiedenen/Verwitweten bei den Erregungsreaktionen und den Vermeidungsreaktionen die höchsten Werte haben und die in Lebensgemeinschaft lebenden Einsatzkräfte die geringsten.

Physische und psychische Reaktionen – SCL 90R

Hier zeigt sich fast bei allen Skalen, dass die Geschiedenen die höchsten Werte und die in Lebensgemeinschaft lebenden Einsatzkräfte die geringsten Werte haben. Lediglich beim phobischen Denken gibt es bei den Rettungskräften ein gegenteiliges Ergebnis.

Bei der Zwanghaftigkeit und den Zusatzitems (Schlaf- und Essstörungen) haben auch Verheiratete relativ hohe Werte.

Einstellungen zur Tätigkeit/Arbeit

Die Wertigkeit der Tätigkeit als Einsatzkraft ist bei den Alleinstehenden am geringsten und bei den Verheirateten am höchsten.

Die Unsicherheit im Einsatz ist bei den Geschiedenen/Verwitweten am geringsten und bei den in Lebensgemeinschaft Lebenden am höchsten.

Chronischer Stress – TICS

Arbeitsunzufriedenheit, belastende Erinnerungen und Sorgen/Besorgnisse sind bei Geschiedenen/Verwitweten am höchsten und bei den in Lebensgemeinschaft Lebenden am geringsten.

Grundwertannahmen

Das Vertrauen in Menschen ist bei Alleinstehenden und Geschiedenen/ Verwitweten am geringsten.

Der Glaube an eine gerechte Welt ist ebenfalls bei Alleinstehenden und Geschiedenen/Verwitweten am geringsten.

Der Glaube, dass die Welt prinzipiell in Ordnung ist, ist bei Alleinstehenden und Geschiedenen/Verwitweten am geringsten.

Der Glaube, dass die Welt schön und lebenswert ist, ist bei Geschiedenen/Verwitweten und Alleinstehenden am geringsten.

Insgesamt gesehen kann nach den vorliegenden Ergebnissen angemerkt werden, dass Geschiedene/Verwitwete und Alleinstehende bei den Einsatzkräften eher gefährdet scheinen, Belastungsstörungen zu entwickeln. Am stabilsten erscheinen die Einsatzkräfte, die in einer Lebensgemeinschaft leben.

8 Diskussion der Ergebnisse

Die Ergebnisse der vorliegenden Untersuchung stimmen zum Großteil mit den aufgestellten Hypothesen überein. Es kam aber auch zu einigen überraschenden Ergebnissen, gerade was die Unterschiede zwischen den Einsatzkräften betrifft, die teilweise, betreffend die Einstellungen, deutlich sind, es aber dann bei den Belastungen der Einsatzkräfte und den Auswirkungen auf sie wieder eindeutige Übereinstimmungen gibt.

8.1 Belastungsstörungen und Beeinträchtigungen

Bei der Auswertung der Posttraumatic Stress Scale (PSS) zeigte sich bei den Einsatzkräften vorerst ein ziemlich einheitliches Bild. Der Großteil der Einsatzkräfte gab ein dienstliches Trauma als das „belastendste" Ereignis an und bei den meisten Einsatzkräften lag dieses Ereignis weitaus länger als drei Monate zurück.

Dieses Ergebnis zeigt auf, dass Einsatzkräfte, die im Dienst immer wieder mit belastenden Situationen konfrontiert werden, offenbar einzelne, besondere Einsätze im Verlaufe ihrer Dienstzeit, als *„das Ereignis"* bewerten, welches *„besonders belastend"* war, und auf das sie noch heute *„Reaktionen"* zurückführen.

Dies bestätigt aber auch den Ansatz von Fischer et. al. (1999), dass es sich bei Traumatisierungen um einen Prozess handelt, bei dem die Lebensgeschichte, die unmittelbaren Vorerfahrungen, die situativen Bedingungen im Trauma und die durchgeführten Bewältigungsstrategien gemeinsam eine Rolle spielen.

Auch die Ergebnisse der Längsschnittuntersuchung von Heinrichs et. al. (2002) erklären sich damit, wonach sich im Verlaufe der Einsätze zuerst Reaktionen zeigen, wie das Ansteigen von Aggressivität, Ängstlichkeit usw. und dem gleichzeitigen Sinken des Selbstkonzeptes der eigenen Fähigkeiten. Das Auftreten dieser Reaktionen steht dann im deutlichen Zusammenhang mit dem Auftreten von PTSD.

Bei Einsatzkräften können also Belastungsstörungen nicht nur durch ein besonders belastendes Einzelereignis entstehen, sondern offenbar auch durch die kumulativen Prozesse von immer wieder auftretenden Belastungen und Reaktionen. Die Gefahr der Chronifizierung von bereits ausgebildeten Belastungsstörungen ist bei Einsatzkräften besonders hoch. Dies zeigt auch das Ergebnis dieser Untersuchung, von 67 Einsatzkräften bei denen sich offenbar eine Belastungsstörung ausgebildet hatte, war bei 54 diese Störung als „chronische" Belastungsstörung zu diagnostizieren.

Bei der Häufigkeit der Vollausbildung einer Belastungsstörung zeigte sich ein deutlicher Unterschied zwischen den Rettungskräften und den anderen Einsatzorganisationen. Die Rettungskräfte lagen mit 6,7% deutlich unter den Werten der Exekutive (12,1%) und der Feuerwehr (14,1%). Dieses Ergebnis steht auch im Widerspruch zu den Ergebnissen von Teegen (1999), wo Rettungskräfte die deutlich höchsten Werte aufwiesen.

Dies dürfte damit zusammenhängen, dass sich in Österreich die Rettungskräfte hauptsächlich durch „freiwillige" und „ehrenamtliche" Mitarbeiter rekrutieren. Die Einstellung zur Tätigkeit und die Grundwertannahmen von Rettung Feuerwehr und Exekutive sind damit auch deutlich verschieden, wie die Ergebnisse dieser Untersuchung auch aufzeigen (Es wird in der Folge noch näher darauf eingegangen).

Diese Bewertungsunterschiede und die Möglichkeit, bei einer zu großer Belastung den „freiwilligen" Einsatzdienst zu beenden, dürften der Hintergrund für die vorliegenden Ergebnisse sein.

Eine Bestätigung dieser theoretischen Annahme zeigt sich beim Ergebnis der Gesamtbelastung der Einsatzkräfte – voll ausgeprägte Belastungsstörung plus subsyndromale Belastungsstörung. Hier sind die Unterschiede bei weitem nicht mehr so deutlich und abgestuft nach der „freiwilligen" Tätigkeit.

Rettung	35,6%	hauptsächlich freiwillige Kräfte
Feuerwehr	37,4%	nur zum Teil freiwillige Kräfte
Exekutive	39,7%	nur berufliche Tätigkeit

Die Häufigkeitszahlen von Belastungsstörung und subsyndromaler Belastungsstörung sind bei dieser Untersuchung – mit Ausnahme der Belastungsstörung bei Rettungskräften – im erwarteten Bereich und etwas niederer als Vergleichsstudien zu einzelnen Einsatzorganisationen, wobei die Ursache in unterschiedlichen Untersuchungsansätzen zu suchen sein dürfte.

8.2 Unterschiede zwischen den Einsatzkräften

Ein Vergleich der Einsatzkräfte untereinander über die hier erfassten Skalen ergab einige signifikante Unterschiede, die einerseits auf die Art der Tätigkeit zurückzuführen sein dürfte und andererseits auf die Bewertung der situativen Bedingungen.

Alle hier erfassten Einsatzkräfte haben bei ihrer Tätigkeit das Ziel, anderen Menschen zu helfen. Das subjektive Gefühl, dieses Ziel erreicht zu haben und die Anerkennung für die Tätigkeit sind aber sehr unterschiedlich.

Exekutivbeamte sind nur hauptberuflich in dieser Tätigkeit und haben daher kaum die Möglichkeit, besonders belastende Einsätze zu vermeiden. Sie sind im tagtäglichen Dienst sehr oft Frustrationen ausgesetzt und müssen im Einsatz auf sich allein gestellt oft kurzfristig schwerwiegende Entscheidungen treffen. Sie sind immer wieder mit Personen konfrontiert, die anderen Leid verursacht haben und die sich außerhalb von gesellschaftlichen Regeln bewegen. Ihre Tätigkeit wird in der Öffentlichkeit sehr kritisch beobachtet und durch mediale Aufbereitung kann ein subjektiver Erfolg (Beispiel: „Festnahme eines Täters") zu einer besonderen Frustration führen (Beispiel: Schlagzeile „Übermäßige Gewaltanwendung durch Exekutive").

Feuerwehrkräfte (in dieser Untersuchung wurden Berufsfeuerwehren und freiwillige Feuerwehren erfasst) sind bei ihrer Tätigkeit körperlich am meisten belastet. Die notwendige Art der Ausrüstung führt zu Wahrnehmungsbeeinträchtigungen und zu Bewegungseinschränkungen. Die Situationsbedingungen im Einsatz, wie Hitze bei Feuer, Nässe bei Hochwasser usw., führen zu besonderen körperlichen Belastungen. Weiters sind die Einsätze meist nicht mit einem großen Erfolgserlebnis verbunden, da es bei dieser Tätigkeit sehr oft nur mehr um Schadensbegrenzung geht und die Einsatzkräfte immer wieder mit ihrer Hilflosigkeit und Machtlosigkeit gegenüber Naturgewalten wie Feuer, Wasser udgl. konfrontiert sind.

Rettungskräfte sind hauptsächlich freiwillig in dieser Tätigkeit und können sehr oft das Ziel ihrer Tätigkeit – anderen Menschen zu helfen – direkt beim Einsatz verwirklichen und nachvollziehen. Es kommt natürlich auch dort immer wieder zu Frustrationserlebnissen, wenn nicht mehr geholfen werden kann, aber subjektiv gesehen überwiegen die positiven Ereignisse.

Mit diesem Hintergrund werden die Ergebnisse dieser Untersuchung hinsichtlich der Unterschiede zwischen den Einsatzkräften erklärbar.

Exekutivbeamte zeigen signifikant mehr Erregungssymptome (Schlafstörungen, Reizbarkeit/ Aggression, Konzentrationsprobleme, ...) als die anderen Einsatzkräfte, was durch die tägliche Konfrontation mit Frustrationen erklärbar wird.

Sie haben ein signifikant höheres Selbstkonzept der eigenen Fähigkeiten und glauben signifikant weniger an den Einfluss anderer Personen. Damit ist die Unsicherheit und Ängstlichkeit im Einsatz bei ihnen am geringsten.

Die Unzufriedenheit mit der Arbeit ist bei der Exekutive signifikant am höchsten und damit wird die Wertigkeit der eigenen Tätigkeit signifikant am geringsten eingeschätzt.

Bei den Grundwertannahmen glauben die Exekutivbeamten signifikant am wenigsten an die „Gerechtigkeit der Welt", was wiederum durch die täglichen negativen Erfahrungen im Dienst erklärbar wird.

Beim Glauben daran, dass alle Menschen prinzipiell gleich sind, unterscheiden sich die Rettungskräfte signifikant von den anderen Einsatzkräften. Sie glauben daran am meisten. Dies ist auch eine kognitive Grundvoraussetzung für ihre freiwillige und ehrenamtliche Tätigkeit.

Bei den Grundannahmen „die Menschen sind im Allgemeinen gut" und „im Normalfall kann man sich auf anderer Menschen verlassen" zeigt sich, dass die Exekutivbeamten signifikant am wenigsten daran glauben. Auch dies ist durch die täglichen negativen Erfahrungen im Dienst erklärbar.

8.3 Ausbildung und Auswirkung von chronischem Stress

Die Hypothese, dass bei Einsatzkräften beim Erleben eines traumatischen Ereignisses chronischer Stress eine starke Rolle spielt, hat sich voll bestätigt. Das chronische Stresserleben, das ihm hier verwendeten Fragebogen (Trier Inventar für Chronischen Stress – TICS) über den Zeitraum eines

Jahres abgefragt wurde – jedes Item beginnt mit der Einleitung – „Ich hatte im letzten Jahr ...“ – verstärkt sich signifikant mit dem Ausmaß der Beeinträchtigung. Dies bedeutet, dass das subjektive Empfinden von „Arbeitsüberlastung“ und „Unzufriedenheit mit der Arbeit“ mit der Stärke der Belastung zunimmt. Alltägliche Sorgen und Besorgnisse werden verstärkt wahrgenommen und es kommt zu vermehrten sozialen Belastungen. Die betroffenen Einsatzkräfte haben verstärkt das Gefühl zu wenig soziale Anerkennung zu bekommen uns sind vermehrt von belastenden Erinnerungen betroffen.

Hervorgerufen wird dies vorerst durch die Traumareaktionen (Wiedererleben, Vermeiden, Erregung) und dem somit erhöhten Stresspegel, der sich durch das Trauma ergibt. Die Betroffenen sind dadurch offenbar nicht mehr so belastungsfähig wie zuvor und damit werden normale Alltagsstresserlebnisse zu belastenden Ereignissen. Es verändert sich offenbar die Bewertung der Situation mit dem Ausmaß der Belastung und dies führt auf Dauer zu chronischem Stress.

Auf Grund der Korrelationsergebnisse (Abruf der Tabellen unter www.asanger.de) und der durchgeführten Regressionsanalysen kann angenommen werden, dass dieser chronische Stress, der lange Zeit einwirkt, einer der Hauptauslöser für psychische und physische Belastungen ist und sich auch deutlich auf die Einstellungen zur Tätigkeit als Einsatzkraft auswirkt. Das deutlichste Gewicht haben dabei „Mangel an sozialer Anerkennung“, „Sorgen/Besorgnisse“ und „belastende Erinnerungen“.

Andererseits kann aber auch angenommen und aufgezeigt werden, dass „chronischer Stress“, der auf Grund von beruflichen und/oder privaten Umständen bereits vorliegt, seinerseits die Reaktionen auf ein traumatisches Ereignis verstärkt und sich somit gerade bei Einsatzkräften fatal auswirken kann.

8.4 Physische und psychische Auswirkungen

Ein überraschend deutliches Ergebnis zeigte sich bei den Skalen der Symptomcheckliste 90R. Bei allen Einsatzkräften und in der Gesamtberechnung ergaben sich durchwegs hochsignifikante Mittelwertsunterschiede zwischen den Belastungsgruppen. Die Beeinträchtigungen stiegen deutlich mit dem Ausmaß der Belastung an.

Von den Traumareaktionen haben dabei Erregung und Vermeidung einen Einfluss und von den Kontrollüberzeugungen, die externale Kontrollüberzeugung/Zufall. Besonders gewichten dabei aber die Skalen des chronischen Stresses.

Physische und psychische Auswirkungen, wie Kopfschmerzen, Rückenschmerzen, Nervosität, Schlafstörungen, Essstörungen, Aggressivität, Ängstlichkeit, Zwanghaftigkeit, phobisches Denken usw., beeinträchtigen die Lebensqualität der Betroffenen deutlich. Meist ist für die Betroffenen der Zusammenhang mit einem belastenden Ereignis nicht bewusst, da die Veränderungen nicht plötzlich, sondern langsam und schleichend (über längere Zeit) auftreten. Dies führt zu zusätzlichen Selbstzweifeln und einer weiteren Verstärkung der Belastung, da die Ursache meist nicht mehr festgestellt werden kann.

8.5 Veränderungen der Kompetenz- und Kontrollüberzeugung

Es zeigten sich bei den Ergebnissen der Untersuchung geringe, aber meist doch signifikante Unterschiede bei der Kompetenz- und Kontrollüberzeugung je nach dem Ausmaß der Traumabeeinträchtigung. Bei den Korrelationen und Regressionsgewichten zeigt sich aber der deutlichste Zusammenhang mit den Skalen des „chronischen Stresses".

Die „externalen Kontrollüberzeugungen" verändern sich mit der Belastung am deutlichsten, was über alle Einsatzkräfte gerechnet zu hochsignifikanten Ergebnissen führt. Dies bedeutet, dass Einsatzkräfte die belastet bzw. beeinträchtigt sind, mehr an den Einfluss anderer Personen und mehr an den Einfluss des Zufalls glauben.

Gleichzeitig sinkt das „Selbstkonzept der eigenen Fähigkeiten" recht deutlich und über alle Einsatzkräfte gerechnet auch hochsignifikant.

Am stabilsten ist die „internale Kontrollüberzeugung", bei der über alle Einsatzkräfte gerechnet nur eine Tendenz zu erkennen ist, dass sie mit zunehmender Belastung sinkt.

Einzeln betrachtet könnte man diese Veränderungen als relativ gering bezeichnen. Im kumulativen Zusammenhang betrachtet führt dies aber zu einer deutlichen Veränderung, weil es gleichzeitig zu einer Verringerung der internalen Kompetenz- und Kontrollüberzeugung und einer Verstärkung der externalen Kontrollüberzeugung führt.

Gesamt gesehen verändern sich somit Bewertungen und Einschätzungen von Situationen und damit auch die Handlungsstrategien. Eine derartige Einstellungsänderung führt zwangsläufig zu mehr Ängstlichkeit und Unsicherheit im Umgang mit zukünftigen Situationen und verstärkt damit die bereits vorhandene Belastung. Außerdem stehen die Kompetenz- und Kontrollüberzeugungen auch in einem deutlichen Zusammenhang mit den Veränderungen bei den Grundwertannahmen.

Das sinkende „Selbstkonzept der eigenen Fähigkeiten“ spielt besonders bei den Auswirkungen auf die Einstellungen im Dienst eine besondere Rolle, wie sich bei den Regressionsanalysen zeigt.

Zudem bestätigen die schrittweisen Regressionsanalysen auch die Hypothese, dass sich eine hohe Kontrollüberzeugung beim Auftreten von starken Belastungen auch negativ auswirken kann. Die kognitive Dissonanz, die dadurch entsteht, dass man in eine belastende Situation kommt und dabei an den eigenen Fähigkeiten zweifelt, man das Gefühl hat wenig Anerkennung zu bekommen, belastenden Erinnerungen ausgesetzt ist usw., obwohl man eigentlich eine hohe Kontrollüberzeugung hat, verstärkt die Unsicherheit im Umgang mit der Situation und führt auch dazu, dass die Ursache dafür von der eignen Person auf die Tätigkeit verschoben wird, womit die Wertigkeit der ausgeübten Tätigkeit sinkt.

8.6 Auswirkungen im Dienst

Die Beeinträchtigungen durch ein traumatisches Ereignis verstärken die Unsicherheit im Einsatz und gegenüber den Kollegen. Diese Hypothese hat sich mit den großteils hochsignifikanten Ergebnissen dieser Untersuchung bestätigt.

Lediglich bei der Feuerwehr zeigt sich, dass die Unsicherheit im Einsatz in einem geringeren Ausmaß ansteigt, so dass keine Signifikanz zu beobachten ist.

Gerade derartige Unsicherheiten können sich dann fatal auswirken, wenn es dazu kommt, dass in einer Einsatzsituation etwas schief geht bzw. es unter Umständen zu einem neuerlichen traumatischen Erlebnis kommt.

Im Sinne einer „selffullfilling prophecy“ kann dies eine der möglichen Ursachen für endgültige Ausbildung einer Belastungsstörung sein.

Bei der Bewertung der Tätigkeit als Einsatzkraft zeigten sich nur bei der Exekutive und bei der Berechnung über die gesamten Einsatzkräfte signifikante Veränderungen. Danach nahm die Wertigkeit der Tätigkeit mit der Zunahme der Belastung ab. Gerade bei der Exekutive ist dies fatal, da sie im Vergleich zu den anderen Einsatzkräften den Wert ihrer Tätigkeit von vornherein geringer einschätzt.

Die Erklärung dafür dürfte darin zu finden sein, dass Exekutivbeamte für die Ausübung ihres Dienstes eine besondere Selbstsicherheit benötigen, da sie oft in sehr kurzer Zeit die Verantwortung für sehr weitreichende Entscheidungen (Zwangsmaßnahmen, Waffengebrauch usw.) treffen müssen. Wenn es ihnen nun passiert, dass sie durch belastende Ereignisse Reaktionen an sich feststellen, wird dies in einer psychologischen Schutzreaktion auf die Tätigkeit verschoben. So sinkt die Wertigkeit der Tätigkeit und kann damit die Wertigkeit der eigenen Person erhalten werden, was für die weitere dienstliche Tätigkeit unbedingt notwendig ist.

8.7 Veränderungen der Grundannahmen

Bei den Grundannahmen ergibt sich kein einheitliches Bild bei den Einsatzkräften, was auf die Unterschiede zwischen den Einsatzkräften (siehe Pkt. 8.2.) zurückzuführen sein dürfte.

Bei der Exekutive zeigt sich in der vorliegenden Untersuchung eine signifikante Abnahme bei den Grundannahmen „Menschen sind gut“ und „die Welt ist gerecht“ je nach dem Ausmaß der Belastung. Diese Veränderungen erklären sich mit der Art der Situationen, mit denen Exekutivkräfte im Dienst konfrontiert werden. Im Sinne des Desillusionierungsschemas von Fischer et. al. (1999) werden die Grundannahmen nach unten verschoben, um nicht neuerlich enttäuscht werden zu können.

Ein interessanter – wenn auch nicht signifikanter – Aspekt zeigte sich bei den Rettungskräften. Bei der Grundannahme „die Menschen sind gut“ ist hier eine gegenteilige Entwicklung zu beobachten. Hier steigt die Annahme mit dem Grad der Belastung. Dies ist offenbar ein „Überillusionierungsschema“, um für sich selbst eine Rechtfertigung für die weitere freiwillige Tätigkeit trotz einer Belastung zu haben.

Bei den Rettungskräften ergab sich ein signifikanter Unterschied bei der Grundwertannahme „die Welt ist prinzipiell in Ordnung“ und dem Ausmaß der Belastung. Der Glaube daran sinkt mit zunehmender Belastung und dies ist durch die Wahrnehmung von Leid und Trauer anderer Menschen während der belastenden Tätigkeit erklärbar. Die Veränderung bei dieser Grundannahme ist auch bei der Berechnung über alle Einsatzkräfte signifikant.

Bei der Feuerwehr ergibt sich ein hochsignifikanter Unterschied bei der Grundannahme „im Allgemeinen kann man anderen Menschen vertrauen“ und dem Ausmaß der Belastung. Dieses Ergebnis zeigt sich auch bei der Gesamtberechnung über alle Einsatzkräfte hinweg. Warum aber gerade bei der Feuerwehr diese Grundannahme deutlich sinkt, ist durch die Tätigkeit nicht einfach erklärbar. Vielleicht hängt es damit zusammen, dass viele der Einsatzsituationen, in die Feuerwehrleute geraten, durch menschliches Fehlverhalten (oft Fahrlässigkeit) verursacht wurden und damit sinkt dadurch auch das Vertrauen zu anderen Menschen.

Über alle Einsatzkräfte gerechnet ist auch die Veränderung der Grundannahme „die Welt ist schön und lebenswert“ mit dem Ausmaß der Belastung signifikant. Durch die Beeinträchtigung der Lebensqualität mit den auftretenden Reaktionen nach einem belastenden Ereignis ist diese Veränderung eine logische Folge.

8.8 Einfluss der soziodemographischen Daten

a) Alter

Beim Einfluss von Lebensalter und Dienstalter zeigten sich bei den Einsatzkräften recht unterschiedliche Ergebnisse, die aber durch die bereits unter Punkt 8.2. angeführten Unterschiede zwischen den Einsatzkräften erklärbar sind.

Feuerwehrleute entwickeln mit zunehmendem Lebensalter und Dienstalter vermehrt psychische und physische Reaktionen. Dies dürfte auf die starke körperliche Beanspruchung bei dieser Tätigkeit zurückzuführen sein. Mit dem zunehmendem Alter nimmt die körperliche Leistungsfähigkeit ab und die Beanspruchung wird dadurch noch höher. Dies führt zwangsläufig zu Selbstzweifeln, zusätzlichem Stress, längeren Regenerationszeiten und schlussendlich zu vermehrten psychischen und physischen Reaktionen.

Bei den Rettungskräften zeigen sich durchwegs positive Auswirkungen von Lebens- und Dienstalter. Es zeigen sich signifikante Korrelationen mit der internalen Kontrollüberzeugung, mit geringerer Unsicherheit im Einsatz und gegenüber Kollegen, geringerer Arbeitsunzufriedenheit, geringeren Aggressionen und geringerem phobischem Denken. Hier steigt offenbar die Selbstsicherheit mit der dienstlichen Erfahrung derart an, dass sich das Alter eindeutig positiv auswirkt.

Bei der Exekutive zeigt sich, dass mit zunehmendem Lebens- und Dienstalter die belastenden Erinnerungen und die Sorgen und Besorgnisse zunehmen. Weiters erhöht sich bei älteren Exekutivbeamten die Zwanghaftigkeit und vermehrt treten Schlaf- und Essstörungen auf. All dies ist durch die andauernden und immer wiederkehrenden dienstlichen Belastungen erklärbar.

Interessant hingegen ist das Ergebnis, dass mit zunehmendem Lebens- und Dienstalter die Grundannahme „alle Menschen sind gut“ zunimmt. Offenbar brauchen ältere Exekutivbeamte kein „Desillusionierungsschema“ bezüglich dieser Grundannahme mehr.

b) Freunde

Hier zeigten sich nur bei den Rettungskräften signifikante Korrelationen zwischen der Anzahl der Freunde und mehreren Grundwertannahmen, wie „Menschen sind gut“, „die Welt ist prinzipiell in Ordnung“ und „die Welt ist schön und lebenswert“. Des Weiteren ist eine signifikante Korrelation mit geringeren Depressionswerten feststellbar. Die Anzahl der Freunde beeinflusst bei den Rettungskräften die Grundwertannahmen positiv und führt zu weniger depressiven Gedanken.

Bei der Berechnung über alle Einsatzkräfte sind hier geringe (gerade noch signifikante) Korrelationen mit den Grundwertannahmen „die Welt ist gerecht“ und „die Menschen sind gut“ zu beobachten sowie mit externalen Kontrollüberzeugung/Personen. Dies lässt darauf schließen, dass eine große Anzahl von Freunden die Grundwertannahmen positiv beeinflusst, aber auch dazu führt, dass der Glaube an den Einfluss anderer Personen zunimmt.

c) Familienstand

Bei der Auswertung des Familienstandes ergaben sich zahlreiche signifikante Unterschiede bei den einzelnen Skalen. Es wird damit deutlich, dass dieser einen entscheidenden Einfluss auf die hier erfassten Skalen hat. Es bestätigen sich somit auch die im Literaturteil immer wieder angeführten Hinweise auf die Bedeutung des sozialen Netzwerkes.

Es hat sich fast durchgehend und über alle Einsatzkräfte gezeigt, dass die Gruppe der Geschiedenen/Verwitweten am gefährdetsten sind, Stress- und Belastungsreaktionen zu entwickeln. Nur bei der externalen Kontrollüberzeugung (Personen und Zufall) und der Unsicherheit im Einsatz schneiden sie gut ab und haben hier gegenüber allen andern die geringsten Werte.

Bei den anderen Skalen gibt es durchwegs negative Ergebnisse – geringeres Selbstkonzept eigener Fähigkeiten, mehr Vermeidungs- und Erregungsreaktionen, mehr psychische und physische Auswirkungen, mehr chronischem Stress und geringere Grundwertannahmen.

Auch Alleinstehende haben teilweise gegenüber den anderen Gruppen negative Werte. So z. Bsp. die höchste externale Kontrollüberzeugung (Personen und Zufall) und ein geringes Selbstkonzept eigener Fähigkeiten. Sie bewerten die Tätigkeit als Einsatzkraft am geringsten und haben ebenfalls geringe Grundwertannahmen.

Die Gruppen der Verheirateten und der in Lebensgemeinschaft lebenden Einsatzkräfte zeigen durchwegs bessere Werte, wobei die Gruppe der in Lebensgemeinschaft Lebenden die besten Werte hat.

Es zeigt sich damit, dass sich die privaten Lebensumstände deutlich auf die dienstliche Tätigkeit als Einsatzkraft auswirken. Private Belastungen – wie eine Scheidung oder der Verlust eines Lebenspartners durch den Tod – führen dazu, dass zusätzliche dienstliche Belastungen nur mehr bedingt verkraftet werden können. Zusätzlich fehlt dann – nach einer dienstlichen Belastung – im sozialen Netz der Ansprechpartner, mit dem man gemeinsam das Geschehene verarbeiten kann. Dieses Defizit wird auch bei den Alleinstehenden aufgezeigt. So kommt es bei diesen beiden Gruppen zu vermehrten negativen Auswirkungen.

8.9 Zusammenfassung

Zusammengefasst kann angemerkt werden, dass es zwischen den hier erfassten Einsatzkräften – Feuerwehr, Rettung und Exekutive – zwar Unterschiede gibt, die offenbar in der Art der Tätigkeit (freiwillig, berufsmäßig) und durch den Unterschied bei den Einsatzsituationen begründet sind, sich dies aber nur bedingt auf Traumareaktionen und Traumafolgen auswirkt.

Der Familienstand (das soziale Netz) der einzelnen Einsatzkraft wirkt sich dagegen allerdings deutlich aus. Verheiratete und in Lebensgemeinschaft lebende Einsatzkräfte haben deutlich bessere Werte als geschiedene/verwitwete und alleinstehende Einsatzkräfte.

Bei allen in dieser Untersuchung erfassten Einsatzkräfteeinheiten waren deutliche Beeinträchtigungen durch traumatische Ereignisse feststellbar. In jeder Einsatzorganisation (Feuerwehr, Rettung und Exekutive) ist mehr als ein Drittel zumindest beeinträchtigt.

Diese Beeinträchtigungen führen neben den klassischen Traumareaktionen (Wiedererleben, Vermeiden und Erregung) zusätzlich zu einer Verringerung der Kompetenz- und Kontrollüberzeugung, was insbesondere für Einsatzkräfte ein besonderes Problem darstellt, da sie zur Ausübung ihrer Tätigkeit ein „illusorisches" Selbstbild mit hoher Kompetenz- und Kontrollüberzeugung brauchen. Dies führt zu größeren Unsicherheiten bei weiteren Einsätzen. Weiters werden durch das Erleben von traumatischen Ereignissen auch Grundwertannahmen verändert, wobei diese Veränderungen bei den Einsatzkräften unterschiedlich auftreten, was eindeutig auf die Art des Dienstes und die dort erlebten Situationen zurückgeführt werden kann.

All diese „kurzfristigen" Reaktionen und Auswirkungen führen „langfristig" zur Ausbildung von chronischem Stress. Dieser entsteht (Schulz u. Scholtz, 1999) durch die Interaktion mit den Aufgaben und Verpflichtungen, anderen Personen (privat und beruflich), zukünftigen Ereignissen und vergangenen Ereignissen. So entstehen langfristig negative Bewertungen, zusätzliche Sorgen, Belastungen und belastende Erinnerungen. Erst dieser chronische Stress dürfte nach den vorliegenden Untersuchungsergebnissen die Ursache für weitere psychische und physische Auswirkungen, wie Ängstlichkeit, Depressionen, phobisches Denken, Aggressivität, somatische Beschweren, Schlaf- und Essstörungen usw. sein.

Diese Ergebnisse bestätigen den mehrdimensionalen Ansatz im traumatischen Verlaufsprozess (vgl. Fischer et. al., 1999). Man kann das traumatische Ereignis und die darauf auftretenden Reaktionen nicht isoliert betrachten, sondern muss antezendete Komponenten (Lebensgeschichte, Vortraumatisierungen), situative Komponenten (objektive Situation im Trauma, subjektive Bewältigung während des Traumas) und Bewältigungskomponenten (zusätzliche Risiko- oder Schutzfaktoren in der Auswirkungsphase) mit beachten. Nur mit einem umfassenden, komplexen Zugang ist individuell die bestmöglichste Nachsorge zu gewährleisten.

Diese Ergebnisse zeigen damit auch auf, wie notwendig es ist, Einsatzkräfte nach belastenden Einsätzen fachgerecht zu betreuen. Gerade die Verringerung von chronischem Stresserleben und die Normalisierung von auftretenden Unsicherheiten und Werteveränderungen sollten dabei im Mittelpunkt stehen. Einsatzkräfte sind sich oft nicht bewusst, womit ihre Reaktionen ursächlich zusammenhängen und es kommt so zu zusätzlichen Selbstzweifeln. Gerade Einsatzkräfte brauchen aber für ihre Tätigkeit ein starkes Vertrauen zu sich selbst. Dies muss durch eine fachgerechte Betreuung unbedingt bestärkt werden.

Dazu ist es notwendig, dass Betreuung nicht nur angeboten, sondern auch angenommen wird. Damit ist auch ein Umdenken bei den Einsatzkräften erforderlich, dass eine Betreuung kein Zeichen von Schwäche ist, sondern eine notwendige Unterstützung, um weiterhin professionell mit außergewöhnlichen Einsatzsituationen umgehen zu können.

Auch Einsatzkräfte sind nur Menschen und auch sie brauchen, nicht nur nach starken physischen Beanspruchungen, sondern auch nach starken psychischen Beanspruchungen, eine Zeit der Entlastung und der Regeneration. Dies gelingt bei einer starken psychischen Beanspruchung nur mit einer guten Verarbeitung des Vorgefallenen. So können Einsatzkräfte gestärkt in den nächsten Einsatz gehen und diesen im Sinne von Lazarus (1981) als „Herausforderung“ und nicht als „Bedrohung“ ansehen.

8.10 Grenzen der Untersuchung und Ausblick auf weiterführende Untersuchungen

Die vorliegende Untersuchung ist eine Querschnittsuntersuchung, die natürlich nur eine Momentaufnahme zulässt und in der prizipiell nur Zusammenhänge erkennbar sind. Damit sind Zuschreibungen von kausalen Zusammenhängen nur hypothetisch möglich. Durch die Abstufungen in unterschiedliche Beeinträchtigungsgrade und die deutlichen Unterschiede bei den Ergebnissen sowie dem Bezug auf vorliegende Längsschnittuntersuchungen (Heinrichs et.al., 2001) wurde dies bei der Interpretation der Ergebnisse hier zum Teil durchgeführt.

Zur Absicherung dieser Hypothesen wären allerdings weiterführenden Untersuchungen, die einen Längsschnitt erfassen, notwendig. Derartige Untersuchungen erscheinen aber wegen der Schwierigkeit des Zuganges zu den Probanden nur über den Willen und Auftrag der Einsatzorganisationen möglich.

Die vorliegende Untersuchung erfasst nicht die Bewältigungsmöglichkeiten bzw. -strategien, deren sich Einsatzkräfte bedienen, um mit belastenden Ereignissen adäquat umzugehen. Hier wäre ein Ansatz für zukünftige, weitere Untersuchungen.

Ein zusätzlicher großer Bedarf würde an einer umfassenden Evaluierung von Begleitmaßnahmen, die von Einsatzorganisationen angeboten werden – wie beispielsweise dem Critical Incident Stress Management (CISM) – bestehen. Auch hier wäre ein wissenschaftlich, qualitativ gutes Ergebnis nur mit einer Längsschnittuntersuchung und einem Zugang zu betreuten und nicht betreuten Einsatzkräften möglich. Eine derartige Untersuchung erscheint aber ebenfalls nur mit dem Willen und im Auftrag der betreffenden Einsatzorganisation möglich zu sein.

9 Literaturverzeichnis

Aldwin, C.M. (1993). Coping with Traumatic Stress. In: PTSD Research Quarteriy, 1993, 4, 3.

Alexander, D.A., Wells, A. (1991). Reactions of Police Officers to Body-Handling after a Major Disaster. In: British Journal of Psychiatry, 1991, 159, S. 547-555.

American Psychiatric Association (1996). Diagnostic and statistical manual of mental disorders – DSM IV. Deutsche Übersetzung und Bearbeitung von Saß, H., Wittchen, H.U., Zaudig, M. Göttingen: Hogrefe Verlag.

Antonovsky, A. (1997). Salutogenese – zur Entmystifizierung der Gesundheit. Tübingen: Deutsche Gesellschaft für Verhaltenstherapie.

Asendorpf, J.B. (1996). Psychologie der Persönlichkeit. Berlin – Heidelberg – New York: Springer Verlag.

Bänninger-Huber, E., Brauchle, G., Krampl, M. (2002). Schuldgefühle nach traumatischen Ereignissen. Artikel zum 1. Nationalen Kongress für Psychologische Nothilfe bei Unfällen, Verbrechen oder Katastrophen in Schwarzenburg CH. Innsbruck: Universität.

Barwinski, R. (2000). Psychisches Trauma – ein unmögliches Konzept. In: Internetzeitschrift für Psychotraumatologie, Nr. 1. Stuttgart: Georg Thieme Verlag.
http://www.psychotrauma.ch/Artikel%20R.%20Barwinski.html.

Bering, R. (2005). Verlauf der Postraumatischen Belastungsstörung – Grundlagenforschung, Prävention, Behandlung. Aachen: Shaker Verlag.

Bering, R., Zurek, G., Schedlich, C., Fischer, G. (2003). Zielgruppenorientierte Soldatenhilfe: Eine Pilotstudie zur Reformierung der Kriseninterventionsmaßnahmen nach Einsätzen der Bundeswehr. In: Zeitschrift für Psychotraumatologie und Psychologische Medizin 1, 15-22.

Bierhoff, H.W. (1994). Verantwortung und altruistische Persönlichkeit. Zeitschrift für Sozialpsychologie, 25, S. 217-226.

Bierhoff, H.W. Montada, L. (1988). Altruismus – Bedingungen der Hilfsbereitschaft. Göttingen-Toronto-Zürich: Verlag für Psychologie – Hogrefe.

Bilsky, W. (1981). Prosozialität – Explorative Untersuchung zur dimensionsanalytischen Deskription des Forschungsbereichs Hilfsbereitschaft/Hilfeleistung. Psychologie und Praxis, 25, S. 10-18.

Birbaumer, N., Schmidt, R.F. (1996). Biologische Psychologie. Berlin – Heidelberg – New York: Springer Verlag.

Bortz, J. (1993). Statistik für Sozialwissenschaftler. Berlin – Heidelberg – New York: Springer Verlag.

Bortz, J., Döring, N. (1995). Forschungsmethoden und Evaluation für Sozialwissenschaftler. Berlin-Heidelberg-New York: Springer Verlag.

Brett, E. (2000). Die Klassifikation der posttraumatischen Belastungsstörung. In: Van der Kolk, B.A., McFarlane, A.C., Weisaeth, L. (Hrsg.) (2000). Traumatic Stress. Paderborn: Jungfermann Verlag.

Bronisch, Th. (1997). Posttraumatische Belastungsstörung. In: Psychotherapie, 2. Jahrg. 1997, Band 2, Heft 1, S. 9-14.

Bronner, U. (2001). Die Motivation humanitärer Helferinnen und Helfer. In: Zeitschrift für Politische Psychologie, 2000/2001, 8/9 (4/1), S. 505-521.

Bryant, R.A., Harvey, G. (1996). Posttraumatic stress reactions in volunteer fire fighters. Journal of Traumatic Stress, 9 (1), S. 51-61.

Burisch, M. (1989). Das Burnout-Syndrom. Theorie der inneren Erschöpfung. Berlin: Springer Verlag.

Butollo, W. (1997). Traumapsychologie und Traumapsychotherapie. In: Psychotherapie, 2. Jahrgang. 1997, Band 2, Heft 1, S. 23-34.

Butollo, W., Krüsmann, M., Hagl, M. (2002). Leben nach dem Trauma. Stuttgart: Klett-Cotta Verlag.

Catlin, G., Epstein, S. (1992). Unforgetable experiences: the relation of life events to basic beliefs about self and world. In: Social Cognition, 19, S. 189-209.

Clemens, K., Lüdke, Ch. (2000). Debriefing – werden die Opfer geschädigt? In: Psychotraumatologie 2000; 5. DOI: 10.1055/s-2000-8056.

Dörner, D. (1996). Die Logik des Mißlingens. Reinbek bei Hamburg: Rowohlt.

Dorsch, F., Häcker, H., Stapf, K. (1994). Dorsch Psychologisches Wörterbuch. Bern-Göttingen-Toronto-Seattle: Verlag Hans Huber.

Dorst, B. (1989). Die Menschen belasten dich? Trag sie nicht auf den Schultern, schließ sie in dein Herz. Über Narzißmus und Spiritualität des Helfens. In: Wege zum Menschen, 41/4, S. 229-240.

Dreher, A.U. (1998). Empirie ohne Konzept? Einführung in die psychoanalytische Konzeptforschung. Stuttgart: Verlag Internationale Psychoanalyse.

Eggers, R. (1999). Belastungen im Polizeivollzugsdienst. In: Praxis der Rechtspsychologie, 1999, 9 (1), S 31-41.

Ehlers, A. (1999). Posttraumatische Belastungsstörung. Göttingen: Hogrefe Verlag.

Ehlert, U., Wagner, D., Heinrichs, M., Heim, Ch. (1999). Psychobiologische Aspekte der Posttraumatischen Belastungsstörung. In: Der Nervenarzt, 1999, 70, S. 773-779. Springer Verlag.

Fischer, Ch. (1982). Persönlichkeitsmerkmale und Image des Sicherheitswachebeamten. Dissertation. Universität Wien.

Fischer, G., Riedesser, P. (1999). Lehrbuch der Psychotraumatologie. München-Basel: UTB Verlag.

Fischer, M. (1991). Umwelt und Wohlbefinden. In Abele, A. (Hrsg.). Wohlbefinden. Theorie-Empirie-Diagnostik (S. 245-266). Weinheim: Juventa Verlag.

Fischer, M., u. Sephan, E. (1990). Kontrolle und Kontrollverlust. In Kruse, L., Graumann, C.F., Lautermann, E.D., (Hrsg.). Ökologische Psychologie (S. 166-175). München: Psychologische Verlags Union.

Foa, E.B., Riggs, D.S., Dancu, C.V., Rothbaum, B.O. (1993). PSS. PTSD-Symptom Scale. Deutsche Version: Ehlers, A., Steil, R., Winter, (1996). Oxford: University.

Foy, D.W., Osato, S.S., Houskamp, B.M., Neumann, D.A. (1995). Ätiologie der Posttraumatischen Belastungsstörung. In: Saigh, P.A. (Hrsg.) Posttraumatische Belastungsstörung. S. 169-190. Bern, Göttingen, Toronto, Seattle: Hans Huber Verlag.

Franke, G. (1995). SCL-90R. Die Symptomcheckliste von Derogatis – Deutsche Version. Göttingen: Beltz Verlag.

Fuhrer, U. (1990). Personen Umwelt Kongruenz. In Kruse, L., Graumann, C.F., Lautermann, E.D. (Hrsg.).Ökologische Psychologie (S. 143-153). München: Psychologische Verlags Union.

Gasch, U. (1998). Polizeidienst und psychische Traumen. In: Kriminalistik, 1998, 52 (12), S. 819-823.

Gersons, B. (1989). Patterns of PTSD among police officers following shooting incidences. A two-dimensional model and treatment implications. Journal of traumatic Stress, 2 (3), S. 247-257.

Goleman, D. (1997). Emotionale Intelligenz. München: (S. 230-270).

Graumann, C.F. (1978). Ökologische Perspektiven in der Psychologie. Bern: Hans Huber Verlag.

Grubitzsch, S., Rexilius, G. (1987). Psychologische Grundbegriffe. Reinbek bei Hamburg: Rowohlt Verlag.

Grubrich-Simits, I. (1979). Extremtraumatisierung als kumulatives Trauma. In: Psyche 33, S. 991-1023. Stuttgart: Klett-Cotta Verlag.

Gschwend, G. (1999). Diagnostische Kriterien der Posttraumatischen Belastungsstörung (PTBS) und Konsequenzen für die therapeutische Praxis. In: Psychotherapie Forum (1999), 7, S. 53-59. Wien: Springer Verlag.

Heinrichs, M., Wagner, D., Hellhammer, D.H., Ehlert U. (1999). Psychobiologie der Posttraumatischen Belastungsstörung: Entstehungsbedingungen und Verlaufscharakteristika. In: Kröger, F., Petzold, E.R. (Hrsg.). Selbstorganisation und Ordnungswandel in der Psychosomatik. S. 354-370. Frankfurt: Verlag für Akademische Schriften.

Heinrichs, M., Wagner, D., Schoch, W., Hellhammer, D.H., Ehlert, U. (2001). Posttraumatische Belastungsstörung bei Risikoberufen: Entstehung, Häufigkeit, Folgen. In: Harwerth, A. (Hrsg.). Tagesbericht 2001, Verband Deutscher Betriebs- und Werksärzte. Stuttgart: Gentner Verlag.

Henseler, H., 1990. Narzisstische Krisen. Opladen: Westdeutscher Verlag.

Herkner, W. (1991). Sozialpsychologie. Bern – Göttingen – Toronto – Seattle: Verlag Hans Huber.

Herman, J.L. (1993). Die Narben der Gewalt. München: Kindler Verlag.

Hermanutz, M., Ludwig, Ch., Schmalzl, H.P. (2001). Moderne Polizeipsychologie in Schlüsselbegriffen. Stuttgart: Richard Boorberg Verlag.

Herrmann, T.W., Tack, W.H., Weinert, F.E. (1998). Klinische Psychologie – Band 1. Stuttgart-Berlin-Köln: W.Kohlhammer Verlag.

Hinterhuber, H., Fleischhacker, W.W. (1997). Lehrbuch der Psychiatrie. Stuttgart: Georg Thieme Verlag.

Hoffeld, J. (2001). Das posttraumatische Streßsyndrom und die Feuerwehr. Aufsatz in: http://www.notfallseelsorge.de/PTSD1.html.

Horowitz, M.J. (1986). Stressresponse syndromes. New York: Jason Aronson Verlag.

Hücker, F. (1997). Rhetorische Deeskalation. Stress- und Konfliktmanagement. Stuttgart: Boorberg Verlag.

Hyer, L. (1994). Trauma Victim. Muncie-Indianan: Accelerated Develeopment Inc. Publishers.

Jatzko, H. (2000). Information für Patienten und betroffene Menschen. Krickenbach: Informationsblatt.

Jatzko, H., Jatzko, S., Seidlitz, H. (2001). Katastrophen-Nachsorge. Edewecht: Stumpf & Kossendey Verlag

Jones, J.C., Barlow, D.H. (1995). Ein neues Modell der Posttraumatischen Belastungsstörung: Folgerungen für die Zukunft. In: Saigh, P.A. (Hrsg.) Posttraumatische Belastungsstörung. S. 169-190. Bern, Göttingen, Toronto, Seattle: Hans Huber Verlag.

Kahn, M.R. (1963). Das kumulative Trauma. In: Kahn, M.R. (Hrsg.). Selbsterfahrung in der Therapie, S. 50-70. München: Kindler Verlag.

Kaluza, G. (1996). Gelassen und sicher im Stress. Berlin: Springer Verlag.

Keane, T.M., Kaloupek, D.G., Kolb, L.C. (1998). Summary of Findings on the Psychophysiological Assessment of PTSD. In PTSD Research Quarteriy, 1998, 9, 1.

Kohut, H. (1976). Narzißmus. Frankfurt: Suhrkamp Verlag.

Kraft, H. (2001). Betreuung von Helfern nach psychisch belastenden Einsätzen. Aufsatz in: http://www.heinz-kraft.de/testbeitrage/psycheh/hauptteil.

Krampen, G. (1991). Fragebogen zu Kompetenz- und Kontrollüberzeugungen. Göttingen: Hogrefe Verlag.

Kruse, L. (1980). Privatheit als Problem und Gegenstand der Psychologie. Bern: Huber Verlag.

Kruse, L. (1990). Raum und Bewegung, in Kruse, L., Graumann, C.F., Lautermann, E.D. (Hrsg.). Ökologische Psychologie (S. 313-324). München: Psychologische Verlags Union.

Laireiter, A. (1993). Soziales Netzwerk und soziale Unterstützung. Bern: Hans Huber Verlag.

Lantermann, D.E. (1978). Situation x Person. Interindividuelle Differenzen des Verhaltens als Folge und Ursache idiosynkratischer Konstruktion von Situationen. In: Graumann, C.F. (1978) Hrsg. Ökologische Perspektiven in der Psychologie. S. 143-200. Bern: Hans Huber Verlag.

Lantermann, D.E. (1999). Zur Polytelie umweltschonenden Handelns. In Linneweber, V. u. Kals, E. (1999). Umweltgerechtes Handeln – Barrieren und Brücken. S. 7-19. Berlin-Heidelberg-NewYork: Springer Verlag.

Lazarus, R.S., Launier, R. (1981). Stressbezogene Transaktionen zwischen Person und Umwelt. In: Nitsch, J.R. (Hrsg.). Stress. Theorien, Untersuchungen, Maßnahmen. (S. 213-259). Bern: Huber Verlag.

LeDoux, J. (2001). Das Netz der Gefühle – wie Emotionen entstehen. München: Deutscher Taschenbuch Verlag.

Lienert, G.A., Raatz, U. (1994). Testaufbau und Testanalyse. Weinheim: Beltz/Psychologie Verlags Union.

Linneweber, V. u. Kals, E. (1999). Umweltgerechtes Handeln – Barrieren und Brücken. Berlin-Heidelberg-NewYork: Springer Verlag.

Margraf, J., Rudolf, K. (1999). Soziale Kompetenz – soziale Phobie. Hohengehren: Schneider Verlag.

McEwen, B.S. (1999). Stress and Hippocampal Plasticity. In: Annu. Rev. Neurosci., 1999, 22, S. 105-122.

McEwen, B.S. (1999). Stress and the Aging Hippocampus. In: Frontiers in Neuroendocrinology, 1999, 20, S. 49-70.

McEwen, B.S. (2001). Commentary on PTSD Discussion. In: Hippocampus, 2001, 11, S. 82-84.

McFarlane, A.C. (1988). The longitudinal course of posttraumatic morbidity. The range of outcomes an their predictors. Journal of Nervous and Mental Disease, 176 (1), S. 30-39.

McFarlane, A.C. (1995). The severity of trauma issue. In: Kleber, P., Figley, C., Gersons, B. (Hrsg.), Beyond trauma. Cultural and social dynamics (S. 31-54). New York: Plenum Verlag.

McFarlane, A.C., Atchison, M., Rafalowicz, E., Papay, P. (1994). Physical symptoms in Posttraumatic Stress Disorder. Journal of Psychosomatic Research, 38 (7), S. 715-726.

McFarlane, A.C., Papay, P. (1992). Multiple diagnosis in Posttraumatic Stress Disorder in the victims of a natural disaster. Journal of Nervous and Mental Disease, 38 (7), S. 715-726.

McFarlane, A.C., Yehuda, R. (2000). Widerstandskraft, Vulnerabilität und der Verlauf posttraumatischer Reaktionen. In: Van der Kolk, B.A., *McFarlane, A.C., Weisaeth, L.* (Hrsg.) (2000). Traumatic Stress. Paderborn: Jungfermann Verlag.

McNally, R.J. (1995). Cognitive Processing of Trauma-Relevant Information in PTSD. In: PTSD Research Quarteriy, 1995, 6, 2.

Meier-Welser, C. (1980). Menschliches Verhalten in Belastungssituationen aus polizeilicher Sicht. In: Die Polizei, 12, 1980, S. 361-364. Köln: Carl Heymann Verlag.

Mitchell, T.J., Everley, G.S. (1998). Streßbearbeitung nach belastenden Ereignissen. Hrsg: Igl, A., Müller-Lange, J. Edewecht: Stumpf & Kossendey Verlag.

Morschitzky, H. (2002). Angststörungen. Diagnostik, Konzepte, Therapie, Selbsthilfe. Wien: Springer Verlag.

Nitsch, J.R. (1981). Möglichkeiten und Probleme der Stresskontrolle. In: Nitsch, J.R. (Hrsg.). Stress. Theorien, Untersuchungen, Maßnahmen. (S. 565-575). Bern: Huber Verlag.

Paul, M. (1997). Analyse von Strukturgleichungsmodellen mit Amos 3.6.Trier: Universtitäts-Rechenzentrum.

Pervin, L.A. (1993). Persönlichkeitstheorien. München-Basel: UTB Verlag.

Pfeiffer, P. (1996). Trauma und Katastrophe. In: Buchmann K.E., Hermanutz M., Trauma und Katastrophe. Villingen-Schwenningen: Texte der Hochschule für Polizei.

Pines, A.M., Aronson, E., Kafry, D. (1989). Ausgebrannt. Vom Überdruß zur Selbstentfaltung. Stuttgart: Klett-Cotta Verlag.

Rösch, St. (1998). Wie traumatisch ist Feuerwehrarbeit? Welche Folgen ergeben sich darauf für die Gesundheit der Feuerwehrleute? Konstanz: Universität – Diplomarbeit.

Rost, J. (1996). Testtheorie, Testkonstruktion. Bern: Hans Huber Verlag.

Rothbaum, B.O., Foa, E.B. (1995). Kognitivbehaviorale Behandlung der posttraumatischen Belastungsstörung. In: Saigh, P.A. (Hrsg.) Posttraumatische Belastungsstörung. S. 103-130. Bern, Göttingen, Toronto, Seattle: Hans Huber Verlag.

Saigh, P.A. (1995). Posttraumatische Belastungsstörung. Bern, Göttingen, Toronto, Seattle: Hans Huber Verlag.

Sapolsky, R.M. (1998). Warum Zebras keine Migräne kriegen. München, Zürich: Piper Verlag.

Schäfer, D., Knubben, W. (1996). ...in meinen Armen sterben. Hilden: Verlag deutsche Polizeiliteratur.

Scherer, K.R. (2001). Appraisal Considered as a Process of Multilevel Sequential Checking. In: Scherer, K.R., Schorr, A., Johnstone T. (Hrsg.). Appraisal Processes in Emotion. Theory, Methods, Research (S. 92-120). Oxford: Oxford University Press.

Schönpflug, W. (1990). Umweltstress. In Kruse, L., Graumann, C.F., Lautermann, E.D. (Hrsg.).Ökologische Psychologie (S. 176-180). München: Psychologische Verlags Union.

Schultz-Gambard, J. (1990). Persönlicher Raum. In Kruse, L., Graumann, C.F., Lautermann, E.D. (Hrsg.). Ökologische Psychologie (S. 325-332). München: Psychologische Verlags Union.

Schulz, P., Schlotz, W. (1999). Trierer Inventar zur Erfassung von chronischem Stress (TICS). In: Diagnostica, 1999, 45 (1), S. 8-19.

Selye, H. (1981) Geschichte und Grundzüge des Stresskonzeptes. In Nitsch, J.R. (Hrsg), Stress. Theorien, Untersuchungen, Maßnahmen. (S. 163-187). Bern: Huber Verlag.

Sennekamp, W., Martin, H. (2001). Extreme dienstliche Belastungssituationen und Unterstützungsbedarf im Polizeidienst. In: Psychotraumatologie, 2001, 2, 19.

Shalev, A.Y. (2000). Belastung versus traumatische Belastung. In: Van der Kolk, B.A., McFarlane, A.C., Weisaeth, L. (Hrsg.) (2000). Traumatic Stress. Paderborn: Jungfermann Verlag.

Solomon, Z., Laror, N., McFarlane, A.C. (2000). Posttraumatische Akutreaktionen bei Soldaten und Zivilisten. In: Van der Kolk, B.A., McFarlane, A.C., Weisaeth, L. (Hrsg.) (2000). Traumatic Stress. Paderborn: Jungfermann Verlag.

Solomon, Z., Mikulincer, M., Benbenishty, R. (1989). Locus of control und combatrelated posttraumatic stress disorder: The intervening role of battle intensity, threat appraisal and coping. In: British Journal of Clinical Psychology, 1989, 28, S. 131-144.

Sonneck, G., 2000. Krisenintervention und Suizidverhütung. Wien: Facultas Verlag.

Steil, R., Ehlers, A. (1996). Die Posttraumatische Belastungsstörung – Eine Übersicht. In: Verhaltensmodifikation und Verhaltensmedizin. 17. Jahrgang (1996), 3, S. 169-212.

Steinbauer M., 2002. Stress im Polizeiberuf. Wien: Universität – Unveröffentlichte Dipolmarbeit.

Stephens, Ch., Long, N. (2000). Communication with police supervisors and peers as a buffer of workrelated traumatic stress. In: Journal of Organizational Behavior, 2000, 21, S. 407-424.

Stern, M.M. (1974). Das Problem der Aggression. In: Psyche, 28, S. 494-507. Stuttgart: Klett-Cotta Verlag.

Steyer, R. (1992). Theorie kausaler Regressionsmodelle. Stuttgart – Jena – New York: Gustav Fischer Verlag.

Straker, G. (1990). Seelische Dauerbelastung als traumatisches Syndrom. In: Psyche 44/2, S. 144-163. Stuttgart: Klett-Cotta Verlag.

Tausch, R. (1996). Hilfen bei Stress und Belastung. Reinbeck bei Hamburg: Rororo Verlag.

Teegen, F. (1999). Berufsbedingte Traumatisierung bei Polizei, Feuerwehr und Rettungsdienst. In: Zeitschrift für Politische Psychologie, 1999, 7 (4), S. 437-453.

Teegen, F., Domnick, A., Heerdegen, M. (1997). Hochbelastende Erfahrungen im Berufsalltag von Polizei und Feuerwehr. In: Verhaltenstherapie und psychosoziale Praxis, 1997, 29 (4), S. 583-599.

Trimml, M. (1994). Wissenschaftliches Arbeiten in der Psychologie. Wien: WUV-Universitätsverlag.

Türk M., 2002. Betreuung aus Sicht der Betroffenen (Exekutive). Wien: BMI, Unveröffentlichte wissenschaftliche Arbeit zur Dienstprüfung E1.

Van der Kolk, B.A. (2000). Der Körper vergißt nicht. In: Van der Kolk, B.A., McFarlane, A.C., Weisaeth, L. (Hrsg.) (2000). Traumatic Stress. Paderborn: Jungfermann Verlag.

Van der Kolk, B.A. (2000). Die Vielschichtigkeit der Anpassungsprozesse nach erfolgter Traumatisierung: Selbstregulation, Reizdiskriminierung und Entwicklung der Persönlichkeit. In: Van der Kolk, B.A., McFarlane, A.C., Weisaeth, L. (Hrsg.) (2000). Traumatic Stress. Paderborn: Jungfermann Verlag.

Van der Kolk, B.A. (2000). Trauma und Gedächtnis. In: Van der Kolk, B.A., McFarlane, A.C., Weisaeth, L. (Hrsg.) (2000). Traumatic Stress. Paderborn: Jungfermann Verlag.

Van der Kolk, B.A., McFarlane, A.C. (2000). Trauma – ein schwarzes Loch. In: Van der Kolk, B.A., McFarlane, A.C., Weisaeth, L. (Hrsg.) (2000). Traumatic Stress. Paderborn: Jungfermann Verlag.

Veiel, H.O.F., Ihle, W. (1993). Das Copingkonzept und das Unterstützungskonzept: ein Strukturvergleich. In: Laireiter, A. (1993) Hrsg. Soziales Netzwerk und soziale Unterstützung. S. 55-77. Bern: Hans Huber Verlag.

Violanti, J.M. (1997). Residuals of Police Occupational Trauma. In: The Australasian Journal of Disaster and Trauma Studies, 1997, 3.

Wagner, D., Heinrichs, M., Ehlert, U. (1998). Prevalence of Symptoms of Posttraumatic Stress Disorder in German Professional Firefighters. In: Am J Psychiatriy 1998, 155, S. 1727-1732.

Wagner, D., Heinrichs, M., Kerber, U., Wingenfeld, K., Hellhammer, D.H., Ehlert, U. (2001). Wirkfaktoren der Prävention sekundärer posttraumatischer Belastungsstörungen bei Hochrisikopopulationen. In: Maercker, A., Ehlert, U. (Hrsg.). Psychotraumatologie. Jahrbuch der Medizinischen Psychologie 20. S. 201-227. Göttingen – Bern – Toronto – Seattle: Hogrefe Verlag.

Weltgesundheitsorganisation – WHO (1994). Internationale Klassifikation psychischer Störungen – ICD-10. Dilling, H., Mombour W., Schmidt M.H. (Hrsg.). Bern, Göttingen, Toronto: Verlag Hans Huber.

Wirtenberger, M. (2001). Stress und Stressbewältigung bei der Kriminalpolizei. Innsbruck: Universität – unveröffentlichte Diplomarbeit.

Wirtz, U., Zöbeli, J. (1995). Hunger nach Sinn. Zürich: Kreuz Verlag.

Wolf, Ch., Korunka, Ch. (1990). Belastung und Beanspruchung der österreichischen Exekutive. Studie im Auftrag der Gewerkschaft Öffentlicher Dienst.

Wuketis, F.M. (1997). Wie Du mir, so ich Dir. In: Universitas, 52, S. 1092-1102.

Zimbardo, P.G. (1995). Psychologie. Berlin – Heidelberg – New York: Springer Verlag.

Fragebogen Belastungen – Einsatzkräfte

Liebe Einsatzkräfte!
Liebe Kollegen!

Ich bin Kriminalbeamter bei der Bundespolizeidirektion Innsbruck, "Betreuer für Kollegen nach belastenden Ereignissen" und "Trainer für Angewandte Psychologie". Von 1996 bis 2001 habe ich an der Uni Innsbruck Psychologie studiert und das Studium abgeschlossen.

Weiters bin ich auch ehrenamtlich beim "Kriseninterventionsteam des Roten Kreuzes" (Innsbruck) tätig und arbeite an der Uni Innsbruck bei der Arbeitsgruppe "Notfallpsychologie" mit. Auf Grund der intensiven Befassung mit diesem Thema habe ich mich nun entschlossen noch eine Doktorarbeit zu schreiben. *Dazu bin ich jetzt auf Eure Hilfe angewiesen.*

Ich möchte mit dieser Dissertation die Ursachen und Auswirkungen von Belastungsstörungen durch die immensen Belastungen in den Helferberufen erforschen.

Bei unseren tagtäglichen Einsätzen werden wir immer wieder mit Ereignissen konfrontiert, die für einen Normalbürger über das "übliche" Maß hinausgehen würden. Wir lernen mit der Zeit damit umzugehen. Der eine besser – der andere schlechter. Aber spurlos gehen diese Ereignisse meist auch an uns nicht vorüber!

Es gibt bis heute nur wenig Forschung auf diesem Gebiet. Erkenntnisse, die aus derartigen Forschungsarbeiten erwachsen, könnten helfen, die Mechanismen zu verstehen, die Belastungsstörungen verhindern oder sie verursachen. Man könnte feststellen, welche Auswirkungen Belastungsstörungen haben, damit gezielter eingreifen und wo es notwendig ist helfen. Die Erkenntnisse könnten aber auch dazu dienen Strategien in Ausbildung und Betreuung der Kollegenschaften zu entwickeln, die einen leichteren Umgang mit belastenden Ereignissen ermöglichen.

Da ich glaube, dass es für uns als Einsatzkräfte *sehr wichtig* ist mehr über die Auswirkungen unserer starken Belastungen zu erfahren, habe ich mich zu dieser Arbeit entschlossen. *Ich bitte Euch* hiermit, mir den beiliegenden Fragebogen genau und vollständig auszufüllen.

Ich weiß, dass er sehr umfangreich ist (gesamte Ausfüllzeit ca. 1-1,5 Stunden) – es ist dies aber für die Auswertung unbedingt nötig und kann ich nur komplette Fragebögen verwerten. Es sind großteils wissenschaftliche Testteile, bei denen einige Fragen manchmal für unser Berufsbild unpassend wirken. Ich kann und darf sie aber nicht verändern. Fragen, die sich auf Beruf oder Arbeit beziehen, meinen natürlich eure Tätigkeit als Einsatzkraft. Aus statistischen Gründen (Anzahl und Vergleich) kann ich in dieser Arbeit weibliche Kollegen leider nicht erfassen.

Da ich in jeder Einsatzeinheit – ich erfasse in dieser Arbeit Berufsfeuerwehr, Rettung und Exekutive – mindestens 300 ausgefüllte Fragebögen brauche, möchte ich Euch *nochmals bitten* mitzuarbeiten und mir zu helfen. *Jeder ausgefüllte Fragebogen ist für die Arbeit wertvoll!*

Ich möchte mich im Voraus bedanken und werde ich die Untersuchungsergebnisse nach Abschluss der Arbeit in geeigneter Form veröffentlichen, so dass Ihr Euch darüber informieren könnt.

Mag. Manfred Krampl
Bundespolizeidirektion Innsbruck
Kaiserjägerstr. Nr. 8
A-6020 Innsbruck
Tel.: +43 (0) 6 99/10 52 84 45

Angaben zur Person:

Einsatzkraft bei: Feuerwehr ☐ Rettung ☐ Exekutive ☐

Tätig seit (Jahren): ....

Alter (Jahre): ....

Familienstand: alleinst. ☐ Lebensgem. ☐ verh. ☐ gesch. ☐ verw. ☐

Wieviele Leute in Ihrer sozialen Umgebung
bezeichnen Sie als Freunde: .... (Anzahl)

Fragebogen Teil 1

A	
Viele Menschen haben irgendwann einmal in ihrem Leben ein sehr belastendes oder traumatisches Erlebnis oder werden Zeugen eines solchen Ereignisses. Bitte geben Sie für jedes der folgenden Ereignisse an, ob Sie es erlebt haben, entweder persönlich *oder* als Zeuge. Bitte kreuzen Sie an, wenn dies der Fall war.	
1)	☐ Schwerer Unfall, Feuer, Explosion (z.B. Arbeitsunfall, Verkehrsunfall, usw.)
2)	☐ Naturkatastrophe (z.B. Sturm, Überschwemmung, Erdbeben, Lawine usw.)
3)	☐ Gewalttätiger Angriff auf den Familien- oder Bekanntenkreis (z.B. körperlicher Angriff, Raub, mit Schusswaffe bedroht, Stichverletzung usw.)
4)	☐ Gewalttätiger Angriff durch fremde Person (z.B. körperlicher Angriff, Raub, mit Schusswaffe bedroht werden, Stichverletzung bekommen usw.)
5)	☐ Sexueller Angriff durch jemanden aus dem Familien- oder Bekanntenkreis (z. B. Vergewaltigung, Nötigung, usw.)
6)	☐ Sexueller Angriff durch fremde Person (z. B. Vergewaltigung, Nötigung, usw.)
7)	☐ Kampfeinsatz im Krieg oder Aufenthalt im Kriegsgebiet
8)	☐ Sexueller Kontakt im Alter von unter 18 Jahren mit einer Person, die mindestens fünf Jahre älter war
9)	☐ Gefangenschaft (z. B. Geisel, Krieg usw.)
10)	☐ Folter
11)	☐ Lebensbedrohliche Krankheit
12)	☐ Anderes traumatisches Ereignis
13)	Beschreiben Sie dieses Ereignis: ....

B	
14)	*Wenn Sie mehrmals JA angekreuzt haben, geben Sie bitte hier die Nummer desjenigen Erlebnisses an, das Sie am meisten belastet:* Nr. .... *Beschreiben Sie kurz dieses belastende Ereignis in Stichworten:* ....
15)	*Wann ist dieses belastende Ereignis passiert?* ☐ vor weniger als 1 Monat ☐ vor 1 bis 3 Monaten ☐ vor 3 bis 6 Monaten ☐ vor 6 Monaten bis 3 Jahren ☐ vor 3 bis 5 Jahren ☐ vor mehr als 5 Jahren
Kreuzen Sie jetzt bitte "ja" oder "nein" an! Während dem belastenden Ereignis, wurde ...	
16)	ich körperlich verletzt ja nein
17)	jemand anders körperlich verletzt ja nein
18)	dachte ich, dass mein Leben in Gefahr ist ja nein
19)	dachte ich, dass das Leben anderer in Gefahr ist ja nein
20)	fühlte ich mich hilflos ja nein
21)	hatte ich Angst oder war voll Entsetzen ja nein

C	
Im folgenden finden Sie eine Reihe von Problemen, die Menschen manchmal nach traumatischen Erlebnissen haben. Bitte lesen Sie sich jedes der Probleme sogfältig durch. Wählen Sie diejenige Antwortmöglichkeit (0-3) aus, die am besten beschreibt, wie häufig Sie IM LETZTEN MONAT (d.h. in den letzten vier Wochen einschließlich heute) von diesem Problem betroffen waren. Die Fragen sollten Sie dabei auf Ihr schlimmstes Erlebnis beziehen. *0 = gar nicht* *1 = nur einmal oder seltener pro Woche* *2 = zwei bis vier Mal die Woche/halbe Zeit* *3 = fünf Mal oder öfter pro Woche/meistens*	
22)	Hatten Sie belastende Gedanken oder Erinnerungen an das Erlebnis, die ungewollt auftraten und Ihnen durch den Kopf gingen, obwohl Sie nicht daran denken wollten? [0] [1] [2] [3]

23)	Hatten Sie schlechte Träume oder Alpträume über das Erlebnis? [0] [1] [2] [3]
24)	War es, als würden Sie das Ereignis plötzlich noch einmal erleben, oder handelten oder fühlten Sie so, als würde es wieder passieren ?
25)	Belastete es Sie, wenn Sie an das Ereignis erinnert wurden (fühlten Sie sich z. B. ängstlich, ärgerlich, traurig, schuldig usw.) [0] [1] [2] [3]
26)	Hatten Sie körperliche Reaktionen (z.B. Schweißausbruch, Herzklopfen usw.), wenn Sie an das Ereignis erinnert wurden? [0] [1] [2] [3]
27)	Haben Sie sich bemüht, nicht an das Ereignis zu denken, nicht darüber zu reden oder damit verbundene Gefühle zu unterdrücken? [0] [1] [2] [3]
28)	Haben Sie sich bemüht, Aktivitäten, Menschen oder Orte zu meiden, die Sie an das Erlebnis erinnern? [0] [1] [2] [3]
29)	Konnten/Können Sie sich an einen wichtigen Bestandteil des Ereignisses nicht erinnern? [0] [1] [2] [3]
30)	Hatten Sie deutlich weniger Interesse an Aktivitäten, die vor dem Ereignis für Sie wichtig waren, oder haben sie diese deutlich seltener unternommen? [0] [1] [2] [3]
31)	Fühlten Sie sich gegenüber Menschen Ihrer Umgebung entfremdet oder isoliert? [0] [1] [2] [3]
32)	Fühlten Sie sich abgestumpft oder taub (z. B. nicht weinen können, nicht liebevoll empfinden, usw.) [0] [1] [2] [3]
33)	Hatten Sie das Gefühl, dass sich Ihre Zukunftspläne und Hoffnungen nicht erfüllen werden (z.B. kein Erfolg im Beruf, keine Kinder, kein langes Leben usw.)? [0] [1] [2] [3]
34)	Hatten Sie Schwierigkeiten ein- und durchzuschlafen? [0] [1] [2] [3]
35)	Waren Sie reizbar oder hatten Sie Wutausbrüche? [0] [1] [2] [3]
36)	Hatten Sie Schwierigkeiten sich zu konzentrieren (z. B. bei einem Gespräch gedanklich abschweifen, beim Lesen oder Fernsehen den Faden verlieren usw.)? [0] [1] [2] [3]
37)	Waren Sie übermäßig wachsam (z.B. schauen, wer in Ihrer Nähe ist, mit dem Rücken zur Tür sitzen usw.) [0] [1] [2] [3]

38)	Waren Sie nervös oder schreckhaft (z. B. wenn jemand hinter Ihnen geht)? [0] [1] [2] [3]
39)	Wie lange erleben Sie derartige Probleme schon? weniger als einen Monat ☐ ein bis drei Monate ☐ mehr als drei Monate ☐
40)	Wie viel Zeit nach dem Ereignis begannen die Probleme? weniger als sechs Monate danach ☐ mehr als sechs Monate danach ☐

D			
Die folgenden Fragen beziehen sich darauf, inwieweit die Probleme, die Sie eben angegeben haben, Ihnen in verschiedenen Lebensbereichen *während des letzten Monats* Schwierigkeiten gemacht haben. *Haben diese Probleme ernsthafte Schwierigkeiten bewirkt bei …*			
41)	Arbeit	ja	nein
42)	Hausarbeit und Haushaltspflichten	ja	nein
43)	Beziehungen zu Freunden	ja	nein
44)	Unterhaltung und Freizeitaktivitäten	ja	nein
45)	Schule/Ausbildung/Studium	ja	nein
46)	Beziehungen zu Familienmitgliedern	ja	nein
47)	Sexualleben/Erotik	ja	nein
48)	Allgemeine Lebenszufriedenheit	ja	nein
49)	Allgemeine Lebenszufriedenheit in allen Lebensbereichen	ja	nein

Fragebogen Teil 2

	Ich hatte im letzten Jahr ...	nie	ein- mal	mehr mals	oft	sehr oft
1)	Erlebnisse mit anderen Menschen, die mich sehr belasteten	0	1	2	3	4
2)	Zeiten, in denen ich mir überhaupt keine Sorgen machen musste	0	1	2	3	4
3)	den Wunsch, meinen jetzigen Beruf zu wechseln	0	1	2	3	4
4)	zu viele Aufgaben, die ich zu erledigen hatte	0	1	2	3	4
5)	Erfahrungen, dass andere Menschen kein Vertrauen zu mir hatten	0	1	2	3	4
6)	Anerkennung von anderen für das, was ich getan und geleistet habe	0	1	2	3	4
7)	Wiederkehrende Erinnerungen an unangenehme Erlebnisse der Vergangenheit	0	1	2	3	4
8)	dringend notwendige Erholung aufgeschoben	0	1	2	3	4
9)	Befürchtungen, dass irgend etwas Unangenehmes passiert	0	1	2	3	4
10)	Situationen, in denen ich mit anderen um wichtige Dinge stritt	0	1	2	3	4
11)	Befürchtungen, meine Aufgaben nicht erfüllen zu können	0	1	2	3	4
12)	Befriedigung durch die Arbeit, die ich täglich zu erledigen hatte	0	1	2	3	4
13)	Erinnerungen an Ereignisse, die mich sehr belasteten	0	1	2	3	4
14)	zu viele Verpflichtungen, die ich unbedingt erfüllen musste	0	1	2	3	4
15)	Erfahrungen, dass andere mich so akzeptierten, wie ich bin	0	1	2	3	4
16)	Zeiten, in denen ich sorgenvolle Gedanken nicht unterdrükken konnte	0	1	2	3	4
17)	sich aufdrängende Gedanken an ein unangenehmes Erlebnis	0	1	2	3	4
18)	Situationen, in denen ich spürte, dass ich meine Arbeit gerne mache	0	1	2	3	4
19)	zu wenig Zeit, um meine täglichen Aufgaben zu erledigen	0	1	2	3	4

Ich hatte im letzten Jahr ...		nie	ein-mal	mehr mals	oft	sehr oft
20)	Situationen, in denen ich Konflikte mit anderen nicht lösen konnte	0	1	2	3	4
21)	Zeiten, in denen ich für meine Arbeit wenig Anerkennung fand	0	1	2	3	4
22)	Kritik von anderen Menschen	0	1	2	3	4
23)	Gedanken an Situationen, in denen ich versagt hatte	0	1	2	3	4
24)	Überforderung durch verschiedene Aufgaben, die ich zu erledigen hatte	0	1	2	3	4
25)	Zeiten, in denen mir die Sorgen über den Kopf wuchsen	0	1	2	3	4
26)	Zeiten, in denen ich mit anderen Menschen in Konflikt geriet	0	1	2	3	4
27)	negative Einstellung zu den Arbeiten, die ich täglich zu verrichten hatte	0	1	2	3	4
28)	Zeiten, in denen sich die Schwierigkeiten so häuften, dass sie kaum zu bewältigen waren	0	1	2	3	4
29)	das Gefühl, dass ich bei anderen Menschen wenig Ansehen genoss	0	1	2	3	4
30)	das Gefühl, von anderen Menschen schlecht behandelt zu werden	0	1	2	3	4
31)	die Erfahrung, dass alles zu viel ist, was ich zu tun hatte	0	1	2	3	4
32)	Zeiten, in denen ich mit anderen Menschen gut auskam	0	1	2	3	4
33)	wiederkehrende Erinnerungen an Misserfolge	0	1	2	3	4
34)	die Erfahrung, dass man mich mit Respekt behandelte	0	1	2	3	4
35)	das Gefühl, dass mir meine Aufgaben über den Kopf wuchsen	0	1	2	3	4
36)	Zeiten, in denen ich mir viel Sorgen machte und nicht damit aufhören konnte	0	1	2	3	4
37)	Zeiten, wo ich Aufgaben zu erledigen hatte, die ich gar nicht gern machte	0	1	2	3	4
38)	unabsichtliche Gedanken an belastende Ereignisse in der Vergangenheit	0	1	2	3	4
39)	Auseina andersetzungen mit anderen, die zu längeren Konflikten führten	0	1	2	3	4

Hier eventuell eine Pause einlegen!

Fragebogen Teil 3

A						
		ganz falsch	falsch	teil-weise	rich-tig	ganz rich-tig
1)	Körperliche Reaktionen im Einsatz (Zittern, Schwitzen, Herzklopfen usw.) versuche ich vor anderen zu verstecken	0	1	2	3	4
2)	Ich habe Angst, bei manchen Einsätzen die Kontrolle zu verlieren	0	1	2	3	4
3)	Ich fürchte mich davor, in einer Einsatzsituation zu nervös zu werden	0	1	2	3	4
4)	Probleme, die ich im Einsatz hatte, vertraue ich meinen Kollegen an	0	1	2	3	4
5)	Ich habe Angst davor, dass andere denken könnten ich sei ein Schwächling	0	1	2	3	4
6)	Ich mache mir Sorgen, dass mich bei bestimmten Einsätzen die Gefühle übermannen könnten	0	1	2	3	4
7)	Ich mache mir Sorgen, dass Kollegen einmal meine Schwächen bemerken könnten	0	1	2	3	4
8)	Manchmal befürchte ich, bestimmte Situationen im Einsatz nicht ertragen zu können	0	1	2	3	4
9)	Es wäre mir peinlich, wenn andere von meinen Emotionen bei Einsätzen wüssten	0	1	2	3	4
10)	Ich fürchte mich vor körperlichen Reaktionen (Zittern, Schwitzen und Herzklopfen) beim Einsatz	0	1	2	3	4
11)	Vor manchen Situationen im Dienst habe ich Angst	0	1	2	3	4
12)	Wenn ich im Einsatz Probleme bekomme, versuche ich das zu verheimlichen	0	1	2	3	4

B						
		ganz falsch	falsch	teilweise	richtig	ganz richtig
1)	Durch meine Arbeit wird viel bewirkt	0	1	2	3	4
2)	Die Menschen sind im Allgemeinen gut	0	1	2	3	4
3)	Menschen aller Rassen und Klassen sind prinzipiell gleich	0	1	2	3	4
4)	Durch meine Arbeit wird einiges bewegt	0	1	2	3	4
5)	Der Wert meiner Arbeit lässt mich die Belastungen ertragen	0	1	2	3	4
6)	Im Normalfall kann man sich auf andere Menschen verlassen	0	1	2	3	4
7)	Die Welt ist ein schöner lebenswerte Platz	0	1	2	3	4
8)	Ich kann mich mit meiner Arbeit identifizieren	0	1	2	3	4
9)	Meine Arbeit ist absolut notwendig	0	1	2	3	4
10)	Die Welt ist nicht vollkommen, aber prinzipiell in Ordnung	0	1	2	3	4
11)	Meine Arbeit ist wert- und sinnvoll	0	1	2	3	4
12)	Es gibt Gerechtigkeit auf der Welt	0	1	2	3	4

Fragebogen Teil 4

		ganz-falsch	falsch	teil-weise	rich-tig	ganz rich-tig
1)	Es hängt hauptsächlich von mir ab, ob sich andere Menschen nach meinen Wünschen richten oder nicht	0	1	2	3	4
2)	Zufällige Geschehnisse bestimmen einen großen Teil meines Lebens und Alltags	0	1	2	3	4
3)	Ich habe das Gefühl, dass vieles von dem, was in meinem Leben passiert, von anderen Menschen abhängt	0	1	2	3	4
4)	Ich komme mir manchmal ideen- und tatenlos vor	0	1	2	3	4
5)	Ob ich einen Unfall habe oder nicht, hängt alleine von mir und meinem Verhalten ab	0	1	2	3	4
6)	Wenn ich Pläne schmiede, bin ich mir ganz sicher, dass das Geplante auch Wirklichkeit wird	0	1	2	3	4
7)	Ich habe oft einfach keine Möglichkeit, mich vor Pech zu schützen	0	1	2	3	4
8)	Mehrdeutige Situationen mag ich nicht, da ich nicht weiß, wie ich mich verhalten soll	0	1	2	3	4
9)	Wenn ich bekomme, was ich will, so spielt Glück meistens auch eine Rolle	0	1	2	3	4
10)	Andere Menschen verhindern oft die Verwirklichung meiner Pläne	0	1	2	3	4
11)	Ich kann mich am besten selbst durch mein Verhalten vor Krankheiten schützen	0	1	2	3	4
12)	Ich weiß oft nicht, wie ich meine Wünsche verwirklichen soll	0	1	2	3	4
13)	Vieles von dem, was in meinem Leben passiert, hängt vom Zufall ab	0	1	2	3	4
14)	Mein Leben und Alltag werden in vielen Bereichen von anderen Menschen bestimmt	0	1	2	3	4
15)	Ob ich einen Unfall habe oder nicht, ist vor allem Glückssache	0	1	2	3	4
16)	Ich kenne viele Möglichkeiten, mich vor Erkrankungen zu schützen	0	1	2	3	4

		ganz-falsch	falsch	teil-weise	rich-tig	ganz rich-tig
17)	Ich habe nur geringe Möglichkeiten, meine Interessen gegen andere Leute durchzusetzen	0	1	2	3	4
18)	Es ist für mich nicht gut, weit im Voraus zu planen, da häufig das Schicksal dazwischenkommt	0	1	2	3	4
19)	Um das zu bekommen, was ich will, muß ich zu anderen Menschen freundlich und zuvor kommend sein	0	1	2	3	4
20)	In unklaren oder gefährlichen Situationen weiß ich immer, was ich tun kann	0	1	2	3	4
21)	Es ist reiner Zufall, wenn sich andere Menschen einmal nach meinen Wünschen richten	0	1	2	3	4
22)	Mein Wohlbefinden hängt im starken Maße vom Verhalten anderer Menschen ab	0	1	2	3	4
23)	Ich kann sehr viel von dem, was in meinem Leben passiert, selbst bestimmen	0	1	2	3	4
24)	Manchmal weiß ich überhaupt nicht, was ich in einer Situation machen soll	0	1	2	3	4
25)	Gewöhnlich kann ich meine Interessen selbst vertreten und erreiche dabei das, was ich will	0	1	2	3	4
26)	Ob ich einen Unfall habe oder nicht, hängt in starkem Maße von dem Verhalten anderer ab	0	1	2	3	4
27)	Wenn ich bekomme, was ich will, so ist das immer eine Folge meiner Anstrengung und meines persönlichen Einsatzes	0	1	2	3	4
28)	Auch in schwierigen Situationen fallen mir immer viele Handlungsalternativen ein	0	1	2	3	4
29)	Damit meine Pläne eine Chance haben, richte ich mich beim Planen nach den Wünschen anderer Leute	0	1	2	3	4
30)	Mein Lebenslauf und mein Alltag werden alleine durch mein Verhalten und meine Wünsche bestimmt	0	1	2	3	4
31)	Es hängt vom Schicksal ab, ob ich krank werde oder nicht	0	1	2	3	4
32)	Für die Lösung von Problemen fallen mir immer viele Möglichkeiten ein	0	1	2	3	4

Eventuell nochmals eine Pause!

Fragebogen Teil 5

Litten Sie in den letzen Tagen unter ...		nie	wenig	ziem-lich	stark	sehr stark
1)	Kopfschmerzen	0	1	2	3	4
2)	Nervosität oder innerem Zittern	0	1	2	3	4
3)	immer wieder auftauchenden unangenehmen Gedanken, Worten oder Ideen, die Ihnen nicht mehr aus dem Kopf gehen	0	1	2	3	4
4)	Ohnmachts- oder Schwindelgefühlen	0	1	2	3	4
5)	Verminderung Ihres Interesses oder Ihrer Freude an Sexualität	0	1	2	3	4
6)	allzu kritischer Einstellung gegenüber anderen	0	1	2	3	4
7)	der Idee, dass irgend jemand Macht über Ihre Gedanken hat	0	1	2	3	4
8)	dem Gefühl, dass andere an den meisten Ihrer Schwierigkeiten Schuld sind	0	1	2	3	4
9)	Gedächtnisschwierigkeiten	0	1	2	3	4
10)	Beunruhigung wegen Achtlosigkeit und Nachlässigkeit	0	1	2	3	4
11)	dem Gefühl, leicht reizbar und verärgerbar zu sein	0	1	2	3	4
12)	Herz- und Brustschmerzen	0	1	2	3	4
13)	Furcht auf offenen Plätzen oder auf der Straße	0	1	2	3	4
14)	Energielosigkeit oder Verlangsamung in den Bewegungen oder im Denken	0	1	2	3	4
15)	Gedanken sich das Leben zu nehmen	0	1	2	3	4
16)	hören von Stimmen, die sonst keiner hört	0	1	2	3	4
17)	Zittern	0	1	2	3	4
18)	dem Gefühl, dass man den meisten Menschen nicht trauen kann	0	1	2	3	4
19)	schlechtem Appetit	0	1	2	3	4
20)	Neigung zum Weinen	0	1	2	3	4
21)	Schüchternheit oder Unbeholfenheit im Umgang mit dem anderen Geschlecht	0	1	2	3	4

	Litten Sie in den letzen Tagen unter ...	nie	wenig	ziem-lich	stark	sehr stark
22)	der Befürchtung, ertappt oder erwischt zu werden	0	1	2	3	4
23)	plötzlichem Erschrecken ohne Grund	0	1	2	3	4
24)	Gefühlsausbrüchen, gegenüber denen sie machtlos waren	0	1	2	3	4
25)	Befürchtungen, wenn Sie alleine aus dem Haus gehen	0	1	2	3	4
26)	Selbstvorwürfen über bestimmte Dinge	0	1	2	3	4
27)	Kreuzschmerzen	0	1	2	3	4
28)	dem Gefühl, dass es Ihnen schwerfällt, etwas anzufangen	0	1	2	3	4
29)	Einsamkeitsgefühlen	0	1	2	3	4
30)	Schwermut	0	1	2	3	4
31)	dem Gefühl, sich viele Sorgen machen zu müssen	0	1	2	3	4
32)	dem Gefühl, sich für nichts zu interessieren	0	1	2	3	4
33)	Furchtsamkeit	0	1	2	3	4
34)	Verletzlichkeit in Gefühlsdingen	0	1	2	3	4
35)	der Idee, dass andere Leute von Ihren geheimsten Gedanken wissen	0	1	2	3	4
36)	dem Gefühl, dass andere Sie nicht verstehen oder teilnahmslos sind	0	1	2	3	4
37)	dem Gefühl, dass die Leute unfreundlich sind oder Sie nicht leiden können	0	1	2	3	4
38)	der Notwendigkeit alles sehr langsam zu tun, um sicher zu sein, dass alles richtig ist	0	1	2	3	4
39)	Herzklopfen oder Herzjagen	0	1	2	3	4
40)	Übelkeit oder Magenverstimmung	0	1	2	3	4
41)	Minderwertigkeitsgefühlen gegenüber anderen	0	1	2	3	4
42)	Muskelschmerzen (Muskelkater, Glieder reissen)	0	1	2	3	4
43)	dem Gefühl, dass andere Sie beobachten oder über Sie reden	0	1	2	3	4

	Litten Sie in den letzen Tagen unter ...	nie	wenig	ziem-lich	stark	sehr stark
44)	Einschlafschwierigkeiten	0	1	2	3	4
45)	dem Zwang, wieder und wieder nachzukontrollieren, was Sie tun	0	1	2	3	4
46)	Schwierigkeiten sich zu entscheiden	0	1	2	3	4
47)	Furcht vor Fahrten in Bus, Zug, U-Bahn oder Straßenbahn	0	1	2	3	4
48)	Schwierigkeiten beim Atmen	0	1	2	3	4
49)	Hitzewallungen und Kälteschauern	0	1	2	3	4
50)	der Notwendigkeit, bestimmte Dinge, Tätigkeiten oder Orte zu meiden, weil Sie durch diese erschreckt werden	0	1	2	3	4
51)	Leere im Kopf	0	1	2	3	4
52)	Taubheit oder Kribbeln in einzelnen Körperteilen	0	1	2	3	4
53)	dem Gefühl, einen Klumpen (Kloß) im Hals zu haben	0	1	2	3	4
54)	einem Gefühl der Hoffnungslosigkeit angesichts der Zukunft	0	1	2	3	4
55)	Konzentrationsschwierigkeiten	0	1	2	3	4
56)	Schwächegefühl in einzelnen Körperteilen	0	1	2	3	4
57)	dem Gefühl, gespannt oder aufgeregt zu sein	0	1	2	3	4
58)	Schwergefühl in den Armen oder Beinen	0	1	2	3	4
59)	Gedanken an den Tod oder ans Sterben	0	1	2	3	4
60)	dem Drang, sich zu überessen	0	1	2	3	4
61)	einem unbehaglichen Gefühl, wenn andere Leute sie beobachten oder über Sie reden	0	1	2	3	4
62)	dem Auftauchen von Gedanken, die nicht ihre eigenen sind	0	1	2	3	4
63)	dem Drang, jemanden zu schlagen, zu verletzen oder im Schmerz zuzufügen	0	1	2	3	4
64)	frühem Erwachen am Morgen	0	1	2	3	4
65)	zwanghafter Wiederholung derselben Tätigkeit, wie Berühren, Zählen, Waschen	0	1	2	3	4

Litten Sie in den letzen Tagen unter ...		nie	wenig	ziem-lich	stark	sehr stark
66)	unruhigem oder gestörtem Schlaf	0	1	2	3	4
67)	dem Drang, Dinge zu zerbrechen oder zu zerschmettern	0	1	2	3	4
68)	Ideen oder Anschauungen, die andere nicht mit Ihnen teilen	0	1	2	3	4
69)	starker Befangenheit im Umgang mit anderen	0	1	2	3	4
70)	Abneigung gegen Menschenmengen, z. B. beim Einkaufen oder im Kino	0	1	2	3	4
71)	einem Gefühl, dass alles sehr anstrengend ist	0	1	2	3	4
72)	Schreck- und Panikanfällen	0	1	2	3	4
73)	Unbehagen beim Essen oder Trinken in der Öffentlichkeit	0	1	2	3	4
74)	der Neigung, immer wieder in Erörterungen oder Auseinandersetzungen zu geraten	0	1	2	3	4
75)	Nervosität, wenn Sie allein gelassen werden	0	1	2	3	4
76)	mangelnder Anerkennung Ihrer Leistungen durch andere	0	1	2	3	4
77)	Einsamkeitsgefühlen, selbst wenn Sie in Gesellschaft sind	0	1	2	3	4
78)	so starker Ruhelosigkeit, dass Sie nicht stillsitzen können	0	1	2	3	4
79)	dem Gefühl, wertlos zu sein	0	1	2	3	4
80)	dem Gefühl, dass Ihnen etwas Schlimmes passieren wird	0	1	2	3	4
81)	dem Bedürfnis, laut zu schreien oder mit Gegenständen zu werfen	0	1	2	3	4
82)	der Furcht, in der Öffentlichkeit in Ohnmacht zu fallen	0	1	2	3	4
83)	dem Gefühl, dass die Leute Sie ausnutzen, wenn Sie es zulassen würden	0	1	2	3	4
84)	sexuellen Vorstellungen, die ziemlich unangenehm für sie sind	0	1	2	3	4
85)	dem Gedanken, dass Sie für Ihre Sünden bestraft werden sollten	0	1	2	3	4

Litten Sie in den letzen Tagen unter ...		nie	wenig	ziem-lich	stark	sehr stark
86)	schreckerregenden Gedanken und Vorstellungen	0	1	2	3	4
87)	dem Gedanken, dass etwas ernstlich mit Ihrem Körper nicht in Ordnung ist	0	1	2	3	4
88)	dem Eindruck, sich einer anderen Person nie so richtig nahe fühlen zu können	0	1	2	3	4
89)	Schuldgefühlen	0	1	2	3	4
90)	dem Gedanken, dass irgend etwas mit Ihrem Verstand nicht in Ordnung ist	0	1	2	3	4

Danke Danke Danke Danke Danke Danke Danke

ASANGER www.asanger.de

Sven Tönnies

Entspannung – Suggestion – Hypnose.

Praxisanleitungen zur Selbsthilfe und Therapie.
2002, 194 Seiten mit Abbildungen und Tabellen
22,- €, ISBN 978-3-89334-393-5

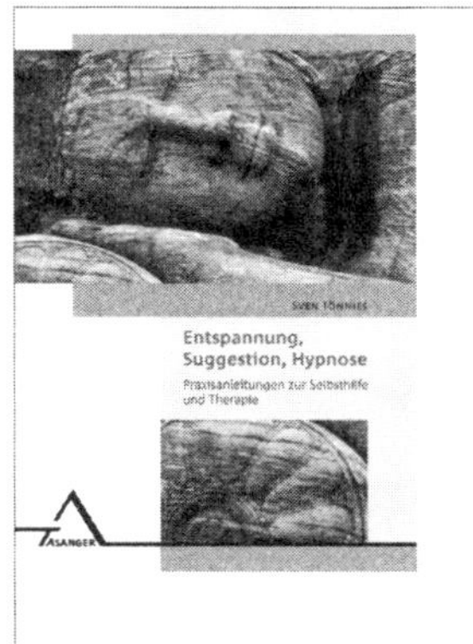

Ein brilliant geschriebenes Werk über Entspannungsverfahren, die bei der täglichen Stressabwehr und Stressverarbeitung helfen, die seelisch-körperliche Fitness fördern und auch bei psychosomatischen und chronischen Erkrankungen die Lebensqualität verbessern.

"... wer ein gut lesbares Buch mit Praxisnähe und vielen praktischen Übungsanleitungen sucht, der braucht nicht länger zu suchen: Er ist bereits am Ziel." (Tinnitus-Forum).

Sven Tönnies

Mentales Training für die geistig-seelische Fitness.

Ein Ratgeber bei belastenden Gedanken und Stress im Alltag. 5., neu bearb., erw. und aktualisierte Auflage
2006, 190 S., Ill., 19,50 €, ISBN 978-3-89334-339-3

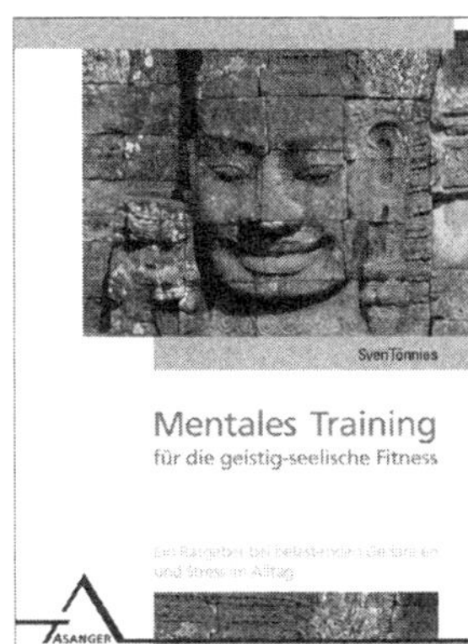

Bei der Neubearbeitung dieses Ratgebers für mehr Entspannung und Freude im Leben hat der Autor vieles im Detail optimiert und aktualisiert. Das klar und anschaulich geschriebene Trainingsbuch basiert auf einer Vielzahl wissenschaftlicher Untersuchungen und grenzt sich deutlich von der Methode des "positiven Denkens" ab, die Leichtgläubigen viel verspricht, nachweislich aber kaum erfolgreich ist.

Durch zahlreiche Beispiele wird anschaulich

- *wie negatives Denken und Grübeln Ihre Stimmung beeinflusst*
- *mit welchen Entspannungsübungen Sie selbst Ihre Gedanken harmonisieren können*
- *wie Sie Verstimmungen, Angstgefühle und Zwangsgedanken verringern können*
- *wie Sie sich mit Hilfe mentaler Strategien optimal auf Belastungs- und Stress-Situationen im Alltag vorbereiten können*

ASANGER www.asanger.de

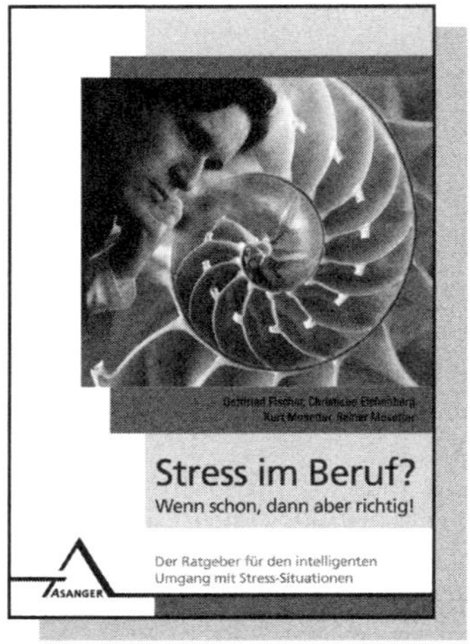

Gottfried Fischer, Christiane Eichenberg,
Kurt Mosetter, Reiner Mosetter

Stress im Beruf?

Wenn schon, dann aber richtig!

Der Ratgeber für den intelligenten Umgang mit Stress-Situationen.

Kröning: Asanger Verlag 2006, 170 Seiten mit 50 Abbildungen, € 19,50
ISBN 978-3-89334-459-8

„Insgesamt hebt sich diese Selbsthilfeschrift mit einem überzeugenden und neuen Konzept deutlich von der Fülle anderer, wenig hilfreicher Ratgeber zum Thema ab. Sie kann von Psychotherapeuten zur eigenen Psychohygiene genutzt und allen Menschen empfohlen werden, die effektiv an den Auswirkungen von beruflichen Stresserscheinungen arbeiten wollen" (Deutsches Ärzteblatt)

Die Ratschläge und „Patentrezepte", immer positiv zu denken, sich vor Stress in Acht zu nehmen und Stress grundsätzlich vermeiden zu wollen, sind falsch. Sie gehen an der Wirklichkeit des Arbeits- und Berufslebens vorbei und sind keineswegs immer gesundheitsförderlich. Das Autorenteam - Experten aus Psychologie, Medizin und Philosophie - zeigt in diesem Ratgeber stattdessen auf, wie sich durch dialektisches Denken und Üben Einseitigkeiten durch vorrangiges Vermeiden von Stress aufheben lassen. Es kommt darauf an, sich in Polaritäten zu bewegen – zwischen Stressvermeidung und Stressexposition, zwischen positivem und negativem Stress, zwischen positivem und negativem Denken. Statt Stressvermeidung gilt es, die Herausforderungen des Arbeitslebens nach dem Motto „Wenn schon Stress, dann aber richtig!" voll anzunehmen.

Mit Beiträgen u.a. über den dialogischen Umgang mit Körper und Mitwelt; Myoreflextherapie und KiD-Übungen gegen Verspannungen; Stress und Burnout als Folge von Chefneurosen und Mobbing; Stress-Management durch Kreativitätstechniken und optimales Zeitmanagement.